Medard Boss

Indienfahrt eines Psychiaters

DRITTE AUFLAGE

VERLAG HANS HUBER
BERN STUTTGART WIEN

ISBN 3-456-80274-9

Druck: Lang Druck AG

VORWORT ZUR ERSTEN AUFLAGE

Die Erfahrungen, die auf den folgenden Blättern zur Sprache kommen, stammen, genau genommen, nicht nur von einer, sondern von zwei Fahrten in den fernen Südosten. Die erste führte mich im Jahre 1956 für fünf Monate nach Indien und für weitere fünf Wochen nach Indonesien. Der zweite, dreimonatige Indienaufenthalt fiel in die erste Hälfte des Jahres 1958. Zudem fanden die Eindrücke dieser beiden Reisen ihre Bestätigungen und Bereicherungen in einem ununterbrochenen, regen Briefwechsel, der mich seit der Zeit des ersten Einladungsschreibens vor vier Jahren mit meinen indischen und indonesischen Freunden verbindet. Der Übersichtlichkeit der Darstellung zuliebe versuchte ich jedoch, die Schilderungen aller angeführten Erlebnisse im Rahmen meiner ersten Indienfahrt unterzubringen.

Die mir vergönnten Zeiträume sowie das Fassungsvermögen eines Einzelnen reichen bei weitem nicht aus, der ganzen Fülle der landschaftlichen und geistigen Schätze, der Vielfalt aller sozialen und zivilisatorischen Einrichtungen dieser großen und alten Kulturbereiche gewahr zu werden. Kann deshalb mein Wissen über Indien und Indonesien schon an und für sich nur einen kleinen Bruchteil aller vorliegenden Tatbestände umfassen, so möchte diese Schrift aus dem Gesamt meiner Erfahrungen nur jene in Betracht zu ziehen, die in einem nahen Zusammenhang mit seelenärztlichen Problemen stehen. Auch sie, und unter ihnen vor allem die Aussagen der heiligen und wirklich weisen Männer Indiens, unterzog ich noch einmal einer zweifachen Auswahl. Einmal beschränkte ich mich auf jene Einsichten, die ich für die am tiefsten gedachten und für die unserem westlichen Menschenverständnis hilfreichsten halte. Sie freilich versuchte ich so vollständig und wortgetreu als möglich

wiederzugeben. Zum anderen wollte ich die Weisung meiner geistigen Lehrer nicht allzu kraß mißachten, die in dem oft wiederholten Rate bestand, das Wesentliche im Schweigen wachsen zu lassen und die Kräfte weniger als bisher im Reden und Schreiben zu verschleudern.
Wenn ich ihrem Schweigegebot nicht vollkommen gehorche und auch mein eigenes Sträuben gegen die Preisgabe mancher persönlicher Einzelheiten in gewissem Ausmaße überwinde, so nur darum, weil es zu selbstsüchtig wäre, die gewiß nicht alltäglichen Belehrungen, die mir ein besonders glückliches Geschick gewährte, ganz für mich allein zu behalten. Zugleich drängte es mich, mit diesem kleinen Reisebericht meiner großen Dankbarkeit Indien und Indonesien gegenüber Ausdruck zu geben. Der Dank gilt der unschätzbaren Gegengabe an reifer Menschlichkeit und überlegener Geistigkeit, die uns die Überlieferung des Ostens für unser westliches Geschenk der Technik bereit hält.

Zürich, im Herbst 1958

UNGELÖSTE GRUNDFRAGEN DER WESTLICHEN PSYCHOLOGIE

Der neuzeitliche Psychiater und vor allem dessen jüngste Spielart, der Psychotherapeut, ist ein Arzt, der glaubt, die Großzahl der seelischen und körperlichen Leiden, die der heutigen Heilkunde noch ernsthaft zu schaffen machen, seien im Grunde immer nur die Folgen geistiger Fehleinstellungen und falscher Zielsetzungen. Ihnen zufolge würden die wesensgemäßen menschlichen Entfaltungs- und Reifungsmöglichkeiten der Kranken in einem unerträglichen Ausmaße in ihrem mitmenschlichen Austrag gehemmt oder überspannt, oder beides zugleich. Derart denken, danach handeln und somit Psychotherapeut sein wollen, dürfte dann aber nur einer, der um die Wesensverfassung des Menschen genau Bescheid weiß und zu sagen vermag, wie und wozu wir eigentlich auf der Welt sind. Ein Psychotherapeut hätte, mit andern Worten, immer schon im Besitze einer zuverlässigen Menschenkunde zu sein. Wie sollte sonst das Tun und Lassen seines seelenärztlichen Kurierens je unter die rechte Führung zu stehen kommen? Die Wissenschaft, die es unternimmt, grundlegendes Wissen über das Menschenwesen zu schaffen, nennt sich im Westen Psychologie, Lehre also von der Psyche oder Seelenkunde. Doch wie übel spielte die westliche Psychologie ihrem Untersuchungsgegenstande mit, kaum hatte sie sich in der zweiten Hälfte des letzten Jahrhunderts selbständig zu machen begonnen. Zwar hatte sich die abendländische Metaphysik schon seit ihren Anfängen im altgriechischen Denken die Essenz des Menschen als ein eigenständiges, dinghaftes Etwas vorgestellt, hatte sie als Pneuma, Hauch oder auch Psyche gekennzeichnet. Doch erst auf dem Wege über den Hellenismus, die mittelalterlich-christliche Philosophie und über *Descartes*' Spekulationen verdichtete sich schließlich die Seele in der Vorstellung der Gelehrten zu einer so scharf umrissenen Bewußtseins- und Denksubstanz, daß sie sich in dieser ihr eigenen Substantialität in einen unüberbrückbaren Gegensatz zur Welt der räumlich ausgedehnten, körperlichen Gegenstände brachte. Es folgte die Zeit, in der sich die sich exakt nennende Naturwissenschaft von dieser Metaphysik als eine scheinbar von ihr unabhängige Spezialdisziplin lossagte. Ihre unermeßlichen materiellen Erfolge gaben der Naturwissenschaft bald den Glanz einer allgemeinen Heilslehre, so daß sie sich auch die Erkenntnismacht zumutete, Psychologie sein zu können und zureichende Untersuchungsmethoden für die Bestimmung des Menschenwesens im Ganzen zu besitzen. Damit hatte sich die Seelenkunde des Westens als eine positive Erfahrungs-, Beobachtungs- oder Tatsachenwissenschaft etabliert. Als eine solche ging sie daran, mit objektivierenden, quantifizierenden, messenden Experimenten die philosophischen Theorien der englischen Empiristen des 17. und 18. Jahrhunderts zu untermauern, sicherzustellen und zu «beweisen». Ihrer Natur gemäß analysierte und zerlegte sie die seelischen Erscheinungen des Menschen in psychische Bausteine, in elementare Assoziationen, in einfache Sinnesempfindungen, in einzelne Trieb-, Lust- und Unlustquantitäten. Viel lag ihr daran, alle diese psychischen Elemente des weiteren noch auf die Physiologie des Menschen, auf körperliche Erregungsprozesse zurückzuführen und sie aus ihnen ursächlich zu erklären. Denn in der damaligen naturwissenschaftlichen Vorstellungswelt galt immer nur die sinnlich faßbare Materie als das eigentlich Wirkliche. Wie hätte da die Grundsubstanz der Seele anders als ebenfalls stofflich gedacht werden können?

Indessen mußte sich diese Wissenschaft schon nach wenigen Jahrzehnten den Vorwurf gefallen lassen, sie sei eine „Psychologie ohne Seele“ und greife mit ihren mechanistischen Vorstellungen gerade am eigentlich Wesentlichen der seelischen Phänomene vorbei. Darum ließ die wissenschaftliche Psychologie um die Jahrhundertwende herum mehr und mehr vom Auflösen und Zerlegen des Menschen, wie von der Methode des naturwissenschaftlich-kausalen Erklärens ab und ging zu einer organisch-ganzheitlichen, sinnverstehenden Betrachtungsweise über. Die zuvor postulierten psychischen Elemente wurden als abstrakte, gedankliche Konstruktionen erkannt, die gar keinen wirklichen, wahrnehmbaren Phänomenen entsprachen. Nicht mehr sie, sondern ganzheitliche seelische Gefüge, wie etwa verstehbare Sinnzusammenhänge, Aktzentren, Wahrnehmungsgestalten und gefühlsmäßige Stimmungsgrundlagen wurden nun als die ursprünglichen seelischen Wirklichkeiten und als die Träger aller menschlicher Einzelerscheinungen angenommen. Seither brachen die Integrationsbestrebungen der neuzeitlichen Psychologie nicht mehr ab. Man blieb nicht bei dem zunächst leeren, schlagwortartigen Begriff der Leib – Seele – Geist – Einheit stehen, sondern versuchte den Menschen von geklärteren und zugleich noch umfassenderen Zusammenhängen her zu begreifen. Einmal trachtete man danach, die unübersehbare menschliche Mannigfaltigkeit nach Körper und Seele umgreifenden Gefügen, nach Charakter- und Temperamentstypen zu ordnen. Es entstanden die Psychopathologien, die an die antike Temperamentslehre mit ihrem Viererschema des sanguinischen, cholerischen, melancholischen und phlegmatischen Menschen anknüpften. Es kam zu den französischen Einteilungen der Menschheit in zerebrale, thorakale und abdominale Charaktere. Über eine immer vertieftere Differenzierung dieser Klassifikationen gelangte schließlich die moderne Psychologie zu den Typologien, die schizothym-leptomose, pyknisch-zyklothyme, athletische und epileptoide oder intravertierte und extravertierte Menschengruppen unterschieden. Nicht lange ließ jedoch die Entdeckung auf sich warten, daß im Grunde alle diese Charakterkunden doch noch immer nicht das spezifisch Menschliche zu erfassen imstande waren. In Bezug auf die Gesinnung und das moralische Verhalten sind alle diese Typologien weitgehend indifferent. Wie könnten sie sonst sowohl schizothym-introvertierte Mörder, als auch schizothym-introvertierte Heilige kennen, oder aber von zyklothym-extravertierten Wohltätern, wie von ebensolchen Sadisten sprechen?

Den ausschlaggebenden Durchbruch zu einer menschengemäßeren Psychologie verdanken wir Sigmund *Freud*, der unserer medizinischen Wissenschaft nach der philosophischen Vorbereitung durch Wilhelm *Dilthey* die ganz neue Dimension einer durchgängigen, verstehbaren Sinnhaftigkeit aller menschlichen Phänomene eröffnete. Freilich vollzog sich diese grundsätzliche Wendung zunächst gleichsam nur unter der Hand, im verborgenen Raume der psychotherapeutischen *Praxis*. Vor der offiziellen psychologischen Wissenschaft blieb sie lange sorgfältig abgeschirmt durch den «sekundären Überbau» der naturalistisch-mechanistischen *Theorie* der Psychoanalyse. Was aber hatte es in Wirklichkeit von allem Anfang an zu bedeuten, daß *Freud* Begriffe wie etwa «die Übertragung» und «den Widerstand» in die Mitte seiner therapeutischen Bemühungen stellen, von den Trieben als von mythischen Wesen unbekannter Herkunft, vom Unbewußten und vom Es als dem Mutterboden der ganzen Menschheitsgeschichte sowohl wie auch aller individuellen psychischen und körperlichen Erscheinungen sprechen konnte? Was erst besagte es eigentlich, daß er das menschliche Gewissen als ein von den frühen mitmenschlichen Einflüssen gebildetes Über-Ich zu bestimmen vermochte? Nichts Geringeres, als daß *Freud* den Menschen – unausgesprochen zwar, aber de facto – ganz ursprünglich in einem sinnvollen und moralisch bedeutungsvollen, weltweiten entwicklungsgeschichtlichen Zusammenhange sah. Denn das, was *Freud* mit den Ausdrücken Übertragung und Gegenübertragung anzeigen wollte, ist das ganze – Verstand, Gefühl, Trieb und Leib umfassende – mitmenschliche Verhältnis von Arzt und Analysand. Nur aus einer solchen, mindestens zweipoligen Ich-Du-Beziehung, lehrte uns *Freud*, könne sich das wahre Ich des Kranken überhaupt konstituieren und sich gewinnen. *Freud's* Über-Ich-Vorstellungen anderseits gehören bereits einer Sozialpsychologie an. Sie verweisen nämlich auf den primären und unlösbaren Zusammenhang des Einzelnen mit der Gesellschaft und Kultur, in die hinein er geboren wurde. Mit der Rede schließlich von den mythischen Es-Trieben anerkannte *Freud* einen ihm unzugänglichen, aber alles tragenden, einheitlichen Grund unseres leiblich-seelisch-geistigen Erscheinens und unseres Zusammenhanges mit der Welt. Alle diese Bereiche, aus denen und denen gegenüber der Mensch erst als ein Ich sich abheben und als ein solches sich ansprechen und aussprechen kann, wurde von den auf *Freud's* Zeit folgenden Psychologen in bewunderungswürdigen theoretischen Versuchen explizit gemacht und wissenschaftlich weiter ausgearbeitet. Schon innerhalb der psychoanalytischen Schule entwickelte sich bald eine Ich-Psychologie. Andere Psychoanalytiker, namentlich die amerikanischen Forscher, begannen den Ausbau einer Sozialpsychologie, die sich die Ergründung des zwischenpersönlichen Verhaltens, der Beziehungen des Individuums zu der es umgebenden Sozietät und des Einflusses der kulturellen Gegebenheiten auf die Formung und Verformung der Lebensenergien zu bestimmten Charakterbildungen zum Ziele nahm. Schon früher war der Es-Bereich *Freud's* durch Einbezug allgemein wirkender, psychoider, schöpferischer Kräfte zu einem kollektiven Unbewußten erweitert worden. In der jüngsten Zeit ist die westliche Psychologie sogar im Begriffe, sich recht eigentlich selbst zu überwinden und zu übertreffen, insofern, als sie immer mehr den Glauben an das Vorhandensein einer Psyche oder Seele im Sinne eines dynamisch-libidinösen Apparates, eines Gleichgewichtssystems oder eines anderen gegenständlichen Etwas fallen läßt. Sie wird sich immer bewußter, daß im Grunde kein wie immer geartetes Ding, sei es ein Apparat oder ein System oder ein Aktzentrum, irgend etwas je von sich aus auch nur wahrzunehmen und zu verstehen, geschweige denn etwas zu lieben oder zu hassen vermag. Lieber spricht deshalb die Psychologie jetzt von einem Subjekt oder einer Person als dem eigentlichen Grundwesen des Menschen und verwandelt sich damit aus einer Psychologie in eine Lehre von der Person und vom Subjekt. Sie läßt dabei auch schon die frühe Vorstellung einer in den körperlichen Organismus eingeschlossenen, in der vegetativen Strömung fundierten Tiefenperson hinter sich. Eher versteht sie nun mit dem Begriffe der Persönlichkeit etwa die sich selbst bewußte und je einzigartige Ganzheit und Einheit verständlicher Zusammenhänge eines menschlichen Daseins. Und selbst darüber schreitet die moderne westliche Menschenkunde schon wieder hinaus, insofern man zunächst unter Person und Subjekt bloß ein individuelles Selbstsein, eine Art von Binnenwesen und eine der Objektwelt gegenüberstehende, immanente Subjektivität verstanden hatte. Noch ursprünglicher, wesensmäßig, sagt die Menschenkunde heute, lebe der Mensch von allem Anfang an in einer unauflösbaren Verflechtung mit seinen Mitmenschen und den ihn umgebenden Dingen. Er sei so in der Welt, daß er in einem unmittelbaren Bezug zu allem Seienden sowie zum Sein an sich stehe. Wolle er sich daher als eigenständiges Selbst, als ein Subjekt oder eine Person begreifen, müsse er sich erst aus diesen Zusammenhängen abstrahieren und sich freistellen. Dann aber erfahre er zugleich von seinem Gewissen her, daß er sich als ein freies Selbst seiner Welt gegenüber zu verantworten habe. Die Eröffnung dieser neuesten psychologischen Sicht wurde durch den Begriff des «Gestaltkreises» angekündigt, der die umfassende Einordnung des Menschen in seinen Umgang mit den Dingen der Außenwelt meinte. Heute betont man vor allem, daß die ursprüngliche und wesensmäßige Zusammengehörigkeit jedes Menschen mit den Mitmenschen in dem Phänomen der „Begegnung“ offenbar werde. Eine solche aber könne sich stets nur in der spezifisch menschlichen Dimension eines Ich-Du-Verhältnisses ereignen. Zugleich bilde der in dieser Dimension fundierte, begegnungshafte, mitmenschliche Umgang auch den Ermöglichungsgrund einer jeden Selbstverwirklichung des Menschen.

Welch unerhört weiten Weg hat damit die neuzeitliche Psychologie des Westens in den wenigen Jahrzehnten ihres eigenständigen Bestehens zurückgelegt! In stürmischer Entwicklung schritt sie von den Vorstellungen primärer, einfacher, isolierter psychischer Elemente bis zur Einsicht in eine ursprüngliche Verflechtung des Menschenwesens mit seiner ganzen Welt vor. Welche Befreiung gewinnt unser psychologisches Vorstellen schon dadurch, daß unser Wissen um die ursprüngliche, umgreifende Einheit von Mensch und Welt die Annahme von besonderen seelischen Bindemitteln, von «Beziehungsfunktionen» oder «Zuwendungs- und Einfühlungsakten» zum Beispiel überflüssig macht, deren die Psychologie solange nicht entraten konnte, als sie den Menschen primär als Einzelindividuum sah. Denn durch diese Auffassung hatte sie sich selbst vor die Notwendigkeit gestellt, ihn mit Hilfe gedanklicher Hypothesen sekundär mit seiner Außenwelt zu kopulieren. Zweifellos erschließt unsere heutige Wissenschaft Horizonte des Menschenwesens, die der früheren, triebmechanischen, sozial-dynamischen und biologisch-metaphysisch ausgerichteten Psychologie völlig unzugänglich waren. Ineins damit legt sie auch wesentliche neue und andere Aspekte der psychiatrischen und psychotherapeutischen Praxis frei, die einer heilsamen Erhellung krankhafter Erscheinungen förderlich sind.

Allein, reichen diese modernsten psychologischen Vorstellungen nun auch faktisch aus, der Seelenheilkunde ein wirklich tragfähiges Fundament zu bauen? Oder hängen etwa auch sie noch ungeklärt in der Luft und sind ihrerseits erst einer Grundlegung bedürftig? Schon lange ist es kein Geheimnis mehr, daß der ehrwürdige Stammbegriff der neuzeitlichen Psychologie: «das Unbewußte» eine recht unkritische und dunkle Vorstellung ist. Obendrein objektifizieren wir durch diesen Begriff ganz unbedacht und von vornherein eine wesentliche Gegebenheit unseres ungegenständlichen Existierens zu einem vagen, es-haften, dämonisch-anonymen, schichthaften Ding und geben eine bloß gedankliche, hypostasierte Konstruktion für einen wirklich vorhandenen Gegenstand aus.

Doch ganz abgesehen von dieser alten Fragwürdigkeit aller sogenannten Tiefenpsychologien müßte sich auch die allerjüngste, die personalistische Psychologie erst noch viele grundsätzliche Fragen stellen und sie zureichend zu beantworten wissen, ehe sie Anspruch darauf erheben könnte, eine wirklich fundierte Wissenschaft zu sein.

Wie hätte man sich, wäre wohl als erstes zu prüfen, die Subjektivität eines Subjektes und die Personalität einer Person zu denken, damit sich das Menschenwesen als ein solches Subjekt oder als eine derartige Person aus seiner primären Verflechtung mit seinen Mitmenschen und mit allen Dingen seiner Welt freisetzen und doch zugleich mit ihnen in tausendfältigen Beziehungen verbunden und ihnen zugehörig bleiben kann? Welcher Natur, müßte weiter zu sagen sein, ist diese heute in den Vordergrund gestellte, ursprüngliche, vorpersönliche Verflechtung des Menschenwesens mit seiner ganzen Welt? Wie ist sein so verflochtenes In-der-Welt-sein eigentlich geartet, das aller Subjekt-Objektspaltung vorausgehen und sie überbrücken soll? Wie ist von Grund auf der Bezug des Menschen zu dem ihm begegnenden Seienden zu sehen? Worin vor allem besteht sein Verhältnis zu dessen und des Menschen eigenem Sein, zum Sein alles Seienden als solchem also? Wie oder was ist dieses Sein an und für sich, auf das die neue Psychologie das Grundwesen des Menschen abzustützen sucht? Ist es überhaupt solchen Wesens, daß dergleichen Fragen auch nur erlaubt sind?

Zum mindesten jedenfalls müßte eine Psychologie oder eine Lehre von der Person die Frage zu beantworten in der Lage sein, wie es mit der Wesensverfassung eines «Ich» und eines «Du» steht, damit so etwas wie eine Begegnung, ein Umgang der beiden miteinander, ein dialogisches Gespräch zwischeneinander, eine Wir-Bildung aus beiden möglich ist? Und wenn nur aus einer Begegnung und aus mit-menschlichem Umgang her-

aus die Selbstverwirklichung eines Menschen zustande kommen kann, was ist das: Selbstverwirklichung? Aus welcher Unwirklichkeit hat sie zu geschehen? Aus welchem Wissen über Wesensherkunft und Ausrichtung der menschlichen Verantwortlichkeit holt ferner die Psychologie ihr Recht zu deren Bewertung als eines entscheidenden Faktors in jedem Menschenleben? Vor allem aber: wie kommt es, daß der Mensch, unter Androhung grausamster Bestrafung mit leiblichem und seelischem Siechtum im Unterlassungs- oder Verweigerungsfalle, die schwere Aufgabe einer wissentlichen Aneignung und eines verantwortlichen Austragens all seiner Beziehungsmöglichkeiten den ihm begegnenden Lebensbereichen gegenüber auf sich zu nehmen hat; daß er, mit den Worten *Freud's* und *Jung's* aus «Es» «Ich» werden lassen oder sich auf den mühsamen Weg eines «Individuationsprozesses» machen muß?
Auf keine einzige all dieser Grundfragen weiß jedoch die seelenärztliche Menschenkunde des Westens eine zureichende Antwort zu geben. Ihr Offenbleiben indessen wirft vorerst all die neuen psychologischen Begriffe eines Ich-Du-Verhältnisses, eines dialogischen Gesprächs, einer mitmenschlichen Begegnung, einer Verantwortung und eines primären In-der-Welt-Seins im Sinne einer Mensch-Welt-Seins-Einheit auf die Bedeutung schöner Worte zurück, die ohne echte Verwurzelung und Haltekraft sind. Zugleich verdammt es den Psychotherapeuten dazu, gar nicht recht zu wissen, was er tut, und wie und wozu er es tut. Darum vermag der Psychotherapeut gerade den Problemen jener immer zahlreicher werdenden Hilfesuchenden nicht stand zu halten, die nicht wegen umschriebener neurotischer Symptome zu ihm kommen, sondern «nur» an allgemeiner Leere, Langeweile und Sinnlosigkeit des Lebens leiden oder an der Frage verzweifeln, warum denn überhaupt etwas und nicht vielmehr nichts ist?
Allein, wie sollte die Wissenschaft der westlichen Psychologie bei ihrem jugendlichen Alter von kaum einem Jahrhundert schon

in der Lage sein, verläßliche Auskunft über den eigentlichen Grund und Boden zu geben, auf dem sie steht? Ist doch das Nächstliegende und eigentlich Tragende aller Wissenschaften stets das zuletzt eigens von ihnen Bedachte.

Nur *eine* Art westlicher Psychologie kennt keine dieser Sorgen. Der im christlichen Glauben fest verankerte Psychotherapeut bedarf gar nicht des philosophischen Denkens und Nachdenkens über die Grundverfassung des Menschseins und seiner Welt. Er erhält aus den Offenbarungen des göttlichen Wortes klare Antwort auf die Frage nach Wesensart, Herkunft und Bestimmung des Menschen. Aber das erschreckende Phänomen ist nicht zu übersehen, daß immer mehr Menschen in ihren seelischen Nöten nicht mehr den kirchlichen Seelsorger sondern den ärztlichen Psychotherapeuten aufsuchen, weil die christliche Glaubensbotschaft nicht mehr hilfreich in sie eingeht. Nicht selten müssen selbst gläubige Seelsorger die Hilfe des psychologisch geschulten Arztes in Anspruch nehmen.

DIE NOTWENDIGKEIT DER INDIENFAHRT

In dem unerträglichen Dilemma zwischen den hohen Anforderungen und schweren Belastungen, die die Kranken einem Seelenarzte ständig zumuten, und der Bodenlosigkeit meines psychologischen Wissens und psychotherapeutischen Tuns gedachte ich des gewaltigen Vorsprunges, den die Menschenkunde Indiens unserer jungen Wissenschaft der Psychologie und Psychopathologie gegenüber innehält. Denn Indiens beste Geister besinnen sich doch schon seit vier und mehr Jahrtausenden in ungebrochener Überlieferung auf das Grundwesen des Menschen und seiner Welt. Sie haben auf dessen Erkennen unvergleichlich viel mehr Zeit und Konzentration verwandt, als die westliche Wissenschaft der Erforschung der äußeren Naturdinge zukommen ließ. Darum begann ich vor nahezu einem Dezennium mit dem Studium psychologischer, philosophischer und religiöser Schriften indischer Gelehrter und Weisen. Mit den Jahren las ich viele Dutzende indischer Bücher und lernte daraus viel und doch wieder nichts. Wohl erfuhr ich, daß den Indern kein Denksystem fremd geblieben war, das die Philosophiegeschichte des Abendlandes aufzuweisen hat. Schon in vorchristlichen Zeiten gab es krasseste Materialisten unter den indischen Philosophen, die noch konsequenter als die meisten ihrer westlichen Gesinnungsgenossen ihrer Lehre entsprechend dem unmittelbaren Genusse lebten. Neben ihnen und nach ihnen entwickelten Logiker, Grammatiker und atomistische Naturphilosophen ihre Lehren. Auch Erkenntnistheoretiker, die die Grenzen unseres Denk- und Wahrnehmungsvermögens absteckten, traten schon im zweiten und vor allem im achten Jahrhundert unserer Zeitrechnung auf. Ich las auch von Philosophen, die *Descartes* ähnlich eine Kluft zwischen erkennendem Geist und ausgedehnter stofflicher

Welt aufrissen, wobei sie freilich auch noch das meiste, was wir psychisch nennen, als feinstoffliche Substanz dem zweiten Bereiche zurechneten. Dann wieder begegnete ich einem Weltgeist, der sich in die Vielfältigkeit der konkreten Erscheinungen ausgliedert, um so zum Bewußtsein seiner selbst zu kommen. Schließlich fand ich eine Vorstellung, idealistischer Monismus genannt, der als Wirklichkeit nur das ungeteilte Absolute gelten läßt und alle empirischen Wahrnehmungen zu mehr oder minder vollkommenen Verkennungen oder Illusionen erklärt. Nicht weniger vielfältig und unterschiedlich als die philosophischen Auffassungen waren die religiösen Glaubensformen, von denen ich in den Büchern las. Agnostizismus, atheistische Heilslehren, frühe, auf unmittelbare göttliche Offenbarung sich berufende polytheistische und pan-en-theistische Konfessionen, wie monotheistische Glaubensbekenntnisse wurden neben- und nacheinander verkündet. Groß sind die Massen der indischen Gläubigen, die einen persönlichen Schöpfergott verehren, einen Gott, der zu seiner Freude alles, was ist und wird, aus sich heraus entläßt und an dem ewigen Tanzspiel der unendlich vielfältigen und zahlreichen Welten sich ergötzt. Andere mächtige Strömungen indischen Glaubens stellen sich schon von vorchristlichen Zeiten her das Gottesverhältnis als eine persönliche Vater-Sohnbeziehung oder als die Verbundenheit zweier Liebenden vor. Nie ist dann aber der Gläubige auf ein Betteln und Beten um eigene Vorteile erpicht. Immer nur möchte er Gott durch seine völlig selbstlose und grenzenlose Hingabe an ihn erfreuen. Von sich aus jedoch würde er auch mit heißestem Bemühen Gott nicht erreichen können. Dazu bedarf es der göttlichen Gnade, die ihm vom Himmel her entgegenkommen wird, wenn immer er seine Liebe innig genug auf Gott ausgerichtet hat.

Alle diese religiösen Lehren fand ich kaum je vom philosophischen Denken getrennt. Ebensowenig sonderten die indischen Weisen aber auch ihre Ausführungen über jene Phänomene in eine eigene Disziplin ab, die wir dem Fachgebiet der Psychologie zurechnen würden. Vielerlei psychologische Untersuchungen über Wahrnehmungs- und Empfindungsvorgänge, über psychologische Schichteneinteilungen und über die Traumerscheinungen fand ich so zerstreut in den religiösen und philosophischen Abhandlungen. Auch entdeckte ich in zweitausend Jahre alten Texten Ansätze zu einer Typologie und Charakterkunde auf Grund der indischen «Drei-Guna»- oder Drei-Qualitätenlehre.

So vieles ich jedoch aus den Schriften über indische Weisheit erfuhr, mein Verlangen nach tieferer, nach fundierterer Einsicht in das Grundwesen des Menschen und seiner Welt, deren unsere westliche Psychologie so dringend bedarf, wurde durch das in vielen Jahren mühsam erworbene Bücherwissen in keiner Weise gestillt. Es blieb bei einer interessanten, aber recht unverbindlichen Lektüre. Und doch ließ das Lesen der zahlreichen vedischen Hymnen, mancher Verse und deren Kommentare der verschiedenen Upanishaden, der Puranas, Brahmanas, ließ das Studium zahlreicher *Buddha*-Reden und Dutzender anderer buddhistischer Schriften, der buddhistischen Jataka-Legenden und großer Teile der gewaltigen hinduistischen Mahabharata- und Ramanaya-Epen, ließen auch die Gedanken der großen indischen Philosophen *Nagarjuna* und *Shankaracharya* nicht mehr zu, mich einfach wieder vom indischen Geistesgut abzuwenden und zur westlichen Tagesordnung überzugehen. Überall, wenn auch nur gleichsam zwischen den Zeilen, schienen Erkenntnisse und ein Wissen sich zeigen zu wollen, die Tiefen und Höhen zu erhellen versprachen, denen, soweit mir dies zu beurteilen möglich ist, die Leuchtkraft des jungen westlichen Geistes wohl noch nicht zu entsprechen vermag. Warum aber gaben die Bücher diese Weisheit nicht bereitwilliger preis? Warum vergönnten sie ein bloßes Ahnen darum? Vielleicht lag das daran, daß mir die indischen Schriften nur in ihren deutschen, französischen und englischen Übersetzungen zugänglich waren. Und in der Tat konnte ich mich je länger je weniger der Vermutung erwehren, daß diese Werke ihres eigentlichen und spezifisch indischen

Denkgehaltes durch ihre Übertragung in den westlichen Sprachbereich verlustig gegangen seien; selbst jene Übersetzungen, die von indischen Gelehrten verfaßt worden waren. Schließlich waren auch diese von klein auf in englisches Denken und Sprechen hineingeformt worden. Jedenfalls war überaus verdächtig, daß das indische Denken in den meisten dieser Übertragungen ganz und gar dem Rahmen der uns westlichen Menschen geläufigen neukantischen Vorstellungswelt angepaßt, in ihn eingespannt und in ihn eingefangen erschien. Noch mißtrauischer stimmte es mich, daß sich in sehr vielen Übersetzungen offenkundige Vorurteile breit machten. Sie ließen unsern heutigen westlichen Verstehenshorizont mit größter Selbstverständlichkeit als den höchsten und einzig richtigen Maßstab gelten und qualifizierten demzufolge alle davon abweichenden Eigenarten des indischen Denkens von vornherein als Mängel oder Rückständigkeiten. Dadurch mußten sie sich natürlich von allem Anfang an der Frage verschließen, ob nicht gerade diese indischen Andersartigkeiten die westlichen Erkenntnisse unter Umständen zu ergänzen und ihnen neue Wissensbereiche zu erschließen vermöchten. Zum mindesten zeugte es von einer seltsam überheblichen und unphilosophischen Kritiklosigkeit, der indischen Philosophie sooft eine Verhaftung in magisch-primitiven und archaischen Vorstellungen vorzuwerfen, weil sie zum Beispiel nicht wie wir historisch interessiert ist, weil sie das begrifflich-diskursive Denken nicht an oberste Stelle setzt, weil sie nicht bereit ist, so säuberlich ein Subjekt von einem Objekt zu scheiden und unsere radikale Trennung von Belebtem und Unbelebtem, von Stofflichem und Geistigem, von Leiblichem und Seelischem, von Menschlichem und Göttlichem mitzumachen.

War jedoch erst einmal das Vertrauen in die mir allein zugänglichen Übersetzungen der indischen Texte durch solche Unbesonnenheiten erschüttert, konnte ich nirgends mehr sicher sein, ob nicht auch anderswo, bald hörbar, bald verschwiegen, ähnliche verstellende europäische Denkschemata ihr Unwesen trieben. Immer deutlicher wurde mir, daß zuverlässige Auskunft doch wohl nur an Ort und Stelle, in Indien selbst, zu erhalten wäre, in der Begegnung mit indischen Weisen, die die altindische Tradition nicht nur in den Büchern ihrer Studierzimmer konservierten, sondern noch unmittelbar in ihr standen und sie lebten. Wann aber hätte sich mir je im Leben die Möglichkeit einer Indienreise auftun sollen? Wie zum Hohne geriet mir gerade zu jener Zeit noch eine Sammlung von Briefen eines der geistig überlegensten indischen Freiheitkämpfer in die Hand. Darin rät der Autor einer jungen englischen Verehrerin, sie solle, falls sie wirklich und in angemessener Weise die Essenz indischen Lebens und indischer Kultur erfassen wolle, das Bücherlesen beiseite lassen. Sie müsse ins Land selber kommen und vor allem die weisen und heiligen Männer Indiens aufsuchen, sie lieben und begreifen lernen. Denn sie und nur sie seien die wahren Vertreter und eigentlichen Prototypen indischer Menschlichkeit. Wie alles in dieser Welt nicht von seinen unreifen, kindlichen Vorformen oder gar von mißgeburtlichen Exemplaren her gerecht beurteilt zu werden vermöge, wie der Wert eines Apfelbaumes zum Beispiel nicht nach einigen seiner verkrüppelten oder abgestorbenen Zweige einzuschätzen sei, sondern nur nach seinen voll ausgereiften Früchten: so verfehle man auch Indiens besonderen Geist, wenn man ihn sich nicht durch das Wesen seiner weisen Männer erschließen lasse. Das sei aber in ganz besonderem Maße nur im unmittelbaren, mitmenschlichen Umgang mit ihnen möglich. Seit je nämlich habe sich die indische Überlieferung der großen und wesentlichen Gedanken viel weniger durch schriftliche Erzeugnisse als durch die mündliche Weitergabe von Lehrer auf Schüler lebendig erhalten. Eine Begegnung mit solchen indischen Menschen und ein Verweilen bei ihnen lagen aber erst recht weit jenseits meiner Möglichkeiten. Was blieb mir anderes übrig, als innerlich auf Indiens mögliche Hilfe endgültig zu verzichten? Als jedoch die wachsende Einsicht in die Unzulänglichkeit unseres menschenkundlichen Grundlagenwissens und der geistigen Ausrüstung westlicher Seelenärzte meine psychotherapeutische Arbeit mit meinen Kranken und meine Lehrtätigkeit bei den jungen Ärzten immer ernstlicher in Frage stellten, ereignete sich mein erstes indisches Wunder.

ERSTES INDISCHES WUNDER

Im Frühling 1955 kam völlig unerwartet die Einladung des Rektors und des medizinischen Dekans der Universität Djakarta, der Hauptstadt Indonesiens, angeflogen. Ihr folgte wenige Tage später, ganz unabhängig, die zweite große Überraschung. Es war eine besonders großzügige Aufforderung, während einer beliebig langen Zeit in der nordindischen Stadt Lucknow als Gastdozent des «Psychiatric Center» und der medizinischen und der philosophischen Fakultäten der Universität Vorlesungen zu halten. So wenig mir der Sinn nach eigenem Dozieren stand, griff ich zu, in der geheimen Hoffnung, es werde mir mehr Zeit zum Lernen als zum Lehren übrig bleiben. So kam es, daß ich an einem der allerersten Tage des Jahres 1956 auf dem Flugplatz von Bombay zum erstenmal indischen Boden betrat. Kaum atmete ich indische Luft, wurde ich auch schon ergriffener Zeuge eines überwältigenden Geschehens. Begnügt man sich nämlich nicht mit der Teilnahme an einer der wohlbehüteten, geistig extraterritorialen Sightseeing - Arrangements einer Reiseagentur mit ihren kanalisierten Monumentalbesichtigungen, ihren gestellten Schlangenbeschwörern, Tänzerinnen und Großwildjagden, sondern läßt man sich als einfacher Mitarbeiter in den indischen Alltag ein, erfährt man täglich und stündlich das Wiedererwachen eines Riesenreiches von nahezu vierhundert Millionen Menschen. Mitreißend ist der mutige Glaube der Inder an ihre Zukunft und ihre Überzeugung, daß Indien aufs neue in der Geschichte der Menschheit anzutreten habe, wie es schon einmal, zwei, drei oder noch mehr Jahrtausende zuvor in Führung gestanden und die gesamte Kultur des Ostens, Malayas, Thailands, Chinas, Japans und Indonesiens maßgebend bestimmt hatte. Derart mit Händen zu spüren und zu greifen und von so welterschütternder Kraft sind die Mächte, die das Neuerstehen Indiens bewegen, daß mir mit einem Schlage der von so vielen westlichen Menschen noch immer gepflegte Glaube an das Abendland als an den Nabel der Welt wie ein engstirniger Provinzialismus vorkommen wollte.

Freilich ist es ein schweres und jähes Erwachen, ein Erwachen aus der Betäubung einer jahrhundertealten Fremdherrschaft und aus lähmender Armut in ein materiell hochdifferenziertes, technisches Zeitalter hinein. Auf zahlreichen Kreuz- und Querflügen trugen mich Maschinen westlicher Provenienz stundenlang über den unermeßlichen Subkontinent, der sich über nahezu dreitausend Kilometer von seiner Südspitze bis an die nördliche Basis dieses Landdreieckes und dreitausend Kilometer seiner vom riesenhaften Himalayagebirge unterstrichenen Grundlinie entlang von seiner Westküste bis zum bengalischen Meer im Osten erstreckt. Immer wieder aufs neue jammerte mich der Anblick der Dürre seiner an sich so fruchtbaren Erde, die die ganze Trockenzeit über nach Bewässerung schreit. Unendliche Weiten boten das Bild eines alten, halb vermoderten, mit dicker, graugelblicher Staubschicht bedeckten Brettes, in das einmal, zur vergangenen Regenzeit, die Bäche und Flüsse zahlreiche wunderliche Kerben geritzt hatten, die jetzt im Frühling, schon völlig ausgetrocknet, den verworrenen Gängen von Holzwürmern glichen. Nur hie und da, zumeist bloß dort, wo sich eine kleine Zahl lehmiger Häuschen zu einem kleinen Dorf versammelt hatte, vermochte ich bescheidene Flecken eines belebenden Grüns zu entdecken. Sogleich zerliefen sie jedoch wieder wie spärliche Spritzer einer Aquarellfarbe auf einem Löschpapier im sandigen Grau der Unterlage. Mögen die bereits erstellten, neuen Irrigationssysteme im einzelnen von noch so eindrücklicher Großartigkeit sein, im Vergleich zum Wasserbedarf, der wie alles in diesem Lande nur mit riesenhaften, übermenschlichen Maßstäben zu messen ist, bedeuten sie doch erst einen Tropfen auf einem heißen Stein.

Dürftig wie die indische Erde vegetieren in tausenden von

Städten und in hunderttausenden von Dörfern Millionen unterernährter, in Lumpen gehüllter Menschen. Dutzende von Bauern, Bauarbeitern, Wäscherinnen, Dienern gestanden mir, daß ihr täglicher Lohn keinen Franken betrage, oft genug nicht einmal die Hälfte davon. Daraus hätten sie eine sechs- bis zehn- und noch mehr-köpfige Familie zu unterhalten. Deshalb hausen zahllose Menschen in überfüllten Löchern, die, äußerlich wenigstens, an Grauenhaftigkeit die Unterkünfte der Slums mancher westlicher Großstädte noch in den Schatten stellen. Gräßliche Bilder menschlichen Elendes drängen sich auf Schritt und Tritt auf, die ein mit westlichen Werten messendes Sozialgewissen bis zur Unerträglichkeit foltern. Es müßte sich schon durch willentliche Verhärtung oder Blindheit schützen oder durch Gewöhnung abgestumpft haben. Wimmernde Klagelaute blinder, dem Tode naher, bettelnder Greise schneiden dem Fremdling ins Herz. Fünf-, sechsjährige Bettelmädchen, die auf ihrer linken Hüfte noch ein jüngeres, halb verhungertes Geschwisterchen mit durch das Menschengewühl der Bahnsteige schleppen, strecken den Reisenden schreckliche Arm- und Beinstümpfe entgegen. Oft ist deren Verkrüppelung so grotesk, daß es bei ihrem Entstehen sicher nicht immer mit rechten Dingen hatte zugehen können. Noch ist mir heute, nach drei Jahren, der monotone, kreischende Ruf der buckligen, uralten, zahnlosen Bettlerin im Ohr, die stets an der selben Straßenecke, unweit meines Schlafraumes, von abends neun bis morgens ein Uhr ununterbrochen «ek paissa, ek paissa», einen Fünfer, einen Fünfer rief. Bis in meine Träume hinein verfolgte mich ihr ewiges Bitten. In seinem Klangcharakter entsprach es bald mehr den Geräuschen einer Grammophonplatte, bald war es wie ein von seinem Recht überzeugtes, ungeduldiges Fordern. Am liebsten hätte ich dann jeweils alle meine kleinen Münzen, meine Rupiennoten und meine Travellerchecks hastig zusammenpacken, zur Bettlerin rennen und ihr mein Geld in den Schoß werfen wollen, nur um vor meinem Gewissen das schreiende Unrecht meines verhältnismäßigen Reichtums und Überflusses auszugleichen. Was half es, daß ich von indischen Freunden belehrt wurde, die meisten dieser krüppelhaften Bettler seien im Grunde Angestellte eines gut rentierenden Bettlerkonzerns, und sie alle zögen das Betteln jeder andern, ihnen vorgeschlagenen Arbeit bei weitem vor, schon darum, weil Armut in Indien noch nie eine Schande gewesen sei.

Doch nicht nur die offiziellen Statistiken sagen es, ich selbst konnte mich, als ich nach einem bloß anderthalbjährigen Unterbruch auf Grund einer zweiten Einladung derselben indischen Universität ein weiteres Mal in Indien weilte, mit eigenen Augen von den zivilisatorischen Fortschritten überzeugen. In Anbetracht namentlich der beängstigenden Vermehrung von Indiens Bevölkerung, die jährlich etwa um das Doppelte der Einwohnerzahl der ganzen Schweiz zunimmt, dürfen diese Verbesserungen füglich als eine heroische Leistung gewertet werden. Sie sind um so höher zu schätzen, als die politischen Führer an den umständlichen und langsamen Methoden der Demokratie festhalten. Gewiß ist ihnen dies unter den gegebenen Umständen als eine ganz besondere menschliche Großtat an Selbstüberwindung anzurechnen.

Selbstverständlich ist indessen auch in Indien eine Hebung des allgemeinen materiellen Lebensstandards nicht ohne entschlossene Ausrichtung auf das Geschenk der westlichen Technik mit ihrem Planungsdenken und ihren Maschinen möglich. Darum überflutet jetzt der Geist der Industrialisierung einer Sturzwelle gleich das ganze Land. Bereits hat das technische Rechnen und Treiben von tausend und abertausend indischen Seelen Besitz ergriffen, vor allem in den Städten, und läßt sie nun von den Wundertaten ihrer Werkzeuge jenes Heil und Glück erwarten, das auch der Westen sich einmal vom Fortschritt der Naturwissenschaften erhofft hatte.

Schon meine Ankunft in Indien räumte gründlich mit allen Illusionen auf, die noch aus den «Erzählungen von tausend und einer Nacht» in mir hätten spuken können. Der stämmige, selbstbewußte Kommandant der D-C-7 beherrschte seine gewaltige Maschine so vollkommen, daß bei der Landung auf dem Flugplatz von Bombay der Übergang von der Luft auf die feste Erde kaum zu spüren war. Hatte er sich jedoch nicht den Spaß erlaubt, uns während des nahezu zwanzigstündigen Fluges bloß einige Male im Kreise herumzuführen? So sehr, als kehrten wir faktisch immer wieder zum Ausgangspunkte zurück, glichen sich, wie ein Ei dem andern, die Aerodrome, die wir unterwegs zu sehen bekamen. Im Flughafen von Bombay ließ gar das hastige Gedränge der Menschen, ließen die Schleusen in den Paß- und Zollkontrollhallen, die auf die Spitze getriebene Fragebogen-Technik der Einwanderungsbürokratie und die Geschäftigkeit der uniformierten Ordnungsbeamten die Befürchtung aufkommen, der Pilot habe uns irrtümlicherweise einige tausend Meilen nach Westen statt nach Osten verfrachtet. Beinahe zur Gewißheit wurde diese Vermutung, als mich im Anschluß an die polizeilichen Kontrollen ein hellhäutiger, geschmeidiger Zeitungsmann mit seinem blitzlichternden Gehilfen überfiel, mich interviewte und seinen Artikel mit dem Titel «Ein Mann mit einer Mission» überschrieben haben wollte, obschon ich doch als ein Fragender, als das genaue Gegenteil eines Missionars also, nach Indien gekommen war. Immerhin brachten dann doch die wohlriechenden Blumenkränze, die mir meine Empfänger um den Hals legten, die farbenprächtigen Saris der Frauen, die weißen Dhotis, die wie riesengroße, lose gebundene Windeln um die bloßen Beine vieler Männer flatterten, die nackten Füße der Träger und vor allem die große Überzahl der dunkelhäutigen Gesichter eine fremdländisch orientalische Note in das übliche, anonyme Treiben und Getöse einer neuzeitlichen Verkehrszentrale. In den folgenden wenigen Tagen meines Bombay-Aufenthaltes jagten sich die Einladungen zu Vorträgen in fachärztlichen Gesellschaften und zu klinischen Besuchen. Hier erst recht unterschieden sich weder der Betrieb noch die Fragen und

Antworten der Kollegen von den Diskussionen innerhalb entsprechender Veranstaltungen in irgend einer europäischen Stadt. Auch glaubte ich bei meinen indischen Großstadt-Studenten dieselbe Ausrichtung all ihres Tuns und Trachtens auf äußere Leistung und Erfolg wahrnehmen zu müssen, die mir bei unseren Medizinstudenten schon so oft große Sorgen bereitete. Eines Faux-pas, zum mindesten einer Ungewöhnlichkeit schien ich mich dagegen schuldig zu machen, als ich zu einer abendlichen Einladung der Gastgeberin den bei uns üblichen Blumenstrauß mitbrachte. Bei demselben Anlasse fiel mir auch zum ersten Male auf, wie die einladende Kollegin, die draußen als eine völlig emanzipierte Ärztin westlichen Gepräges mit überlegener Selbständigkeit eine große spezialärztliche Privatpraxis führte, sich zu Hause sogleich in ein ganz anderes Wesen, in eine stille, jedem Wink der Mutter ihres Gatten gehorchende, untertänige Schwiegertochter verwandelte. Daß hier dann die weiblichen Gäste mit den Männern an gemeinsamer Tafel speisten, nicht lediglich ihren männlichen Gebietern aufwarteten, sie fürsorglich bedienten und nachher draußen in der Küche mit den Resten vorlieb nahmen; daß sie sich auch an der folgenden Unterhaltung unter die männlichen Teilnehmer mischten, daß sogar eine Prinzessin der Einladung in ein bürgerliches Haus Folge geleistet hatte, dies alles wurde mir als ein Ereignis geschildert, wie es noch vor zehn Jahren undenkbar gewesen wäre und deutlich die rasche Einholung des Westens beweise.

Nur einmal gelang es mir in jenen Tagen, der liebenswürdigen, fürsorglichen und oft nur allzu wachsamen Betreuung durch meine Gastgeber zu entrinnen und in die mehr als tausend Jahre alten, in Felsen gehauenen Höhlentempel der nahegelegenen Elefanteninsel zu entfliehen. Hier freilich umfing mich ein ganz anderer Geist. Erst jetzt begann ich zu glauben, wirklich indischen Boden unter mir zu haben. Schon die beiden Reliefs am Eingang der großen Felsenhöhle lassen die ungeheure

Spannweite der Wesensfülle indischer Göttlichkeit ahnen. Rechterseits ist Shiva als Gott des Tanzes dargestellt, in wilder, machtvoller, sinnlich-wollüstiger, beinahe dämonischer Bewegung. Ihm gegenüber ist derselbe Gott in tiefer Meditation versunken, ein Bild erhabenster Ruhe und Vergeistigung. Im Innern der Höhle kontrastierte eine niedliche, menschenähnliche Szene, in der sich der Gott eine Schmollaune seiner Gattin Parvati gefallen lassen muß, mit einem anderen Bildwerk, das Shiva als Gatte und Gattin in einem zeigt. Seine linke Körperseite quillt in üppigen, weichen, weiblichen Formen über, während die rechte sich zu kraftvoller Männlichkeit strafft. Auch hier also dieselbe androgyne, mann-weibliche Wesenheit, wie sie eben als Hinweis auf die alles umfassende Vollkommenheit überall den höchsten Gottheiten der Menschen eigen ist, sich zum Beispiel ebenso in den Darstellungen griechischer Götter, wie auf den Bildern vieler mittelalterlicher Christusgestalten findet. Am meisten fesselte mich indessen die große, dreiköpfige Götterfigur ganz hinten in der Tempelhöhle, die göttliche Dreieinigkeit Indiens, in ihrem schöpferischen, ihrem erhaltenden und ihrem zerstörerischen Aspekt. Kaum vermochte ich mich von diesem Anblick loszureißen. Immer wieder rief mich das gewaltige Kunstwerk in die Höhle zurück, ehe es mich in die gähnende Leere meines kosmopolitischen Grand Hotels in Bombay entließ. Bei mir aber blieb das alle Gedanken fesselnde, geheimnisvolle, stille Leuchten, das die hohe Stirne des mittleren Gottesantlitzes aus dem dunklen Dämmer der Höhle hatte aufscheinen lassen.

Allein, dieser ganze Höhlentempel gehörte der Vergangenheit an, war toter Stein, vor Jahrhunderten durch die portugiesischen Eroberer arg zerschunden, die ihre Kanonenkugeln in diese Tempel abgefeuert hatten, um sich am Echo ihrer Geschütze zu ergötzen. Wie hätte sich nicht trotz dieses ersten, lange nachhallenden Rufes einer alten Ursprünglichkeit bei dem machtvollen Ansturm des heutigen verwestlichten Indiens bald in mir die bange Frage regen sollen, ob nicht die technische Einebnung aller Dinge auf ihren Nützlichkeits- und Leistungsaspekt hin wohl auch den Untergang der viel gerühmten indischen Spiritualität mit sich bringen werde, ihn etwa gar schon bewerkstelligt habe? Wird auch hier die Erlösung von den unmittelbarsten, vitalen, leiblichen Nöten statt einer wahren Freiheit zu eigentlichem, menschenwürdigem, geistigem Dasein nur eine neue, andere, um so stärkere Bindung an die Materie zur Folge haben? Wird immer und überall bloß eine Verwandlung der bisherigen Bedrängnis durch *Hunger* nach den fehlenden materiellen Gütern in einen noch viel unfreieren Verfall und in eine geisttötende Verhaftung an ihren *Besitz* möglich sein? Kam ich am Ende schon zu spät, wenn ich von Indien noch geistige Belehrung erhoffte? Bedenklich jedenfalls mußte mich die Erfahrung stimmen, daß ich nicht nur in Bombay, sondern in allen Städten Indiens, in denen ich mit jungen Akademikern ins Gespräch kam, vielen jungen Kollegen begegnete, die sehr verlegen wurden, wenn ich sie nach ihrem religiösen Glauben oder nach den Lehren ihrer Weisen und heiligen Männer fragte. Nicht selten schämten sie sich regelrecht dieser Überbleibsel einer abergläubischen, rückständigen Zeit und versuchten eifrig, mir Beweise ihrer Aufgeklärtheit zu erbringen. Mit Stolz pflegten sie mich auch auf manchen ihrer politischen Führer zu verweisen, die ebenfalls nichts mehr von der Religion hielten, sondern einfach Humanisten und Menschenfreunde seien. Worin freilich ihre Güte und ihre anderen moralischen Kräfte dann eigentlich gründeten, woher ihr Humanismus seine Kraft, seinen Sinn und sein Ziel beziehe, darauf blieben sie mir ihre Antwort schuldig. Meist waren sie nicht wenig verdutzt über solch seltsame Bemerkungen eines Westlers. Möglichst rasch suchten sie den Blick des unbequemen Fragers auf ihre neuen Maschinen und Apparate abzulenken oder begannen mir psychologische Theorien vorzutragen, wie ich sie bereits aus Büchern amerikanischer Behaviouristen, Feldtheoretiker und Logistiker kannte.

Noch viel größer indessen war der Schreck, den mir einer der bekanntesten indischen Universitätslehrer für Psychologie versetzte, als er mir rundheraus erklärte, die viel besungene Spiritualität der Inder sei ein Phantasieprodukt der Engländer. Diese hätten bewußt von der Geistigkeit seiner Landsleute geredet, um ihnen zu schmeicheln und das wirtschaftliche Ausgesogenwerden schmackhafter zu machen. Sie hätten dann sagen können, daß solche zur Geistigkeit bestimmten Menschen doch gar keine Autos und Badewannen brauchten. Seitdem den Indern die Segnungen der Zivilisation zugänglich wären, seien sie durchaus nicht weniger als die westlichen Menschen auf materielle Bequemlichkeiten erpicht. Alles komme nun darauf an, daß Indien, welches die erste industrielle Revolution verpaßt habe, den Anschluß an die zweite, die atomische Umwälzung finde. Sonst bleibe es rückständig, nicht nur technisch, sondern auch geistig. Denn ohne materielle Sicherung gebe es auch keine gesunde Geistigkeit. Nicht lange danach hörte ich einen hohen Politiker anläßlich einer Einweihungszeremonie ganz im selben Sinne ein Elektrizitätswerk als Beispiel eines modernen indischen Göttertempels feiern. Hatte ich aus solchen Stimmen zu schließen, daß bereits wichtige Exponenten der indischen Elite zwar die politische Freiheit errangen, doch nur, um sich um so williger dem Imperialismus des aus dem Westen wehenden technischen Geistes zu unterwerfen?

Indessen, wer wollte es den verantwortlichen Führern Indiens verargen, wenn sie sich allererst einmal um die Behebung der größten materiellen Nöte bemühen, damit bald auch der ärmste ihrer Mitbürger Leib und Seele wird zusammenhalten und in einigermaßen menschenwürdigen, äußeren Verhältnissen wird sein Leben fristen können. Zudem gab derselbe Politiker, der eben noch die aus dem Westen importierte Elektrizität zu einer modernen indischen Gottheit erhoben hatte, in vertrauterem Gespräche zu, es werde im Gegensatz zum Westen immer so bleiben, daß man in Indien den Gelehrten, Weisen und Frommen mit mehr Achtung und Verehrung begegnen werde, als einem bloß an irdischen Schätzen reichen Menschen. Ebenso hörte ich später den verwestlichten Psychologieprofessor, der seine Bildung fast ausschließlich englischen und amerikanischen Universitäten verdankte, Dinge berichten, die seiner These vom englischen Phantasiecharakter der indischen Spiritualität seltsam entgegenstanden. Als sich erst einmal unsere Bekanntschaft vertieft hatte, wurde er eines Abends sehr ernst und ermahnte mich: «Vergessen Sie nie, daß das entscheidende indische Denken immer von der Überzeugung ausging, der Mensch sei seiner eigentlichen Essenz nach göttlich-geistiger Natur. Der Westen dagegen, angefangen mit *Aristoteles*, stellte sich den Menschen primär als ein animal rationale, als ein vernunftbegabtes Tier vor und betonte das Animale so lange, bis schließlich bei *Freud* die Ratio zum bloßen Sublimationsprodukt des tierisch Triebhaften absank. Wenn es hochkam, ließ man im Westen am ganzen Menschenwesen noch ein Seelenfünklein als eine wirklich geistige und gottähnliche Substanz gelten, dem dieser Natur zufolge auch eine Kommunikationsmöglichkeit mit Gott zuzugestehen sei. Aber bedenken Sie doch, insofern und insoweit der Mensch nicht seiner *ganzen* Natur nach geistig-göttlichen Wesens ist, sondern sich grundsätzlich vom Göttlichen unterscheidet, kann doch entweder überhaupt keine Beziehung zwischen Mensch und Gott bestehen oder zum mindesten keine zwischen Gott und dem menschlichen Seelenfünklein auf der einen und dem gesamten restlichen Bereich des Menschen auf der andern Seite. Wie sollte denn ein echtes Verhältnis, auch nur ein wirkliches Berühren von Wesenheiten möglich sein, die ihrer Grundverfassung nach radikal voneinander geschieden sind?»

Noch nie zuvor war ich so eindrücklich wie bei diesen beiden indischen Menschen der Zerrissenheit inne geworden, die heute die zivilisierte Menschheit der ganzen Welt befallen hat. Wohl leben auch wir westlichen Menschen in hohem Maße gespalten. Wir erblicken im antiken Erbe der Ratio und in den geistigen Werten der christlichen Brüderlichkeit oder der aufgeklärten

Freiheit eines Humanismus unsere Sendung. Zugleich jedoch zeugen unsere Handlungen von unendlich viel Unvernunft, Selbstsucht und Materialismus. Aber an diese Zwiespältigkeiten unseres Wesens haben wir uns im Westen in Jahrhunderten gewöhnen können. Darum fällt sie uns zumeist gar nicht mehr sonderlich auf. In Indien dagegen nimmt das Auseinanderklaffen von echter Besinnlichkeit, die im geistigen Grunde alter Überlieferung wurzelt, und der neuzeitlich technischen, bodenlosen Betriebsamkeit oft die absonderlichsten, schon von weitem sichtbaren Formen an. Bald tut sich diese Kluft zwischen verschiedenen Volksschichten auf, bald erscheint sie in widersprüchlichen Regierungstendenzen, häufig ist ein und derselbe Mensch in seinem Inneren entzwei gebrochen. Es gibt zum Beispiel in jeder indischen Großstadt eine gewisse Schicht von Jugendlichen, die ganz und gar im Nachäffen westlicher Gesittung und Gepflogenheiten aufgehen und sich westlicher als ihre westlichen Gäste benehmen. Sie gleichen dann sehr unseren amerikanisierten oder existenzialisierten Jonnies und Babies. Im Herzen Indiens dagegen, stundenweit entfernt von aller städtischen Zivilisation, dort, wo auch die modernen Staatseingriffe noch nicht stattgefunden haben, traf ich Bauern und Bäuerinnen von ergreifender Ursprünglichkeit, unberührt von jeglicher neuzeitlicher Entwicklung. Vermutlich unterscheiden sich diese Menschen ihrer ganzen äußeren Erscheinung, wie ihrer inneren Gesinnung nach in nichts von ihren Vorfahren, die bereits vor vielen tausend Jahren mit der gleichen Art von Pflügen und Ochsengespannen derselben Scholle die spärlichen Früchte der Erde abrangen und als Gottesgabe in Empfang nahmen. Zwischen diesen beiden indischen Menschengruppen gähnt ein weltweiter Abgrund. Noch kein modernisierter indischer Großstädter hätte mir gegenüber je bestritten, daß er sich unvergleichlich viel besser mit irgend einem westlichen Touristen verstehe, als mit einem seiner bäuerlichen, analphabetischen Landsmänner.

Im Geiste Gandhis will die Zentralregierung den bäuerlichen, konservativen Überlieferungen Sorge tragen und die handwerkliche Heimarbeit unter den Dorfeinwohnern fördern. Sie möchte auch die alten Dorfgemeinschaften mit ihren Dorfräten zu neuem Leben erwecken und sie zu den eigentlichen Aufbauzellen des Staates machen, ähnlich, wie das schweizerische Staatswesen auf einer weitgehenden Selbständigkeit der einzelnen Gemeinden fußt. Sie leiht deshalb ihre Unterstützung auch der industriefeindlichen Landschenkungsbewegung von Gandhis geistigem Nachfolger Vinoba Bhave, der den terroristischen Kommunismus durch einen freiwilligen, im altindischen Glauben an die menschliche Brüderlichkeit und Selbstlosigkeit gründenden Kommunismus aus dem Felde schlagen will. Möge ein bäuerlich bleibendes, nicht industrialisiertes Indien der nackten Waffengewalt eines Angreifers auch wehrlos preisgegeben sein, hörte ich Anhänger dieser Bhoodan-Bewegung sagen, möge dies selbst ihren Tod bedeuten, der Geist der Gewaltlosigkeit werde doch früher oder später auch einen solchen Angreifer verwandeln. Gleichzeitig neigt die politische Führung aber auch zu einer Forcierung der Entwicklung von Massenindustrien, weil sie nur auf diese Weise die notwendigen Produktionssteigerungen erhoffen kann. Auch widmet sie dem Aufbau einer starken Armee und ihrer modernen Bewaffnung große Beachtung. Offenbar traut sie dem Geist der Gewaltlosigkeit doch nicht allen möglichen Feinden gegenüber dieselben Wirkungskräfte zu, die er im Kampfe gegen die früheren englischen Gegner faktisch einmal zu entfalten vermocht hatte.

Am Sitze der gleichen Zentralregierung, in der Landeshauptstadt Delhi, stoßen aber noch ganz andere Gegensätze aufeinander. Von einem hohen indischen Staatsbeamten des auswärtigen Dienstes wurde ich an einem einzigen Nachmittag durch einen prunkvollen Empfang beim Staatspräsidenten und durch vier Cocktailparties in den Häusern zweier seiner Kollegen und zweier westlicher Botschafter geschleppt. Am präsidialen Emp-

fang übertrafen das Gedränge der geladenen Gäste und die Farbenpracht der rotuniformierten, goldstrotzenden Wächter und Wärter alle Gala-Anlässe, die mir je schon im Westen zu Gesicht gekommen sind. Die folgenden Cocktailparties glichen allen andern Cocktailparties der Welt auf ein Haar. Überall dieselben nichtssagenden, oberflächlichen Begrüßungen und Komplimente. Nur eine einzige Überraschung hielten sie für mich bereit, nämlich das für einen Diplomaten erstaunlich offenherzige Geständnis eines hohen Beamten des auswärtigen Dienstes. Er habe, seufzte dieser, wie es eben das Los seiner Kollegen auf der ganzen Welt sei, täglich zwei bis drei derartige gesellschaftliche Absurditäten von Parties durchzustehen und solle dann noch Zeit finden, seine beruflichen Entscheidungen sorgfältig bedenken zu können. Dann aber entdeckte ich auf diesem Streifzug durch die hohe Gesellschaft Indiens noch etwas viel Ungewöhnlicheres. Ich merkte, daß sich meinem Begleiter und mir der eine und andere indische Gast jeweils beim Verlassen eines Empfangsraumes an die Fersen heftete und mit uns weiterzog. Erst ganz zum Schlusse erfuhr ich den Grund, der sie zum Mitkommen bewog. Mein indischer Freund nämlich hatte die Absicht, unmittelbar im Anschluß an die letzte Party den Tempel der Ramakrishna-Mission aufzusuchen. Es lag ihm viel daran, den abendlichen Vortrag eines hervorragenden südindischen Mönches der Mission anzuhören. Mein Staunen wuchs noch, als ich diesen Mönch zur Hauptsache über Christus, den Heiligen Antonius und Franz von Assisi sprechen hörte und von ihm vernahm, auch alle diese christlichen Heiligen seien hervorragende Erscheinungen der Gottheit und als solche an die Seite indischer Götter zu stellen.
Im Frühjahr machte sich ein riesiger Pilgerzug nach dem berühmten Wallfahrtsort Hardwar am Fuße des Himalaya auf den Weg. Gerade zu jener Zeit wurde diese Gegend jedoch von einer Choleraepidemie heimgesucht. Die Behörden hatten deshalb überall strenge Straßensperren errichtet, an denen je ein Armeedetachement, vorzüglich ausgerüstet mit den besten und mo-

dernsten Impfstoffen, hygienisch einwandfrei funktionierte. Als ich in eine derartige Kontrolle geriet, befand ich mich in Begleitung einer radikalen Impfgegnerin, die sich strikte weigerte, sich spritzen zu lassen, ebenso energisch aber auch auf der Fortsetzung ihrer Reise bestand. Nach langem Hin und Her kam ihr der rettende Gedanke, sich wahrheitsgemäß als eine unmittelbare Jüngerin eines im nahen Rishikesh wohnenden, hochangesehenen Heiligen vorzustellen und zu behaupten, daß dessen geistiger Schutz noch viel wirksamer sei als alle Impfungen zusammen. Dieses Argument leuchtete den Polizisten sowohl wie den Ärzten des Hygienedetachementes unverzüglich ein, und ungeschoren durfte meine Kameradin passieren.

Die mir schmerzlichste Diskrepanz erlebte ich in Delhi an dem an Gegensätzlichkeiten besonders reichen Republic Day, dem indischen Nationalfeiertag. Es war nicht der ergreifende Gegensatz zwischen altindischer, abgrundtiefer Trauer, demütig-sehnsüchtigem Verlangen nach Erlösung von der Last irdischen Lebens und selbstbewußter, fast stolzer Energie und zielgerichteter Spannkraft, die ich auf dem Antlitz des indischen Premierministers sich streiten sah, weil mich das Glück für die Zeit dieser langen Schau ganz in die Nähe von dessen Sitz plaziert hatte. Es war auch nicht die Kluft zwischen der weichen, schlangenartigen Rhythmik der Volkstänzerinnen und den starren Stahlpanzern und steifen Eisenrohren der mächtigen Kanonen, die sich in diesem großen, mit vorbildlicher Präzision organisierten Festzuge folgten. Ebenso wenig war es der Unterschied zwischen den Männern in den urmenschlichen Fellbekleidungen der wilden Grenzstämme vor mir auf der Erde und den die Schallmauer durchstoßenden Düsenjägern in der Luft über mir. Erst recht nicht bedrückte mich der Widerspruch zwischen dem mit Riesenmodellen von Ananas, Mangos, Grapefruits und andern Früchten der heißen Länder gefüllten Wagen, der einen indischen Südstaat symbolisieren sollte, und der Szene des nördlichen Kaschmirgefährtes, die eine tiefverschneite Berghütte und eine frierende, in dickwollene Tücher gehüllte Berglergestalt zeigte. Es war vielmehr die Kompagnie Krankenschwestern des indischen Armeesanitätsdienstes, die mich wahrhaft erschütterte. Denn diese grazilen indischen Frauen kamen, eingehüllt in das weiblichste, zarteste Gewand der Welt, geborgen in weißen, wallenden Saris, dahermarschiert im strengsten, männlichsten, englisch-westlichen Paradeschritt. Keinen Augenblick war man sicher, daß nicht die automatenhaft gekünstelten, weit ausfahrenden, kantigen Arm- und Beinbewegungen dieses militärischen Drillproduktes die zarten Hüllen ihrer östlichen Gewänder zerrissen. Für meine Augen war es ein Bild des Jammers und tragischer Zwiespältigkeit, ein besonders eindringliches Symbol für die Verzerrung und Vergewaltigung der weichen indischen Seele durch den allzu robusten Geist aus dem Westen.

In den asphaltierten Straßen vieler anderer indischer Städte stehen sich nicht selten eine Gruppe ebenso heiliger, wie verkehrsbehindernder Kühe und eine kleine Schlange modernster, von livrierten Privatchauffeuren gefahrener, auf Hochglanz polierter Automobile gegenüber und kommen nicht aneinander vorbei. Das Drängen und eilige Vorwärtskommen-wollen freilich ist nur in der Automobilschlange zu spüren. Die Kühe sind zeitlos. Sie wissen, daß ihnen nichts geschehen wird. So unnütz die meisten von ihnen volkswirtschaftlich auch sein mögen, kein Hindu würde Hand an eines dieser Tiere legen. Ihr Töten käme ihm wie ein Muttermord vor. Über das Herumstehen der Kühe in den Straßen ärgern sich nicht nur manche westliche Besucher, sondern auch viele emanzipierte Inder. So hörte ich einmal einen üppig beleibten Inder, der mit einer schweren Importzigarre zwischen seinen rauchverfärbten und reich beringten Fingern heftig in der Luft herumfuchtelte, bei einer derartigen Gelegenheit zum Wagenfenster seiner Limousine herausschimpfen. Wie man denn je von einem Land Efficiency, eine wirkungsvolle Tüchtigkeit erwarten könne, das nicht einmal mit solchen dummen Kühen fertig werde, begehrte er auf. Der fromme Mann, ein Sanyasin, der mich begleitete, meinte zu mir: «Der Arme, der weiß nicht einmal, daß die Formen und die Wege einer Efficiency ganz verschieden sind, je nach dem, was erreicht werden will. Noch ist für die Mehrzahl der Inder die innere geistige Erlösung das höchste Ziel. Ist es hierfür nicht wirksamer, Symbole des mütterlichen Grundes, wie es die Kühe sind, zu schonen und zu verehren, als fünf Minuten früher ins Börsengebäude zu gelangen?» Ein Mohammedaner, der uns zugehört hatte, entgegnete: «Ja, schon recht, aber was nützt das Meditieren einem hungrigen Magen?» Der Sanyasin antwortete lediglich mit einem gütigen, weisen Lächeln. Worte wären fruchtlos gewesen, hätten nur zu Streit geführt; waren doch die Gegensätze zwischen seinem Denken und dem des anderen viel zu kraß, als daß sie so rasch unterwegs hätten überwunden werden können.

In der gleichen Stadt sah ich eines andern Tages ein Fuhrwerk, das zwei riesige Öltanks geladen hatte. Zweifellos waren sie für eines der zahlreichen, im Bau begriffenen staatlichen Riesenindustrieunternehmen bestimmt. Gezogen wurden diese modernen Stahlungeheuer im Zeitlupentempo von zwei gemächlichen Wasserbüffeln. Gewiß kam diesen Tieren selbst das Tempo der Rikshakulis verwegen vor, die scharenweise an ihnen vorbeiflitzten und fahrradtrampelnd ihre Kunden auf den Anhängern ihres Vehikels hinter sich herrüttelten. Meine Sympathie galt eindeutig dem einen Pol dieses fahrenden Widerspruches, den Wasserbüffeln und nicht den Ölbehältern. Mit jenen nämlich verbindet mich eine Liebe auf den ersten Blick. Seit dem Tage, da ich zum ersten Male Wasserbüffel aus einem breiten, blauen, indischen Flusse auftauchen sah, umhegen meine Gedanken sie mit einem fast zärtlichen Mitleid. Zuerst hatte das Wasser nur ihre Nasenlöcher und ihr Rückgrat freigegeben. Dann hatten sie sich schwerfällig die kleine Böschung heraufgeschleppt und waren schließlich, einer hinter dem andern, über die flache Wiese davongezogen. Seither weiß ich, wie mühsam das Leben seine Freiheit gewinnen muß. Sie, diese Wasserbüffel, sind in ihrer Unfertigkeit die beredten Zeugen ihres Anfanges. Dunkelgrau, wie schwerer morastiger Lehm ist die Farbe der massigen, kurz bebeinten Leiber, deren Formung erst eben angedeutet ist, so als wären diese Tiere vor kurzem noch leblose Erdklumpen gewesen. Darum kostet es ihren Kopf mit den demütigen Augen stets eine so große Anstrengung, den ungetümen Körper nachzuschleppen. Immer strecken sie ihre plumpen Schädel beim Gehen sehnsüchtig weit nach vorne, reißen sich fast die Hälse aus und verkünden so mit besonderer Eindrücklichkeit ihr Verlangen nach jener Erlösung, der alles in Indien, Pflanzen, Tiere und Menschen, einmütig zustrebt; auch zum Beispiel der meine beiden tankziehenden Büffel begleitende fromme Hindu. Dieser zeigte seine Erlösungssehnsucht freilich durch das Haarbüschel an, das er einsam am Scheitelpunkte seines geschorenen Schädels hatte stehen lassen. Es soll der Seele, wenn sie dereinst seinen sterbenden Leib verlassen wird, den rechten Weg zum Aufstieg ins Paradies weisen, auf daß sie sich nicht zurück in die Seitenkanäle des Rückgrates verirre. Zugleich freilich hieß dieses Haarbüschel auch wieder, daß unser Büffeltreiber noch nicht so weit war, auf den Wunsch nach einem irgendwie ichhaften, wenn auch paradiesischen Fortleben zu verzichten und endgültig ins große Nichts einzugehen. Diese Größe bleibt den Heiligen und Weisen Indiens vorbehalten, die sich darum ihre Köpfe völlig kahl zu scheren pflegen.

Meine erste Begegnung mit den Medizinstudenten der Universität Lucknow fand am Tage des Frühlingsfestes statt. Er ist der Feiertag der Göttin der Gelehrsamkeit, des Wissens und Lernens. Weit über tausend an der Zahl hatten sich zu einer Art von Festgottesdienst in der großen Aula versammelt. Vorne auf dem Podium war der Altar dieser Göttin Saraswati aufgebaut, in dessen Mitte eine von den Studenten selbst modellierte, menschengroße, überreich mit Blumen und brennenden Kerzen geschmückte Statue stand. Vor ihr, ebenfalls in einem Meer von Blüten, saß der Priester, der die dieser Göttin gebührenden Rezitationen sang und das zugehörige Ritual zelebrierte. Zum Schluß der Zeremonie bewarfen auch die Studentinnen das Götterbild mit Blüten, sangen dazu und baten die Gottheit um Hilfe beim Studium. Anderntags begleitete ich die jungen Kollegen auf ihrem Gang zum Gumti-Fluß, dem sie die Göttin zutrugen, um sie im Wasser zu versenken und sie wieder ins Unsichtbare eingehen zu lassen. Manch einer der Studenten, der sich mir später als überzeugter Agnostiker und reinster Rationalist ausgab, war dabei von einer innigen Anteilnahme beseelt und von einem Feuer ergriffen, die viel mehr als nur Freude an einem bloß symbolischen Feste verrieten.

Eine ähnliche Zwiespältigkeit kam auch im marxistisch eingestellten Gouverneur eines großen indischen Staates zum Vorschein, der einer der führenden Freiheitskämpfer und einer der großen Arbeiterführer gewesen war. Nicht ohne Stolz erzählte er mir, daß er noch unter englischer Herrschaft den größten Streik der Welt geleitet habe. Ihm hätten die indischen Arbeiter immer gehorcht. Darum sei ihm auch vor der sogenannten kommunistischen Gefahr gar nicht bange. Es komme nur auf die Führer an, daß sie es mit dem Arbeiter wirklich gut meinten, intelligent genug seien, das wirklich Gute vom bloß Populären zu unterscheiden wüßten und die Kräfte besäßen, ihre eigene Überzeugung auf die Massen zu übertragen. Ihm selber sei solches freilich immer nur deshalb gelungen, weil in ihm die indische Tradition das Wissen lebendig erhalten habe, daß alle Menschen im Grunde eines und dasselbe seien, Kinder des einen göttlichen Grundes. Wenn er darum Gutes einem der Geringsten unter den Menschen erweise, tue er es zu Ehren Gottes.

Als ich den Nachfolger dieses Gouverneurs näher kennen gelernt und auch die Freundschaft des Rektors einer der größten indischen Universitäten gewonnen hatte, entdeckte ich, daß diese beiden Männer tagsüber ihr gerüttelt Maß an beruflichem Betrieb und an gesellschaftlichen Verpflichtungen bewältigen, des

Nachts sich aber in meditierende Mystiker verwandeln. Als solche sind sie, gleichsam nebenamtlich und in aller Stille, die meisterlichen Lehrer beträchtlicher esoterischer Schülerkreise, die sie in jene in Indien seit unvordenklichen Zeiten untrennbare geistige Einheitsdisziplin einführen, die unser neuzeitlicher Westen in die Spezialfächer der Psychologie, Philosophie und der Religion aufsplitterte.

In einem der leitenden Männer eines andern Staates lernte ich einen genialen Minister kennen, dessen fortschrittliche soziale Errungenschaften den Neid mancher westlicher Staatsmänner erwecken könnten. Außerdem war dieser Mann ein Naturwissenschaftler von Rang, der sich brennend für die moderne Atomphysik interessierte. Zugleich galt er aber auch als frommer Hindu und als Kapazität unter den indischen Astrologen. Von einem sehr vertrauenswürdigen christlichen Bischof, der mit diesem Astronom-Astrologen befreundet war, hatte ich als wahre Geschichte die Anekdote vernommen, daß dieser einst zu einer besonders interessanten Mondfinsternis in ein Observatorium eingeladen worden war. Er erschien jedoch nicht zur vereinbarten Zeit, und als man bei ihm zu Hause Nachschau hielt, habe man ihn bei einer Beschwörungszeremonie vor seinem Hausaltar getroffen, durch die er eine dämonische Himmelsgöttin vom Verschlingen des Mondes habe abhalten wollen. Bei meiner Begegnung mit diesem Manne wagte ich zwar nicht, ihn geradewegs auf solche Widersprüchlichkeiten hin zur Rede zu stellen, fragte nur ganz allgemein nach der Vereinbarkeit naturwissenschaftlichen Wissens mit den hinduistisch-astrologischen Vorstellungen über das Zustandekommen von nicht alltäglichen Himmelserscheinungen. Seine verblüffende Antwort war, daß doch sehr wohl an beidem etwas daran sein könne, und daß sie sich gar nicht notwendigerweise gegenseitig ausschlössen. Man dürfe nur nicht dem völlig unbewiesenen Aberglauben verfallen, zu meinen, daß die naturwissenschaftlichen Erklärungen den gesamten Gehalt und Sinn eines Geschehens oder eines Dinges zu erfassen vermöchten. Der Umstand, daß uns die Wissenschaften ermöglichten, die Gegenstände zu berechnen, zu handhaben und auszunützen, sei noch nicht der geringste Beweis dafür, daß diese durch die wissenschaftlichen Methoden auch schon in ihrer wesentlichen und vollen Bedeutung erkannt worden seien. Unwillkürlich mußte ich bei dieser Bemerkung an die Entdeckung der Gefühlsambivalenz durch *Freud* und an die Wiederaufnahme der *Heraklitischen* Enantiadromie – Vorstellung durch *C. G. Jung* denken. Hatten nicht auch diese beiden Männer, die wir zweifellos zu den größten Geistern des neuzeitlichen Westens rechnen dürfen, beobachten müssen, daß die Wirklichkeit durchaus nicht aus lauter berechenbaren Eindeutigkeiten besteht, sondern viele Gegensätze in sich birgt? Dieser Einfall verdarb mir die Lust, mich mit dem Minister über astronomische oder astrologische Vorurteile zu streiten. Er ließ es mir vielmehr ratsam erscheinen, vorerst ganz im stillen und allein weiter darüber nachzudenken.

Eines Tages war ich bei einem indischen Kunstsachverständigen zu Gast. Er hatte zur Hauptsache in England studiert und war der Verfasser sehr kluger Schriften über Aesthetik. Als ich mit ihm des Abends durch seinen großen Garten spazierte, fiel mir die Pracht seiner Blumenbeete auf, die überall eine ganz besonders liebevolle und sorgfältige Pflege erkennen ließen. Da sehe man die Hand des Aestheten, meinte ich zu ihm, der sich den Genuß der natürlichen indischen Blumenschönheit auf raffinierteste Art zu steigern und zu verfeinern wisse. Statt einer Antwort führte mich der Gastgeber wieder in sein Haus zurück. Er öffnete den kleinen Altarraum, in dem eine Statue des Gottes Shiva erhaben und glückstrahlend auf ein Meer von Blüten herniedersah. Schlicht erklärte mir dieser akademische Lehrer: «Nicht mir, ihm zur Freude pflege ich die Schönheit meiner Blumenbeete.» Wieviel, ließ mich dieser eine Satz des Inders erkennen, hat eine Aesthetik verloren, wenn sie nur als Spezialfach einer Psychologie oder Philosophie betrieben wird.

Bei den beiden Gouverneuren, dem Rektor, dem Minister und dem Kunstwissenschaftler aber war der Eindruck einer inneren Zerrissenheit nur mehr die Täuschung des ersten Augenblickes. Bald wußte ich, daß bei ihnen allen die altindische Tradition eindeutig ihre feste Grundlage ist. Sie ist es, die auch ihr modernes naturwissenschaftliches Wissen und jede Aktion ihres rationalisierten Alltags trägt, umspannt und zugleich vergeistigt; sehr zu deren Vorteil, wie mir schien. Aber diese vier Männer waren bereits recht betagte Leute. So tief sie mich beeindruckten, sie ließen mich nicht verkennen, daß unter Indiens westlich geschulter Jugend nur noch wenige die sichere innere Gläubigkeit sowie die äußeren religiösen Formen ihrer Eltern und Großeltern bewahrten. Eine andere Gruppe der Studenten neigt bereits den politischen Ersatzgottheiten zu. Weitaus der größte Prozentsatz der jungen Akademiker huldigt jedoch, vorläufig zum mindesten, einfach einem unbestimmten, naturalistisch-rationalistischen Agnostizismus. Indessen brachte mir das längere Verweilen im Lande die tröstliche Hoffnung, daß in Indien der wachsende materielle Wohlstand doch viel weniger als anderswo die geistige Helligkeit der alten Überlieferungen werde beschatten können. Denn die dem Materialismus verschriebene Jugend und die agnostischen Rationalisten zusammen machen nur einen verschwindend kleinen Bruchteil der Gesamtbevölkerung aus. Mit erst ungläubigem Staunen, dann mit wachsender Gewißheit wurde ich gewahr, wie tief und echt der bei weitem überwiegende Teil des indischen Volkes noch heute aus seiner uralten Religiosität heraus lebt. Vermutlich wird diese kraftvolle Verwurzelung solchem Verhängnis erfolgreich zu wehren wissen. So ungebildet in unserem Sinne der indische Bauer sein mag, so wenig eine Straßenarbeiterin etwas vom Lesen und Schreiben versteht, sie ruhen beide in der Gewißheit ihrer göttlichen Herkunft und Bestimmung. Diese Gläubigkeit verleiht auch den schlichtesten Menschen Indiens oft eine geradezu königliche Menschenwürde und mildert die Last äußerlicher Not.

Wenn ich zum Beispiel in Banaras jeweils bei Sonnenaufgang die steilen Treppen des Gangesufers aufsuchte, konnte ich die Scharen der Pilger sehen, die gegen Tausend an der Zahl jeden Tag aus ganz Indien in diese heiligste der Hindustädte herbeiströmten, um im geweihten Wasser die Last ihrer Verirrungen abzuwaschen und der Befreiung aus der Kette der Wiedergeburten gewiß zu werden. Ich sah dort auch manche Hindufamilie einem schwerkranken Angehörigen den größten seiner Wünsche erfüllen und ihn von weither zum Sterben in einen der Pilgerpaläste tragen, die hier reiche Fürsten ihren frommen Landsleuten zur Verfügung stellen. Denn wer immer in dieser mindestens dreitausend Jahre alten Stadt den Geist aufgibt, wird nie wieder in ein neues Menschenleben zurückkehren müssen. Wohl ist die materielle Armut der ausgemergelten und zerlumpten Gestalten der Badenden und das physische Elend der Sterbenden über alle Maßen groß. Aber der innere Friede und das sichere Glück, die diese Menschen erfüllen, wenn sie sich zum Eintauchen in den heiligen Strom anschicken oder Blütenblätter auf sein Wasser streuen, Blumenkränze einlegen und dicht zu ihr niederkauernd die so geschmückte Göttin Ganga anbeten, oder wenn sie durch eines der Palasttore ans Endziel ihrer physischen Lebensreise gelangten, vermögen einen geistigen Glanz über diese Weihestätte zu verbreiten, der alle kreatürlichen Entbehrungen und Leiden unwesentlich erscheinen läßt.

Nie werde ich auch das Entsetzen vergessen, welches mich ergriff, als ich an einem der stets strahlenden Wintermorgen zum ersten Male einer der tausend engen Gassen entlang ging, die in den Stadtkern von Lucknow hineinführen. Ich sah in niedere, kahle, nach der Straße zu offene Wohnräume hinein, von anderthalb bis zwei Metern im Geviert, deren Boden lediglich mit einigen zerrissenen Strohmatten und Lumpen bedeckt war. Ein solches Loch und eine rückwärts anschließende, noch muffigere und kleinere Koch- und Waschnische mußten fünf- bis zehnköpfigen Familien zur lebenslänglichen Unterkunft dienen. Eine wilde

Empörung stieg in mir hoch. Das durfte doch einfach nicht sein: diese nicht zu verantwortende, menschenunwürdige Verelendung hier und jene unwissende Sattheit bei uns im Westen. Als ich aber bald danach eines späten Abends durch die selbe Gasse wanderte, hatten sich all diese scheußlichen Kammern und ihre bedauernswerten Gefangenen in Szenen verwandelt, die mich an *Rembrandt's* Bilder von der Heiligen Familie erinnerten. Im schwachen, leicht flatternden Schein einer kleinen Öllampe saßen und lagen auf dem Boden eng aneinander geschmiegt Großeltern, Eltern, Kinder, Kindeskinder. Da und dort ein Hund dazu. Die Kleinsten schliefen fast alle schon. Die größeren Kinder und die Erwachsenen erzählten sich Geschichten. Zweimal vernahm ich mit Sicherheit eine Rezitation aus dem Epos der Bhagavadgita. An jenem Abend gedachte ich mit größerem Mitleid der vielen reichen Söhne und Töchter, die daheim meine nervenärztliche Hilfe suchen mußten, weil ihnen ihre neurotisch verhärteten Eltern in zentralgeheizten weiträumigen, kostbar ausgestatteten Villen ein geistiges Konzentrationslager bereitet und sie darin seelisch hatten erfrieren lassen.

Immer häufiger wurde ich ferner Zeuge, welch unbedingte Verehrung nicht nur der Mann der Straße, sondern auch politische, akademische und wirtschaftliche Größen den Weisen und heiligen Männern ihres Landes entgegenbringen. So hatte ich einmal in einer der westlichsten Provinzen Indiens an der Jubiläumsfeier dabei sein dürfen, die eine Stadt zu Ehren eines zu hohen politischen Würden gelangten Mitbürgers gab. Der eigentliche und bestimmende Ehrengast dieses Festes jedoch war nicht der offiziell gefeierte Politiker, sondern ein südindischer Heiliger, der auf seiner Wanderung gerade für einige Tage in der Nähe der Stadt Rast gemacht hatte. Selbstverständlich war er von den Behörden gebeten worden, der Feier durch seine Anwesenheit die richtige Weihe zu geben.

In Südindien wiederum, in einer der sieben heiligen Städte des Landes, sah ich eine unübersehbare Menschenmenge sich um einen der getreuesten Schüler und Freunde *Gandhi's* scharen und immer wieder andächtig seinen Worten lauschen. Zwei Tage nach Abschluß des gigantischen Treffens durfte ich diesem frommen Mann in seiner ärmlichen Zelthütte gegenübertreten. Wie war nur solch einer zerbrechlichen Gestalt eine derartige Wirkung auf tausende und abertausende von Menschen gegeben, wo immer er sich zeigte? Oder ruhte das ihm überall entgegengebrachte, unerschöpfliche Vertrauen vielleicht einzig und allein in seiner unbeschreiblichen Bescheidenheit und frommen Schlichtheit, in seiner Selbstüberwindung und rückhaltlosen Unterordnung aller eigensüchtigen Regungen unter die Gebote einer göttlichen Liebe? Ging deshalb eine derart läuternde Kraft von ihm aus? Der bloße Inhalt seiner Rede konnte solche Faszination wohl kaum bewirken. Hierfür schienen mir seine Gedankengänge doch zu einfach, ja beinahe einfältig zu sein. Denn in einer fast monotonen Art und Weise forderte er seine Zuhörer lediglich immer wieder dazu auf, die materiellen Bedürfnisse zu verringern, um Kraft zur Verehrung des Göttlichen frei zu bekommen. Oder trug gerade diese Einfachheit seines Denkens das ihre mit dazu bei? Kamen seine Überlegungen etwa nur mir naiv vor, weil wir im Westen bloß noch komplizierte Dinge zu verstehen gewohnt sind und für wichtig halten? Für eines freilich konnte auch ich ihm meine höchste Bewunderung nicht versagen. Er machte offensichtlich nicht nur schöne Worte für andere, sondern richtete seinen Reden entsprechend auch sein ganzes eigenes Leben ein. Wie ernst er es mit seiner Entsagung, Selbstvervollkommnung und Läuterung hielt, bezeugte er durch eine dreitägige Fastenzeit, die er an diese Versammlung anschloß. Die Selbstdisziplin dieses Fastens, sagte er, solle ihn vor der Gefahr behüten, daß er sich durch die ihm eben dargebrachte Bewunderung und Verehrung so vieler tausend Menschen verderben, durch sie sich zu irgendwelchen selbstsüchtigen und hochmütigen Regungen verführen lasse.

Einen weiteren, eindrücklichen Beleg für die Kraft der heute noch lebendigen Gläubigkeit des indischen Volkes berichtete mir kein geringerer als Indiens philosophischer Vizepräsident. Er erzählte mir von einem Vortrag über die Geburt des Gottes Krischna, den er kürzlich in der Großstadt Kalkutta gehalten habe. Nicht weniger als zweihunderttausend aufmerksame Zuhörer hätte dieses rein religiöse Thema anzulocken vermocht. Ob wohl, fragte er mich mit einem leicht maliziösen Lächeln, im Westen ein ebenso waches Interesse und lebendiges Verhältnis dem Leben Christi gegenüber anzutreffen wäre? Eigentlich, fügte er hinzu, dürfte dies doch zu erwarten sein, wo die Geburtsgeschichte *Krischna's* so viele Übereinstimmungen mit dem viel späteren Erscheinen Jesu aufweise.

Die mir immer aufs neue begegnende, tief innerliche, noch heute das ganze Leben durchwaltende religiöse Geborgenheit und Verwurzelung ungezählter Millionen indischer Menschen war es denn auch, die mir in Indien durch alle materielle Not hindurch so unvergleichlich viel mehr zufriedene, heiter lächelnde, von innen heraus glücklich strahlende Gesichter begegnen ließ, als wir bei uns zu sehen gewohnt sind, obgleich wir im Westen doch alle vergleichsweise im Luxus schwimmen. Wie, wenn es dank dieser viel älteren und ungebrochenen Verwurzelung in seiner geistigen Überlieferung einmal gerade Indien vorbehalten bliebe, dem jetzigen weltweiten Ansturm der grauen Maschinen stand zu halten? Nicht um ihnen zu trotzen und sie wieder auszutilgen, sondern so, daß es durch sie und durch die Zeit und Kraft freigebenden Möglichkeiten der Technik hindurch die Besinnung auf den leuchtenden Grund alles dessen, was ist, erst recht wach zu halten vermöchte.

Vorerst einmal scheint es indessen das Geschick Indiens zu sein, die industrielle Revolution ebenfalls und in einem geradezu rasendem Tempo über sich ergehen zu lassen. An dieser neuzeitlichen Umwälzung nimmt nun mit an erster Stelle auch Indiens Heilkunde und Krankenfürsorge teil.

Vom ehemaligen Generaldirektor des indischen Gesundheitsdienstes und dem jetzigen obersten Berater des medizinischen Zentralinstitutes vernahm ich, daß sich in den wenigen Jahren seit der Befreiung von der englischen Herrschaft die Zahl der medizinischen Fakultäten in ganz Indien von siebzehn auf vierunddreißig erhöht habe, und daß bald noch einmal siebzehn weitere Medizinschulen dazukommen sollen. Zugleich habe die Regierung ein zentrales, allindisches Lehrinstitut errichtet. Hier würden zukünftige Medizinprofessoren für die Universitäten der einzelnen Provinzialstaaten ausgebildet werden. Außerdem werden von diesem Zentralinstitut aus den medizinischen Fakultäten der verschiedenen Staaten Mittel für den Ausbau und für die besondere Pflege je einer Spezialdisziplin der Medizin zur Verfügung gestellt, damit auch zureichend für die Ausbildung der Fachärzte gesorgt sei. Der Bedarf an Ärzten, namentlich an Landärzten, ist riesengroß. Wohl nimmt die Zahl der Medizinstudenten ständig zu, doch vermag die ärztliche Ausbildung den Bedürfnissen noch lange nicht zu entsprechen.

In Lucknow allein, der Hauptstadt des sehr fortschrittlichen, vierundsechzig Millionen Einwohner zählenden nordindischen Staates Uttar Pradesh, studieren zum Beispiel an der medizinischen Fakultät über eintausendzweihundert Studenten. Diese Zahl entspricht etwa dem fünften Teil aller Studierenden an der Lucknower Universität, die wie alle Universitäten Indiens noch ganz nach englischem Muster gebildet ist. Erst seit kurzem machen sich, namentlich im medizinischen Studium, auch amerikanische Einflüsse geltend. Der junge Medizinstudent beginnt seine Ausbildung in Lucknow in einem Riesenraum der neuen Anatomie mit vierhundert Sektionsplätzen. Von Anfang an steht ihm auch die nahegelegene Bibliothek der Fakultät mit einer Auswahl von einhundertvierundsiebzig Fachzeitschriften zur Verfügung. Das eigentliche Studium des Arztes dauert in Lucknow fünf Jahre. Ihm folgt das Obligatorium einer einjährigen Assistentenzeit. Von den dann zur Führung einer allgemeinen Praxis berechtigten Jungärzten werden jeweils die hundert besten ausgewählt. Die Hälfte von ihnen wird auf die chirurgische, die andere auf die innere Klinik verteilt, um ihnen ein weiteres Jahr Gelegenheit zur Fortbildung zu geben. Die fünfzig besten der hundert Erwählten können sich am Ende dieses zweiten Assistentenjahres für eine Spezialität entscheiden. Dann haben sie noch einmal mindestens zwei Jahre in der ihrer Fachausbildung entsprechenden Klinik zu arbeiten und können dabei ihr Spezialarztdiplom und Doktorat erwerben. Eben sind aber Bestrebungen im Gange, die die Ausbildungsbedingungen noch verschärfen werden. Die gegenwärtige Überfüllung der medizinischen Fakultäten stellt die Behörden und die Lehrer vor äußerst schwierige Probleme. Die Professoren klagen, daß darunter das Ausbildungsniveau der jungen Ärzte leide. Da ich Gelegenheit hatte, einem Staatsexamen in innerer Medizin beizuwohnen, konnte ich immerhin feststellen, daß die Leistungen jener Kandidaten nicht weniger streng zensiert wurden, als dies bei uns der Fall zu sein pflegt.

Die Möglichkeiten zu einer fachärztlichen Ausbildung in Psychiatrie sind an den verschiedenen Universitäten des Landes noch außerordentlich ungleich entwickelt. In den Millionenstädten, wie auch an einer kleineren Universität im Süden Indiens, fand ich einen sehr differenziert ausgebauten Unterricht in Psychiatrie und in geistiger Hygiene, der durchaus den durchschnittlichen europäischen und amerikanischen Maßstäben zu entsprechen scheint, wenn er sie nicht bereits an Strenge übertrifft. In vielen anderen wichtigen Städten des Landes dagegen wird, ganz analog unseren früheren europäischen Verhältnissen, versucht, den Psychiatrieunterricht so lange wie möglich im Lehrbereich der inneren Medizin zu behalten, auch die da und dort entstehenden neuen psychiatrischen und psychosomatischen Abteilungen immer nur als Glieder der inneren Klinik gelten zu lassen. Darum bekommen die Studenten während ihres ganzen Studiums die wirklich schweren Geisteskranken, die in geschlossenen Anstalten behandelt werden müssen, nur für wenige Stunden zu Gesicht. In Lucknow freilich, einer Stadt von der Größe Zürichs, werden derartige Rückständigkeiten durch zwei Faktoren wett gemacht. Einmal lernte ich im dortigen Ordinarius für innere Medizin einen Mann kennen, der sich nicht nur an englischen und amerikanischen Hochschulen eine hervorragende Ausbildung in innerer Medizin geholt hatte, sondern auch vorbildliche psychiatrische Kenntnisse und ein fundiertes psychosomatisches Wissen besitzt. «Selbst die modernsten Antibiotica», so hörte ich ihn einmal dozieren, «wirken meiner Erfahrung nach nicht, oder sogar verkehrt, wenn der Kranke eine falsche seelische Einstellung zum Heilmittel oder zum Arzte hat.» In dem von ihm abgenommenen Staatsexamen fehlen deshalb auch nie psychiatrische Fragen, deren zufriedenstellende Beantwortung für ein Bestehen der Prüfung unerläßlich ist. Zweitens wurde hier dank der weisen Voraussicht eines Missionars der amerikanischen Methodistenkirche bereits vor nahezu zehn Jahren eine auch für westliche Verhältnisse vorbildliche psychiatrische Klinik und Poliklinik gebildet. Aufgebaut und ausgebaut wurde sie während Jahren von einer außergewöhnlich begabten schwedischen Fachärztin für Psychiatrie. Gegenwärtig steht sie unter der Leitung einer psychiatrisch-psychotherapeutisch vorzüglich ausgebildeten Schweizer Ärztin.

Ein ganz neues und ungewöhnliches Ausbildungsproblem schafft die Absicht der Zentral-Regierung, den Unterricht auch auf dem Gebiete der Medizin so bald als möglich nicht mehr wie bisher in englischer Sprache, sondern in der Nationalsprache Hindi erteilen zu lassen. Dazu soll jedoch die Schaffung von rund fünftausend neuen Hindi-Worten notwendig sein. Dieses Geschäft wird schon seit geraumer Zeit von einer eigens hierfür berufenen Kommission betrieben. Sie scheint aber ihre Aufgabe noch lange nicht erfüllt zu haben. Es ist leicht zu begreifen, daß ein junger Staat zunächst auf allen möglichen Gebieten zu einer gewissen Überbetonung des Eigenen verleitet wird. Im Bereiche der Sprache entfacht nun diese Tendenz in Indien freilich Probleme und Kämpfe, die einem Schweizer, der seit langer Zeit die friedliche Koexistenz mehrerer Zungen innerhalb desselben Staatsgebildes kennt, nicht unbedingt notwendig erscheinen.

Dasselbe Hochgefühl der Selbständigkeit hat auch in der Sache selbst eine Gegenbewegung gegen die westliche Importware der naturwissenschaftlichen Medizin zur Folge. Denn Indien besitzt eine uralte, eigene, ayurvedische Heilkunde und ihre Adepten verlangen heute gebieterisch nach einer Gleichstellung ihrer Wissenschaft mit der jungen westlichen Schwester. Mit Stolz pflegen die ayurvedischen Doktoren darauf hinzuweisen, daß schon ihre Urquelle, die dreitausend Jahre alten Veden über tausend Heilkräuter zu nennen wissen, deren therapeutische Wirkungen noch heute nicht selten den Neid der abendländischen Ärzte erwecken könnten. Wenn außerdem, sagen sie, die ältesten vedischen Schriften das einfache, reinigende Wasser als beste Medizin für die meisten Krankheiten preisen, vorausgesetzt, daß es der Arzt mit der notwendigen geistigen Läuterung verabreiche, so kämen sie doch, wenn man die akuten Infektionskrankheiten beiseite lasse, der Auffassung der allerneuesten psychosomatischen Medizin des Westens recht nahe.

Während eines einwöchigen Aufenthaltes im Ashram eines heiligen Mannes in Bhavnagar ergab sich die Gelegenheit, mich täglich von einem der besten modernen Gujerati-Dichter Indiens, der zugleich ein vorzüglicher Kenner der alten ayurvedischen Medizin ist, über deren Geschichte, deren Errungenschaften und deren Methoden unterrichten zu lassen. Von ihm und noch einem anderen ayurvedischen Kollegen, einem nahezu hundert Jahre alten Heilkundigen, erfuhr ich zum Beispiel, welche erstaunlichen anatomischen und physiologischen Kenntnisse die indischen Ärzte schon im sechsten Jahrhundert vor Christus besaßen, wie genau sie zum Beispiel über die Funktionen der verschiedenen Verdauungssäfte Bescheid wußten. Der jüngere, der Dichter-Doktor, machte mich vor allem mit dem Namen des ersten großen indischen Arztes bekannt, von dem uns genauere Kenntnisse überliefert sind. *Sushutra* hieß er und soll um fünfhundert vor Christus an der Universität von Kashi, dem heutigen Banaras, gelehrt haben. Ich bekam eine Abschrift von dessen in Sanskrit verfaßtem medizinischem Lehrbuch über Diagnostik und Therapie zu sehen. Nicht weniger als eintausendeinhundert verschiedene Krankheiten werden darin durch exakte Beschreibungen differenziert; Leiden, die es durch Abtasten und Abhören des Körpers zu unterscheiden gelte. Derselbe Autor beschrieb auch schon zahlreiche chirurgische Eingriffe und machte über hundert zu ihrer Durchführung notwendige Instrumente namhaft. Selbst Vorschriften über die Vorbereitung zu einer Operation fehlen nicht in diesem Buche. Als früheste antiseptische Maßnahme wird die Ausräucherung der Wunde angegeben. Ferner übersetzten mir meine Lehrer Stellen aus dieser Schrift, die Rezepte für Schmerzbetäubungsmittel enthielten. Schließlich stießen wir auf die Empfehlung für angehende Ärzte, sie sollten trotz der brahmanischen Verbote das Sezieren von menschlichen Leichen nicht vernachlässigen, weil dies zur Ausbildung eines Chirurgen unerläßlich sei. Manche der von *Sushutra* erwähnten und in damaligen Gesetzesbüchern erlassenen hygienischen Vorschriften schienen auf die Kenntnis von Krankheitserregern hinzuweisen, die wir heute Bakterien nennen. Auf diesen Punkt legte nun wieder der ältere meiner beiden ayurvedischen Freunde besonderen Wert. Auch versäumte er nicht, mich auf Vorschriften der Gesundheitsbehörden jener Zeit aufmerksam zu machen, die die Geburtenkontrolle im Sinne der heutigen Knaus-Ogino-Regel empfahlen, weil schon damals bekannt war, daß die Frau für gewöhnlich während zehn Tagen des menstruellen Zyklus nicht empfänglich sei. Eines Morgens sah ich den Alten in seiner kleinen Bibliothek vergilbter Blätter und Bücher herumkramen. Endlich hatte er das Gesuchte gefunden. Es war ein Auszug aus anderen Gesetzesvorschriften jener vorchristlichen Zeit, den er sich vor vielen Jahrzehnten zusammengestellt hatte. Ob ich, fragte er mich, die darauf vermerkten Paragraphen nicht immer noch für recht brauchbar halte? Wenn ich seiner Übersetzung trauen darf – und sein ganzes Wesen, das einem grundgütigen, hochintelligenten, weise abgeklärten Gesicht das Gepräge gab, enthob mich des Zweifels – so warnten diese zweitausendfünfhundert Jahre alten Gesetze vor Eheschließungen mit Tuberkulösen, Epileptikern, Aussätzigen, chronischen Dyspeptikern und mit an Schwatzhaftigkeit leidenden Männern.

Bei anderer Gelegenheit riet mir der junge ayurvedische Heilkundige zum Besuche einer staatlichen Ausstellung, die in einer ihrer Abteilungen altindische Medizingeschichte illustriere. Dort bekam ich unter seiner Führung chirurgische Messer gezeigt, die aus der Zeit um Christi Geburt stammen sollen und so scharf waren, daß sie ein Menschenhaar der Länge nach in vier Teile zerschneiden konnten. Im selben Schaukasten war ein Sterilisationsgerät zu sehen, das sich in seiner Konstruktion und Form nicht wesentlich von den Auskocheinrichtungen unterschied, wie sie der heutige praktische Arzt zu benutzen pflegt.

Den zweiten großen Namen der altindischen Medizin erfuhr ich, als mein Betreuer eines Tages ein dickes dreibändiges Werk für mich herbeischleppte. Es war die neue Ausgabe der heute noch gelesenen medizinischen Enzyklopaedie, *Caraka* Samhita geheißen, weil sie den um 200 nach Christi Geburt lebenden Arzt *Caraka* zum Autor hat. Da in diesen von der ayurvedischen Gesellschaft des heutigen Indien neu herausgegebenen Büchern neben dem alten Sanskrittext immer zugleich auch dessen Übersetzungen in die Hindi-, die Gujeratisprache und ins Englische gesetzt sind, konnte ich mich selbst in das Studium dieses imposanten Werkes vertiefen. Am meisten überraschten mich an diesen Schriften die erstaunlich zahlreichen Hinweise auf leib-seelische Zusammenhänge, die wir modernen Psychotherapeuten eben wieder mit viel Mühe herauszuarbeiten im Begriffe sind. So wird darin etwa bei Gelbsucht und andern Gallenleiden, um nur ein einziges Beispiel herauszugreifen, dem Ärger durchaus der nämliche pathogene Rang zugebilligt wie den körperlichen Ursachen. Diese Gleichstellung von Psychischem und Physischem geschieht dabei mit erstaunlicher, kommentarloser Selbstverständlichkeit. Sie beweist aber nur, wie vollkommen sich das indische Denken von der künstlichen Zerteilung des Menschenwesens in einen Körperbereich und in eine davon wesensmäßig, radikal verschiedene Seelen- und Geistessphäre freihalten konnte, die dem neuzeitlichen westlichen Bemühen der Ärzte um eine angemessene Krankheitsauffassung so große Hindernisse in den Weg legt.

Die neuerwachten Selbstbehauptungstendenzen dieser altindischen, ayurvedischen Medizin sah ich an einer Universität beinahe zu einer kleinen Palastrevolution ausarten. Die ayurvedischen Studenten hatten sich zu einem Marsch vor das Haus des Rektors aufgemacht, bei dem ich gerade zu Gast war. Sie schickten eine Abordnung ihrer sechs Anführer vor, die nun in langen, sehr bewegten Worten, deren Ernst sogar durch die eine und andere Selbstmorddrohung unterstrichen wurde, eine rasche Angleichung der Rechte der ayurvedischen Doktoren an die Privilegien der nach westlichem Muster naturwissenschaftlich gebildeten Ärzte verlangten. Derartigen Fehden stehen jedoch auch viele versöhnliche Bestrebungen gegenüber. Dazu gehört zum Beispiel die Errichtung des Central-Drug-Research-Institutes in Lucknow. Es wurde ihm der Auftrag erteilt, in erster Linie die alten ayurvedischen Drogengemische mit neuesten naturwissenschaftlichen Methoden und Apparaten, vornehmlich mittels radioaktiver Isotopen, auf ihre Wirksamkeit hin zu untersuchen. Dieses Drogeninstitut ist eine der dreißig über ganz Indien verstreuten, analogen wissenschaftlichen Forschungsanstalten, die seit der Befreiung Indiens ins Leben gerufen wurden, um die verschiedensten Wissenschaftsbereiche zu befruchten. Achtzig wissenschaftliche Forscher und hundertzwanzig Laboranten arbeiten an über fünftausend Versuchstieren in dem Lucknower Drogeninstitut. Ich wurde zuerst vor die Ställe einiger hundert besonders empfindlicher weißer Mäuse geführt, deren Stammeltern vor einigen Jahren als Sondergäste der Swissair aus meinem Heimatlande eingeführt worden waren. Mir selber machten allerdings die vielen indischen Versuchsaffen, unter denen auch große Menschenaffen nicht fehlten, mehr Eindruck. Sie zeigten mir, daß in diesem Forschungsinstitut doch nicht eigentlich von einer Parität des alten und neuen Geistes gesprochen werden kann. Der außerordentlich initiative Chef des Institutes machte denn auch aus seiner Bewunderung für die westliche Naturwissenschaft gar kein Hehl. Nichts wäre ihm lieber, meinte er, als wenn morgen schon die Laboratorien der pharmazeutischen Industrien Basels in den großmächtigen Mogul-Palast, der sein Institut beherbergt, verfrachtet werden könnten. Darum begegnen die indischen Forscher des Institutes auch den Affen mit der selben Sachlichkeit, die die naturwissenschaftlichen Tierexperimente auf der ganzen Welt bestimmen. Dagegen wurde vor kurzem erst, nicht weit von diesem Institut entfernt, ein Junge von der aufgebrachten Menge halb totgeschlagen, weil er aus reiner Notwehr mit seinem Stock einem der vom Volke als heilig verehrten Affen den Schädel eingeschlagen hatte. Das Tier hatte ihm nämlich zuvor auf einem Baume aufgelauert, hatte ihn angefallen, ihn gebissen und ihm seinen Imbiß stehlen wollen.

Wie Indien erstarkt, so reckt sich heute auch Indonesien, der andere «junge Riese des Südostens», wie sich dieses Achtzigmillionen-Volk gerne nennt. Gewiß mögen seine Wachstumsbeschwerden bei der Reifung zu einem neuzeitlichen, selbständigen politischen Staatsgebilde besonders groß und schmerzhaft sein, weil vielleicht die Begabung namentlich des javanischen Hauptvolkes nicht in erster Linie auf dem Gebiet nüchternen, rational berechnenden Planens und konsequenter, durchhaltender, unbeirrbarer, alltäglicher Kleinarbeit liegt. Aber die Medizin sah ich in einer außerordentlich eindrucksvollen Entwicklung begriffen. Einmal besitzt die wichtigste Universität des Landes, die Hochschule der Hauptstadt Djakarta, samt ihrer medizinischen Fakultät einen hervorragenden Ruf im ganzen Lande. Ich lernte denn auch bald in den beiden wichtigsten Trägern dieser Universität, im Ordinarius für Psychiatrie, der zugleich amtierender Rektor der Universität war, und im Dekan der medizinischen Fakultät, dem Direktor der Kinderklinik, zwei Männer von beeindruckender Integrität, Intelligenz und Unternehmungsgeist kennen. Ohne Rücksicht auf den Verschleiß ihrer eigenen Kräfte setzen sie sich mit einem bewunderungswürdigen Enthusiasmus für den Aufbau der Hochschule und die Ausgestaltung des medizinischen Unterrichtes ein. Sie klagten mir freilich, daß ihr Unternehmen besonders schwer sei, weil sich zufolge früherer Bestimmungen kein einheimischer akademischer Lehrkörper habe heranbilden können. Darum gälte es, ganz klein anzufangen, sorgfältig und solid aufzubauen. Sie möchten deshalb die Zahl der jährlich neu zugelassenen Medizinstudenten, die gegenwärtig noch fünfhundert betrage, auf hundertfünfzig beschränken, denn für mehr seien zur Zeit keine wirklich guten Ausbildungsmöglichkeiten vorhanden. Die Auswahl zur Zulassung habe der Psychiater zu treffen. Er fälle seine Entscheidung auf Grund der Mittelschulzeugnisse der letzten drei Jahre, einer Reihe von psychologischen Tests und namentlich auf Grund eines eingehenden persönlichen Gespräches mit jedem einzelnen der Anwärter auf das Medizinstudium. Dieses Studium selbst ist so fortschrittlich organisiert, daß ganz offiziell der Unterricht in medizinischer Psychologie den gleichen Rang als ein Grund- und Hauptfach einnimmt, wie die Ausbildung in Anatomie und Physiologie. Die auf das Staatsexamen folgende fachärztliche Ausbildung in Psychiatrie hat ebenso vorbildlicherweise in einer je zweijährigen Assistentenzeit in einer psychiatrischen und in einer neurologischen Klinik, sowie in einer einjährigen psychotherapeutischen Arbeit mit psychoneurotischen und psychosomatischen Kranken unter der Kontrolle eines erfahrenen Psychotherapeuten zu bestehen. So sehr die künftigen indonesischen Ärzte um dieser kühnen Ausbildungsprinzipien willen zu beneiden sind, erwartet sie vorläufig während ihrer Assistentenzeit ein recht bedauernswertes finanzielles Los. Das Assistentengehalt reicht nicht einmal zum eigenen persönlichen Lebensunterhalt aus, geschweige denn für den Aufwand einer Familie. Deshalb müssen die allermeisten der Assistenten das Fehlende durch eine Privatpraxis nebenbei hinzuverdienen. Sie schließen jeweils diese Arbeit am späten Nachmittag an ihre Tätigkeit in den Kliniken an und dehnen sie meist bis spät in die Nacht hinein aus. Doch alle diese Strapazen nehmen die jungen Ärzte ohne Murren in Kauf und finden obendrein noch die Zeit, sich durch die Lektüre wissenschaftlicher Bücher und Zeitschriften über die neuesten Errungenschaften des Westens zu orientieren. Häufig wurde ich von Assistenten der psychiatrischen Klinik bestürmt, ihnen unverständliche Stellen in neuesten amerikanischen Zeitschriften zu erklären. Die Behandlungsmethoden der psychiatrischen Klinik stimmen mit den unserigen überein. Nur auf der Abteilung für Elektroschockkuren wollte ich zunächst meinen Augen nicht trauen. Während wir gewohnt sind, den durch das Gehirn der Kranken zu schickenden elektrischen Strom in seiner Spannung und in seiner Zeitdauer durch teure, äußerst komplizierte Apparate aufs genaueste dosieren zu lassen, regulieren die indonesischen Kollegen die Durchlaufszeit mit ihrem Fingerspitzengefühl. Sie führen den Steckkontakt, der direkt mit den Schläfenelektroden verbunden ist, für den ihnen notwendig erscheinenden Augenblick von Hand in die Wanddose ein. Von unglücklichen Zwischenfällen wissen sie nichts und behalten deshalb diese Methode bei. Sie stammt noch aus der Zeit der japanischen Besetzung, da Apparate überhaupt nicht erhältlich wa-

ren. Außerdem tut die Stadt der Psychiatrie den Gefallen, ihr Stromnetz unter der für Schockkuren am besten geeigneten Spannung von hundertfünfzig Volt zu halten.
Mein Aufenthalt in Indonesien lag zeitlich so günstig, daß ich auch zu der jährlichen Psychiater-Konferenz eingeladen werden konnte. An dieser Veranstaltung treffen sich jeweils die rund dreißig leitenden Ärzte der psychiatrischen Anstalten der indonesischen Inselwelt. In diesem Jahre fand die Versammlung in Lawang statt, im Herzen der javanischen Insel. So bot sich mir die willkommene Gelegenheit zu einer viertägigen engen Eß-, Schlaf- und Redegemeinschaft mit indonesischen Kollegen verschiedenster Herkunft, die mich viel von deren Leiden und Freuden erfahren ließ. Zu guten Gesprächen war denn auch der Ort unserer Unterkunft wie geschaffen. Wir hatten Quartier in einem staatlichen Erholungszentrum, im neuen Kementerian Keshohatan Pumah Peristirahakan Murna Djati beziehen dürfen. Für gewöhnlich dient diese Einrichtung der Erholung ermüdeter Regierungsbeamter und Angestellter. Auch wir arbeitenden Psychiater wußten jedoch die entspannende Atmosphäre dieses idealen Ferienhauses zu genießen. Auf angenehmer Höhe, in einer überaus reizvollen, hügeligen, vulkanischen Gegend inmitten fruchtbarer Äcker und saftiggrüner Reisfelder gelegen, ist sein gleichbleibendes Klima sehr viel erträglicher als die sommerliche Hitze Nordindiens, obschon Java nur wenig südlich des Äquators, Indiens Hauptstadt Delhi dagegen etwa auf 24 Grad nördlicher Breite liegt. Einfache, aber schmucke und sehr saubere Schlafzimmer in den zahlreichen Pavillons und ebenso geschmackvolle Eß- und Konferenzräumlichkeiten tragen das ihre zum Wohlbefinden der Gäste bei. Tennisplätze, ein großartiger Swimmingpool und eine zentrale Musikhalle, die ein unermüdliches Gamelang-Orchester beherbergt, verstärken das Gefühl, ein umsorgter Kurgast zu sein. Freilich wurde ich noch während des ganzen ersten Konferenztages von den Kollegen fast scheu gemieden. Eine Wand unvertrauter Fremdheit

stand zwischen ihnen und mir. Schmerzlich vermißte ich das unmittelbare und bedingungslose Angenommenwerden, das mir in den Kreisen indischer Menschen jeweils so rasch zuteil geworden war. Gar nichts half es mir, daß diese Versammlung ihrer rein äußerlichen Erscheinung nach viel mehr als die indischen Zusammenkünfte irgend einer europäischen Tagung glich. Denn die Herren waren alle von Kopf bis Fuß völlig westlich gekleidet, und nur ihre Gattinnen trugen statt der Röcke die prachtvoll gemusterten und farbenschönen Batik-Sarongs. Um Erklärungs- und Entschuldigungsgründe für diese Distanz, die meine Gastgeber mir gegenüber innehielten, war ich freilich nicht verlegen. Einmal kamen sie ja zumeist aus den weit abgelegenen, oft urwaldumsäumten Einsiedeleien ihrer Anstalten. Zudem waren sie Psychiater, die sich auch bei uns in ihrem gesellschaftlichen Leben nicht häufig durch eine besonders große menschliche Unbefangenheit und Aufgeschlossenheit auszeichnen. Auch war ich hier ganz unter Mohammedanern, denen eine viel weniger duldsame Grundhaltung eigen sein soll, als den indischen Hindus. Zum Glück hatte man mich schon für den zweiten Tag zu einem Vortrag über die Entwicklung der Psychiatrie in der Schweiz aufgefordert. Ausdrücklich war ich dabei gebeten worden, nicht englisch, sondern deutsch zu sprechen. Da mein Auditorium ausnahmslos aus Anstaltsleitern und einigen Oberärzten bestand, waren die Zuhörer alles betagtere Männer. Sie aber mußten noch unter der holländischen Regierung in ihrem Medizinstudium vorwiegend deutsche Lehrbücher benützen und verstanden deshalb diese Sprache besser als die englische. So konnte ich mich in meinem eigenen Element bewegen, und erweckte dabei offenbar den Eindruck, daß ich meinen Patienten gegenüber nicht viel anders dachte und fühlte als sie; wohl auch, daß ich nicht wesentlich mehr als sie wisse und deshalb kaum als eine unangenehme Ursache von Minderwertigkeitsgefühlen ferngehalten zu werden brauchte. Jedenfalls war danach das Eis gebrochen. Die Kollegen luden mich jetzt zu ihren privaten Autofahrten und ihren abendlichen Gesellschaften ein. So ging es eines Nachts in zweistündiger Fahrt zu einer vornehmen Einladung in Soerabaya. Die Ärztegesellschaft dieser zweiten indonesischen Hafen- und Universitätsstadt hatte die Teilnehmer der Psychiatertagung aus Anlaß eines hohen mohammedanischen Feiertages in den feudalen, auf einer weit ins südchinesische Meer hinausragenden Landzunge gelegenen Navy-Club der ehemaligen Kolonialherren eingeladen. Die unwahrscheinliche Länge aller östlichen Festlichkeiten erlaubte mir dabei, stundenlange Gespräche sowohl mit einem einundachtzigjährigen, ehemaligen holländischen Marinearzt, als auch mit jungen indonesischen Marinepsychologen und mit einem nicht viel älteren Universitätslehrer für Psychiatrie zu pflegen. Überaus eindrücklich führten mir diese Unterhaltungen den raschen Wandel der Zeiten in diesem Weltteil vor Augen. Die Angleichung dieses Festes an den Stil eines entsprechend großartigen Anlasses im Westen, seine selbstverständliche Beherrschung durch die Gastgeber und die gewohnte Art der Unterhaltung mit den Kollegen ließen mich zuweilen völlig vergessen, daß ich mich auf der Gegenseite der Erdkugel und unter Menschen befand, die man noch gar nicht lange und nur sehr widerwillig aus westlicher Vormundschaft entlassen hatte. Meine Gesprächspartner schienen mit den Errungenschaften unserer Wissenschaft in hohem Maße vertraut zu sein. Sie zogen mich zum Beispiel sogleich in eine Diskussion über Detailfragen des *Rorschach*'schen Formdeutversuches und wollten meine Meinung über die Vor- und Nachteile der Elektro- und Insulinschockbehandlung und meine Erfahrungen über die Psychotherapie bei Schizophrenien wissen.

Anderntags lernte ich die ganz in der Nähe dieses Konferenzortes gelegene, große staatliche Nervenheilanstalt Sumar Porong kennen, nachdem ich in Djakarta schon die psychiatrische Universitätsklinik und eine nahe der Hauptstadt gelegene Pflegeanstalt besichtigt hatte. Auch diese weit abgelegene Heilanstalt in Zentraljava ist ganz im holländischen Pavillonstil gebaut. Die einzelnen Krankenhäuser liegen zwischen gepflegten Gartenanlagen und sind durch prachtvolle Palmenalleen miteinander verbunden. Eine der größten unter ihnen führt zu einem riesigen Swimmingpool, den die Kranken, das Pflegepersonal und die Ärzte sehr schätzen. Sehr wohltuend wirkt die große Ruhe und Reinlichkeit. Alles ist blitzblank geputzt, die Fußböden der Gänge und Zimmer erstrahlen in einer geradezu schweizerischen Sauberkeit. Die Anstalt bietet eintausendachthundert geisteskranken Patienten Platz, eintausend Männern und achthundert Frauen. Die Kranken werden von drei Ärzten, vierzig Pflegern und zwanzig Pflegerinnen betreut. Der beneidenswerte Direktor kennt keine Schwesternnot. Das Pflegepersonal erfreut sich, weniger der Bezahlung als seiner gesellschaftlichen Stellung halber, eines hohen Ansehens. Es folgt hierin unmittelbar den Ärzten. Darum sind die Pfleger- und Pflegerinnenstellen sehr begehrt. Alle Pfleger und Schwestern dieser Anstalt, denen ich begegnete, machten einen ganz vorzüglichen Eindruck: lauter intelligente, wache Gesichter. Frei, rasch und sicher und mit großer natürlicher Anmut antworteten sie auf meine Fragen. Im Umgang mit ihren Schutzbefohlenen zeigten sie viel selbstverständliches Einfühlungsvermögen. Die Schulung des Pflegepersonals besteht in einer vierjährigen Lehrzeit und wird mit einem Examen abgeschlossen. Kandidaten für Oberpflegerstellen bleiben noch ein Jahr länger in Ausbildung. In der Behandlung liegt der Hauptakzent auf der aus Holland eingeführten Arbeitstherapie. Es stehen hierfür zahlreiche große Werkstätten und ein Landwirtschaftsbetrieb von 361 Hektar zur Verfügung. Der Arbeitstherapie gegenüber spielt die Behandlung mit Schockkuren und mit den modernen Beruhigungsmitteln eine nur untergeordnete Rolle. Zwangsmaßnahmen wie Dauerbäder und Bettgurten kennt man in der Anstalt schon seit mindestens fünfzehn Jahren nicht mehr. Jeder Patient erhält seiner Arbeitsleistung entsprechend einen Lohn in einer besonderen Anstaltswährung. Für diese Spielmünzen kann er sich zweimal wöchentlich Rauchwaren, Süßigkeiten und Schreibpapier kaufen. Ein solches Lohnsystem erweist sich als ein starker Anreiz zur Arbeit. Je eine Abteilung auf der Männer- und auf der Frauenseite sind offen und stehen unter völliger Selbstverwaltung und Selbstverantwortung der Patienten. Angestellte Pfleger haben dort nichts zu suchen. Die Aussicht, in eine solche Abteilung zu kommen und in der dortigen Patientenhierarchie aufzusteigen, fördert bei vielen Kranken die Selbsterziehung sehr.

EIN PSYCHOLOGISCHES VORURTEIL DES WESTENS

Dem raschen Aufblühen der Medizin in Indien und Indonesien und dem überaus wachen Interesse der Psychiater dieser Länder im besonderen hatte ich auch meine zwei Einladungen in den fernen Südosten zu verdanken. Meine Gastgeber versprachen sich von mir einen Unterricht, der Lehrer und Studenten mit den neuesten Betrachtungsweisen und Behandlungsmethoden auf dem Gebiete der Psychotherapie vertraut werden lasse. In Wirklichkeit freilich sollte ich selbst weit mehr an Bereicherung mit nach Hause tragen dürfen, als mir an westlichem Wissen zu vermitteln vergönnt war. Bereits die beiden Einladungsschreiben, die meiner Indien- und Indonesienfahrt vorangegangen waren, brachten mir mit ihren übereinstimmenden Begründungen eine große und wichtige Belehrung. Sie allein schon sind geeignet, ein bei uns häufig noch umgehendes, törichtes Vorurteil zu korrigieren, das namentlich heute, da die Menschheit zu einer immer dichter beisammen wohnenden Familie wird, viel unnötigen Schaden stiftet. Wie viele unserer Psychologen – und nicht nur sie – wollen uns doch immer noch weismachen, es gäbe eine westliche und eine östliche Psyche, und beider Verfassungen seien von Grund auf und von Hause aus so verschiedenartig, würden so völlig anderen Gesetzen gehorchen, daß es nie zu einem unmittelbaren, echten, tiefen, gegenseitigen Verstehen von Ost und West kommen könne. Jene beiden Einladungen hatten mich jedoch wissen lassen, daß ich deshalb nach Indien und Indonesien gerufen wurde, weil sich dort Dozenten und Studenten von den wissenschaftlichen Arbeiten aus dem psychotherapeutischen Institut Zürich in einer ganz und gar vertrauten Denkungsart angesprochen fühlten. Die darin gelehrten Betrachtungsweisen schienen ihnen, schrieben sie weiter, so einfach und der Wirklichkeit der menschlichen Phänomene so angemessen zu sein, daß sie ihrem Verständnis ohne jede Mühe eingingen. Darüber seien sie um so glücklicher, als ihnen die triebmechanischen Theorien der westlichen Psychologie, die ihnen bisher allein zugänglich gewesen seien, viel zu abstrakt und erdacht vorkommen wollten. Was aber nur aus dem Gehirn stamme, mache einem östlichen Menschen immer einen bloß halbwahren Eindruck. Nie könne man bei ihnen einer Sache so recht trauen, die nur mit dem Kopf allein, nicht aber zugleich auch mit dem Herzen zu begreifen sei. Sie möchten deshalb die Studenten nicht einseitig den amerikanischen Scholarships und den amerikanischen Gastdozenten anvertrauen, so verlockend in finanzieller Hinsicht diese Angebote auch seien. Denn die meiste Literatur der amerikanischen Psychiatrie und Psychotherapie ginge doch von erschreckend unbedachten und naiven technischen Vorstellungen aus, während die eigentlichen Wurzeln alles grundsätzlichen Denkens des Westens stets aus dem europäischen Erbe erwachsen seien. Der indonesische Gastgeber unterstrich später noch das östliche Bedürfnis nach grundsätzlich geklärtem, fundiertem, bei der unmittelbaren Wirklichkeit verweilendem Denken durch ein aufschlußreiches persönliches Geständnis. Er komme eben vom Lande, erzählte er mir, und müsse auch jetzt noch als Universitätsprofessor jedes Jahr für einige Zeit auf seinen heimatlichen Boden in Zentraljava zurückkehren, um mit bloßen Füßen in der saftigen Erde des feuchten Reisfeldes herumwaten zu können. Er bedürfe immer wieder eines solch leibhaftigen Spürens und Erfahrens der unmittelbaren Nähe seiner Erde. Das sei der beste Schutz gegen den Verlust an Bodenständigkeit, von dem das Sehen, Hören und Verstehen so vieler moderner Intellektueller auch Indonesiens bedroht sei.

Die auf diese Weise schriftlich und von vornherein schon angesagte mühelose west-östliche Verstehensmöglichkeit sollte recht bald im persönlichen Umgang mit Lehrern und Studenten aller medizinischen und philosophischen Fakultäten Indiens und

Indonesiens, die mir Gastrecht gewährten, ihre volle und beglückende Bestätigung finden. Es bedurfte hierfür von meiner Seite nur einer unbefangenen und dankbaren, jedes westlichen Überlegenheitsdünkels baren Bereitschaft, allen neuen Eindrükken und Erfahrungen gegenüber offen zu sein. Dann war im Gespräch mit vielen meiner indischen Kollegen im Nu eine so große innere Übereinstimmung da, als hätten wir unsere Betrachtungsweisen schon während langer Jahre freundschaftlicher Auseinandersetzungen in Einklang miteinander gebracht. Das waren Erlebnisse, wie sie mir im Umgang mit meinen europäischen Schülern nur recht selten beschieden sind.

Ganz besonders eindrücklich erfuhr ich diese geistige Nähe indischer Menschen in den Seminaren, die ich im Kreise der Dozenten und Assistenten der philosophischen Fakultät der Lucknower Universität zu leiten hatte. An ihnen nahmen regelmäßig auch zwei amerikanische Psychologen teil, die studienhalber in Indien weilten. Die Beschränkung ihrer Sicht auf den rein gegenständlichen, praktischen Nützlichkeitsgehalt aller Dinge und Bilder machten mir die Verständigung mit ihnen unvergleichlich viel schwerer als mit meinen indischen Kollegen, die mir mit einer viel offeneren Denkbereitschaft entgegenkommen konnten. Schon die bloße Geste der indischen Zustimmung verriet mir dabei ein viel überzeugenderes Entsprechenkönnen als es das westliche, ja- sagende Kopfnicken ist. Denn die indische Gebärde des Einverständnisses besteht in einer sanften, seitlichen Wellenbewegung des Halses, die den ganzen Kopf leise von links nach rechts und von rechts nach links hin- und herträgt; so als würde ein Kork auf der Oberfläche eines Wassers dessen mitschwingende Resonanz auf einen kleinen Windstoß hin anzeigen.

Fast beschämend empfand ich die mit Staunen vermischte große Dankbarkeit, die mir meine indischen Partner für meinen tiefen und ehrlichen Respekt und meine Lernbegier ihrem psychologischen Können gegenüber wußten. Es war offenkundig, daß ihnen eine solche Haltung eines Weißen noch immer überraschend erschien. Bald sollte ich freilich nur allzu viele dumme Hochnäsigkeiten westlicher Gäste indischen Menschen gegenüber miterleben müssen, ja, einmal sogar mich selber auf einer entsprechenden Taktlosigkeit ertappen, um dann wohl die verhältnismäßige Ungewöhnlichkeit begreifen zu können, die im Osten immer noch die unbefangene, ehrfürchtige Aufnahmebereitschaft eines westlichen Besuchers bedeutet. Ich hatte nämlich eines vormittags in einem Güterbahnhof eine Gepäcksendung abzuholen. Ein solches Geschäft dauert, wie etwa auch ein Geldwechselunternehmen in einer indischen Bank, bei dem höchst umständlichen, handschriftlichen, zumeist in mittelalterlichen Buchkolossen sich abspielenden Formularkrieg für gewöhnlich viele Stunden, wenn nicht halbe Tage oder noch länger. Ich glaubte es aber eilig zu haben, traf jedoch vor dem Bahnhofschalter auf eine sehr lange Schlange anstehender und ansitzender indischer Menschen. Hätte ich es mit rechten Dingen zugehen lassen, wäre ich wohl kaum vor abends wieder weggekommen. Ich befand mich aber in Begleitung eines in solchen Dingen routinierten, von Jugend auf in Indien lebenden Europäers, der mir seine Hilfe zugesagt hatte. Mit größter Selbstverständlichkeit zog mich dieser nun an allen Wartenden vorbei mitten ins Privatbüro des Vorstehers und wünschte von ihm direkt die unverzügliche Abfertigung. Zu meiner größten Verwunderung wurde er keineswegs hinausgeworfen. Vielmehr ging der Beamte lächelnd auf sein Begehren ein. In wenigen Minuten hatte ich mein Gepäck in den Händen. Mein unverfrorener Begleiter beantwortete meine ungläubige Verblüffung mit der Bestätigung, daß sich so etwas wirklich nur ein Weißer erlauben dürfe. So tief also sitzt offenbar immer noch in großen Teilen des indischen Volkes die Unterwürfigkeit gegenüber ihren früheren weißen Beherrschern. Wie ich nun aber abzog, ein Kuli, der meine halbzentner schwere Kiste auf dem Kopfe zu meinem Wagen trug, mir voranschreitend, war wohl meiner Ungeduld Genüge getan, aber nun plagte mich ein entsetzlich schlechtes

Gewissen. Auch fühlte ich leibhaftig die Kränkung, die ich eben all den vor mir hier angekommenen Indern mit meinem überheblichen Verhalten zugefügt hatte. Wohl steckten sie sie schweigend und ohne mich mit einem bösen Blicke zu strafen ein. Insgeheim hatte mein Verhalten ihre Empfindlichkeit uns Westlern gegenüber ganz unnötigerweise gesteigert.

Sobald ich mich nicht mehr zu solchen Mißgriffen verleiten ließ, festigte sich die Gewißheit von einer den östlichen wie den westlichen Menschen ganz gleicherart gegebenen inneren Wesensverfassung beträchtlich. Denn nun wurde mir immer reichlicher Gelegenheit geboten, östliche Menschen genau zu untersuchen, psychoanalytisch zu behandeln, auch psychoanalytische und gruppentherapeutische Kuren, die schon über Monate und Jahre von indischen und indonesischen Kollegen geführt worden waren, kontrollieren und in ihrem weiteren Verlaufe bestimmend beraten zu dürfen. Dabei fanden sich unter den Menschen, in deren Wesen ich so tiefen Einblick gewinnen konnte, wie ihn nur eine lange Psychoanalyse zu vermitteln vermag, Angehörige der verschiedensten östlichen Rassen und Länder. An Herkunftsorten sind in meinen Aufzeichnungen über die Kranken sowohl die südindischen Mysore-, Travencore- und Madura-Distrikte, wie das noch südlichere Ceylon und das nördliche Kaschmir zu finden, die westliche Bombaygegend, Zentralindien und das östliche Kalkutta, wie die indonesischen Inseln Java, Sumatra, Celebes und Bali. Selbst zwei Japaner und eine Chinesin, die in Djakarta leben, fehlen nicht. Auch sozial und bildungsmäßig unterschieden sich die von mir untersuchten und behandelten Menschen so sehr wie nur möglich voneinander. Hier handelte es sich um einen analphabetischen Bauern, der auf seiner Reise in die Klinik zum erstenmal in seinem Leben eine Eisenbahn und weiße Menschen sah, dort um einen ganz und gar westlich orientierten Studenten. Dann wieder begegnete ich einem armen, arbeitslosen Schneider, kurz darauf einem unvorstellbar verwöhnten Maharadja und einem neureichen großstädtischen Geldmann.

Ebenso mannigfaltig waren die Art und die Schwere der seelischen Gesundheitsstörungen und die andern Gründe, die diese Menschen zum Psychotherapeuten gebracht hatten. Ich lernte gesunde oder nur ganz leicht neurotische Medizin- und Psychologiestudenten kennen, die sich einer Lehranalyse unterziehen wollten, aber auch schwerste Formen melancholischer, manischer und schizophrener Psychosen. Dazwischen lag die weite, nuancenreiche Skala von Patienten, die an allen möglichen ausgesprochen neurotischen Störungen litten, an hysterischen, zwangsneurotischen und psychosomatischen Symptomen oder an sexuellen Perversionen und kriminellen Impulsen. Um den wesentlichsten, völlig unerwarteten Befund vorwegzunehmen: *bei keinem von all diesen Menschen, so angelegentlich ich danach suchte und forschte, vermochte ich auch nur ein einziges menschliches Problem, eine einzige Regung und Verhaltensweise, irgendeine Phantasie, ein Traumphänomen oder eine neurotische Fixierung, ein psychotisches Krankheitsbild zu entdecken, die mir grundsätzlich fremd und von meinen psychiatrisch-psychoanalytischen Erfahrungen mit westlichen Menschen her unbekannt gewesen wären.* Bei der Gruppenpsychotherapie zum Beispiel, der sich zu Lehrzwecken insgesamt ein Dutzend gesunder Studenten der Psychologie und Medizin unterzogen, stellte sich im mehrmonatigen Verlaufe der Kur, genau so wie bei unseren westlichen Menschen, zunächst der bald mehr oder weniger verhaltene Rivalitätskampf um die Rangordnung innerhalb der Gruppe ein. Dann erschienen Autoritätsprobleme gegenüber dem Gruppenleiter, wobei jeder der Teilnehmer in der je besonderen Art seiner Reaktionen – ganz unseren westlichen Kenntnissen gemäß – die lebensgeschichtlichen Erfahrungen mit den frühen Eltern- und Pflegepersonen wiederholte. Bei den einen zugleich, bei den andern unmittelbar danach, folgten die üblichen Widerstandsphänomene des Wegbleibenwollens, des Schmollens, des Traumversiegens, des Kritisierens an den Gruppenmitgliedern und am leitenden Arzte, wie sie auch bei uns regelmäßig als die Abwehrsymptome gegen das Innewerden bisher verpönter, mit dem Selbstgefühl und den Moralvorstellungen nur schwer zu vereinbarender Tendenzen aufzutreten pflegen. Das Verstehen dieser Reaktionen als Ausweichmanöver, ihr Überwinden, die dadurch ermöglichte Wahrhaftigkeit sich selbst gegenüber und das in eigener Verantwortung Zu-sich-stehen-lernen entsprachen völlig den im Westen geläufigen Beobachtungen, sowohl bei diesen Gruppentherapien wie im Verlaufe aller individuellen Psychoanalysen, als die wichtigsten und entscheidenden Heil-Faktoren. Bei den Gesunden vermochten sie noch mehr schöpferische Kräfte zu befreien und bei den Leidenden führten sie zur Auflösung der Symptome.

Unter den kranken Teilnehmern einer anderen Gruppe befand sich ein schizophrener Patient, der einem «psychochirurgischen» Eingriff unterzogen und durch die operative Ausschaltung der Stirnhirnlappen menschlich hochgradig reduziert worden war. Schon in der ersten Stunde dieser Gruppentherapie erzählte dieser Kranke seinen Kameraden, daß er zu allem zu faul sei, außer zum Essen und zum Schlafen. Obschon er diese Feststellung seelenruhig vorgebracht hatte, versetzte er damit die anderen in große Aufregung. Es war für sie, die nichts von einer Operation wußten, außerordentlich empörend und entsetzend, daß ein Mensch auf eine so tiefe Stufe sinken könne. Alle bemühten sich angestrengt, doch noch irgend ein Interesse und ein zukünftiges Ziel herauszufinden. Mit großer Erleichterung entdeckten sie dann, daß seine bloße Teilnahme an den gruppentherapeutischen Sitzungen ja immerhin einen Willen zum Gesundwerden verrate. Ganz die nämliche Reaktion hatte ich aber bereits einmal bei einer gruppenpsychotherapeutischen Sitzung im Westen beobachten können. Auch dort war das Entsetzen über die Entmenschlichung eines leukotomierten Teilnehmers viel größer gewesen, als es die Beunruhigung war, die derselbe Patient vor der Operation durch seine psychotische Verwirrung und seine Gewalttätigkeit ausgelöst hatte.

Besonders eindrücklich blieb mir die individuelle Psychoanalyse eines indischen Berufsoffiziers in Erinnerung. Nicht nur der Analysenverlauf im ganzen, sondern auch die einzelnen neurotischen Krankheitssymptome dieses Mannes, viele seiner Träume und eine ganze Reihe sprachlicher Äußerungen dem Analytiker gegenüber stimmten mit meinen Beobachtungen bei einem schweizerischen Instruktionsoffizier überein. Bevor ich mich in die Behandlung dieses nordindischen Patienten als Kontrollanalytiker einschaltete, war er schon achtzehn Monate lang bei einem südindischen Kollegen in Behandlung gewesen. Dieser im Westen ausgebildete Analytiker hatte die Kur ganz im Sinne *Freud's* mit großer, eigener Zurückhaltung und schweigsamem Zuhören geführt, um die innere Selbstentfaltung seines Analysanden nicht durch seine Interpretationen und Anweisungen zu verbiegen und zu verfälschen. Die schriftlichen Aufzeichnungen über die wörtlichen Aussagen des Kranken, die der Kollege schon während seiner Anfangszeit mit minutiöser Sorgfalt angelegt hatte, führte er während der fünf Monate meiner kontrollierenden Hilfe weiter. Daraus und aus dem mündlichen Berichte des indischen Analytikers erfuhr ich, daß sein Analysand, der Major, wegen zahlreicher neurotischer Fehlhandlungen und schwerer Angstanfälle auf dem besten Wege war, seine berufliche Karriere und sein ganzes Leben zu ruinieren. Wie bei meinem schweizerischen Vergleichsoffizier war zum Beispiel dieser indische Analysand zu Beginn der Behandlung und noch einige Monate darüber hinaus der felsenfesten Überzeugung, seinen Vater zu lieben und zu verehren und ihm ein guter gehorsamer Sohn zu sein. Allmählich jedoch und unter Überwindung größter innerer Widerstände dämmerte in ihm auf Grund spontan auftauchender, neuartiger Träume, Phantasien und Handlungsimpulse das Wissen um einen bisher völlig verdrängten, abgründigen Haß gegen diesen Vater auf, der auch faktisch in seiner Vaterrolle versagt hatte. In dem Maße, in dem die beiden Analysanden aus West und Ost diese Tatsachen wissentlich auszuhalten und auf ihre kleinkindliche Abhängigkeit vom Vater zu verzichten wagten, besserten sich bei ihnen die neurotischen Ängste und das destruktive Verhalten ihren Vorgesetzten gegenüber. Die krankmachende und angstauslösende Unterdrückung der eigenen Entwicklung durch die tyrannischen und unvernünftigen Väter kam beim indischen Offizier unter anderem in den folgenden beiden Träumen zum Vorschein. Der Träumer sieht sich als einen kleinen, armseligen Trödler in seinem schäbigen Laden sitzen. Dann kommt sein militärischer Vorgesetzter herein, um etwas bei ihm zu kaufen. Der Träumer schämt sich furchtbar vor ihm und ist zugleich verängstigt. Servil springt er auf, um Achtungsstellung anzunehmen. In einer folgenden Nacht wird der Träumer von herrenlosen Hunden durch die Straßen der Stadt gejagt. Sein westlicher Kollege ist in einem ersten Traum Schuhputzer vor dem Eingang des Hauptbahnhofes in Zürich, obgleich er weiß, daß er auch Instruktionsoffizier ist. Er sieht seinen Vorgesetzten daherkommen und schämt sich zu Tode, ihm in dieser Verfassung begegnen zu müssen. Vor allem aber erschrickt auch er, springt verdattert auf und nimmt Achtungsstellung an. Drei Tage später wird er im Traume von räudigen Wölfen durch einen Wald des Zürichberges gejagt. Alle vier Träume stammen aus den ersten Tagen der Analysen dieser beiden Männer. Ihre Ähnlichkeit kann deshalb noch kaum auf eine möglicherweise gleichartige Suggestion von Seiten der Analytiker zurückgeführt werden. Um so bezeichnender sind ihre Sinngehalte, die so deutlich bei beiden Kranken dieselbe sklavenhafte Fixierung in einer neurotischen Sohn-Vaterbeziehung und ihr unreifes und unfreies Verhältnis gegenüber der eigenen tierhaften Verhaltensmöglichkeit verrät.

Ebensowenig konnte mich das scheinbar so schwere nervöse Leiden eines vierzehnjährigen, etwas schwachsinnigen Fürstensohnes aus Zentralindien überraschen. Sobald der Junge zu sprechen anfangen wollte, streckte er jeweils die Zunge heraus, bald schoß sie im rechten, bald im linken Mundwinkel hervor. Kein

Medikament, keine Bitten und kein Schelten, und auch nicht die eigene verzweifelte Willensanstrengung des Kranken hatten geholfen. Immer fuhr die Zunge dazwischen und machte sein Sprechen fast unverständlich. Jeder westliche Psychotherapeut hätte hier auf Grund seiner Erfahrungen die notwendigen, gezielten Fragen zu stellen gewußt. Ebenso sicher hätte er dann auch den entscheidenden Tatbestand herausbekommen, daß vorgängig dem Auftreten dieser hysterischen Erscheinung die Erzieher des Prinzen das Masturbieren ihres Schützlings entdeckt, es sofort mit großem Getue zu unterdrücken versucht hatten und nun vor allem dazu sahen, daß das Genitale des kleinen Fürsten durch eine besondere Art von Badehosen luftdicht verhüllt und abgeschlossen blieb. Der einfache Rat, sofort die Befreiung des kleinen Gliedes aus dem unmenschlichen Gefängnis einzuleiten, der Masturbation nicht weiter zu achten, höchstens die Aufmerksamkeit durch interessantere Spiele an der frischen Luft vom eigenen Körper abzulenken und die traumatisch gesetzten Schuldgefühle abzubauen, hätten gewiß wie diesem unglücklichen Inder auch jedem weißhäutigen Leidensgenossen rasch geholfen und die in einem Zungensymptom neurotisch nach oben verschobenen Durchbruchsversuche einer unterdrückten Männlichkeit überflüssig gemacht.

Ein ayurvedischer Augendoktor aus Westbengalen litt an einem schweren gastro-kardialen Symptomenkomplex, der ihn zur Arbeitsunfähigkeit verurteilte. Die eindrucksvollsten Träume aus der Anfangszeit dieser Psychoanalyse lauten: Der Träumer befindet sich in seinem Stammdorf, kommt von irgendwoher zurück zu seinem Elternhaus. Vor dem Hause findet er einen Löwen liegen, der schläft. Er informiert die Dorfleute und gebietet ihnen, den Löwen zu töten oder zu verscheuchen. Er selbst aber geht ins Haus, zieht sich um und geht auf das Dach des Hauses, um in Sicherheit zu sein. Wenige Tage später sieht sich dieser Mann in einem Traume wiederum in seinem Heimatdorf. Er sitzt mit den Onkeln väterlicherseits vor dem Hause zusammen. Der Träumer sieht sich als ein Knabe. In einiger Entfernung erblickt er ein Feuer. Die Männer rauchen die Wasserpfeife und einer von ihnen bittet den Träumer, ihm Feuer zu holen. Der Träumer ist einverstanden und geht zur Feuerstelle. Dort aber sieht er eine Schlange und erschrickt. Unverrichteter Dinge kehrt er zurück und sagt seinem Onkel, es sei eine Schlange beim Feuer. Nun geht der Onkel selbst zum Feuer. In derselben Nacht befindet sich der Träumer vor einem Regierungsgebäude und findet dort einige Benzintanks. Er hat Angst, daß sie plötzlich explodieren könnten, und daß das ganze Gebäude Feuer fangen würde. Er denkt an die Zündholzschachtel in seiner Tasche. Auch sie könnte Feuer fangen, da die Tanks in der Nähe sind. So nimmt er die Zündhölzer aus seiner Tasche und wirft sie weg. Als er dies tut, gibt es einen Funken. Der Träumer hat riesige Angst, daß die Kanister nun Feuer gefangen haben könnten. Darum geht er ins Haus hinein.

Welcher Psychotherapeut würde aber nicht auch bei seinen westlichen Herz- und Darmneurotikern ganz entsprechende Träume erwarten, die ihm die ganze ungeheure Angst der Kranken vor den verdrängten, noch schlafenden oder konservenartig eingeschlossenen, jedoch höchst explosiven, revolutionären Lebenstrieben und Lebensfeuern und die Fluchttendenzen in die Intellektualität, ins «Oberstübchen» hinauf verraten würden? Wer würde sich wundern, daß später bei einem günstigen Fortgang der Analyse ein Traum von der Erlangung der Unabhängigkeit Indiens auftrat? Denn auch die politischen Träume der westlichen Patienten, die von demokratisch freien oder diktatorisch terrorisierten Ländern handeln, weiß jeder westliche Psychotherapeut als die üblichen und sicheren Gradmesser für die eigene menschliche Freiheit seiner Träumer auszulegen.

Aus Ceylon stammte ein der singalesischen Rasse angehöriger Staatsangestellter, der von seinen Eltern zu einer nervenärztlichen Behandlung überredet worden war. Er hatte sich geweigert, je zu heiraten, weil er homosexuell sei. Eine sorgfältige

Psychoanalyse hatte im Verlauf vieler Monate, namentlich durch besonders drastische Traumbilder, die verborgenen Ängste vor Frauen, dieselben kindlich-narzistischen, übermächtigen, gefühlsmäßigen Bindungen an seine Mutter und sein Angewiesensein auf den gleichgeschlechtlichen Sexualpartner als Abwehr- und Sicherungssymptom gegen diese Verhaftung und als Ersatz für die nicht selbst übernommene eigene Männlichkeit zum Vorschein kommen lassen, wie wir dies schon immer bei der Behandlung von neurotisch homosexuellen Menschen im Westen anzutreffen gewohnt sind.

In einem Krankenhause von Djakarta wurde mir eine fünfundvierzigjährige Sumatranerin vorgestellt, die an schweren Erscheinungen einer essentiellen Hypertonie, eines viel zu hohen Blutdruckes litt. Was ich schon Dutzende von Malen bei europäischen Hypertonikerinnen hörte, vernahm ich auch jetzt wieder aus der Geschichte dieser Frau. Dreißig Jahre lang war sie von ihrem kalten, grobschlächtigen, engherzigen Tyrannen von Ehemann völlig an die Wand gedrückt worden, hatte das Leben einer verhaltenen, stillen Dulderin führen und ihr eigenes, im Grunde sehr temperamentvolles, warmherziges Wesen gänzlich verleugnen müssen. Genau auf diese Weise hatte bereits auch der hochbegabte, vorzüglich ausgebildete chinesische Psychotherapeut der Klinik von Djakarta diesen Bluthochdruck als die leibliche Teilerscheinung der gesamten, unter einen so hohen Druck geratenen Vitalität der Kranken verstanden und dementsprechend die psychoanalytische Behandlung mit beträchtlichen Anfangserfolgen begonnen. Der behandelnde Kollege bat mich nur noch um Rat, jetzt, drei Wochen nach der Aufnahme im Spital, weil ein ganz neues Symptom hinzugekommen war, das in einem andauernden, ruckartigen, zuckenden Luftschnappen bestand. Obschon nicht die geringste Gemeinsamkeit diese sumatranische Bauernfrau und mich, den westlichen Psychiater, zu verbinden schien, obgleich ihre und meine Rassenzugehörigkeit, ihre und meine Tradition und Erziehung, ihre und meine Weltanschauung völlig von einander verschieden waren, uns nicht einmal ein einziges, noch so oberflächliches Wort zur Verfügung stand, dessen Bedeutung wir beide gekannt hätten, wurde ich ihres großen Anliegens ohne jegliche Mühe, durch das einfache Neben-ihr-sitzen bald mit Sicherheit inne. Einmal befreit aus der bedrückenden Atmosphäre ihres Heimes, geborgen in der psychotherapeutischen Betreuung eines verständnisvollen Arztes, brachen in der leibsprachlichen Gestalt ihres mühsamen Atemsymptoms die lang verdrängten Bedürfnisse der Kranken nach einem Schluchzendürfen und nach einer warmen, liebevollen Umgebung durch. Dieser Sinn ihrer Störung war der Kranken beizubringen, zugleich mit der Überzeugung von ihrem Recht, sich diese Tendenzen gönnen zu dürfen. Die sofortige, heilsame, erlösende Wirkung dieses psychotherapeutischen Eingriffes ließ keinen der Kollegen mehr daran zweifeln, daß ein Europäer eine Indonesierin unmittelbar bis in solch kleine verborgene Falten ihres Daseins hinein verstehen kann.

Derselbe ausgezeichnete chinesische Psychotherapeut hatte im Verlaufe einer einjährigen Psychoanalyse auch eine neunzehnjährige Javanerin von einer schweren Basedow-Erkrankung geheilt. Bei der klinischen Vorstellung erzählte mir dieses Mädchen von dem Bruch ihres Verlöbnisses, der den ersten Erscheinungen ihres Basedowleidens vorausgegangen war. Es war die Wiederholung eines früheren Ereignisses. Schon vor einigen Jahren war ihr ein erster Geliebter einfach eines schönen Tages davon gelaufen und hatte sie sitzen lassen. Dieses Mal hatte sie aber schon ganz sicher mit einer Heirat rechnen dürfen. Die neue Katastrophe, sagte sie, hätte sie eigentlich zu Tode erschreckt. Die Zukunft gähnte sie plötzlich wie ein hoffnungsloser Abgrund an. War die ganze Welt also wirklich nur voll solcher Grausamkeiten? Nach außen zeigte die Kranke weder bei dem ersten noch bei dem zweiten Verlust des Geliebten auch nur die leiseste Gefühlsregung, geschweige denn, daß sie Tränen zuließ. Namentlich dieser zweite Verrat hatte sie innerlich wie gelähmt, und in der Erstarrung ihrer Panik war sie selbst keiner Gemütsbewegung so recht inne geworden. Zudem verlangte es ihre Erziehung, daß sie diese Schicksalsschläge mit islamischem Fatalismus über sich ergehen lasse. Im Verlaufe der Psychoanalyse brachen jedoch in ihr zu ihrem eigenen Erstaunen intensivste Gefühlsbewegungen gegen den Abtrünnigen auf. Je mehr sie es sich erlaubte, sich in der psychoanalytischen Situation ihrer wahren Affekte und Gedanken bewußt zu werden, statt sie wie bisher in den leiblichen Lebensbereich zurückzustauen, um so vollkommener heilte die Schilddrüsenüberfunktion ab. Auch alle erfahrenen westlichen Psychotherapeuten wüßten indessen dieser javanischen Leidensgeschichte amerikanische oder europäische Tragödien an die Seite zu stellen, die in allen wesentlichen Punkten völlig mit ihr übereinstimmen würden.

Ein von der indonesischen Regierung angestellter deutscher Psychiater fragte mich in Djakarta einmal um Rat bei einer chinesischen Medizinstudentin, die er schon einige Monate lang psychotherapeutisch betreute. Das Mädchen war körperlich sehr zart gebaut und hatte ein feingeschnittenes, intelligentes Gesicht. Es stammte aus einer vornehmen Familie, in der verschiedene Vorfahren von schizophrenen Erkrankungen befallen worden waren. Die Patientin selbst wies kein Zeichen einer Geistesstörung auf, litt aber unter einer inneren Antriebsschwäche und einem Gefühl der Fremdheit ihren Mitmenschen gegenüber. Die eingehende Untersuchung ergab, daß es eine jener jungen Frauen war, die durch äußere Erziehungsmomente, aus inneren Ängsten und wohl auch aus angeborener Reifungsschwäche heraus ihren ganzen weiblichen Gefühlsbereich in einem beinahe embryonalen Zustande zurückhalten und ganz einseitig nur ihre intellektuellen Beziehungsmöglichkeiten entfalten. Diese Verstandesfassade schiebt sich dann jeweils wie eine filtrierende Glaswand zwischen das kleinkindlich gebliebene Herz und die Welt der erwachsenen Mitmenschen. Wenn es aber gelingt, das

Vertrauen solcher Menschen zu gewinnen, sie nicht, wie sie selbst und die übrige Umwelt es tun, als Erwachsene zu überfordern, sondern sie als ganz kleine, verletzliche Kinder mütterlich zu betreuen, verliert sich jede Spur eines Autismus und es stellt sich eine höchst differenzierte und empfindsam spielende, beglückende Beziehung zum Therapeuten ein. Mein deutscher Kollege in Djakarta konnte sich mit mir zusammen überzeugen, daß auch die Probleme dieser Chinesin solchen, an westlichen Menschen gewonnenen Erwartungen voll und ganz entsprachen.

Zwei seelische Erkrankungen jedoch glaubten mir meine indonesischen Kollegen nennen zu können, denen ich in Europa sicher noch nie begegnet sei. Die eine nannten sie Latah, die zweite Koro.

Die Krankheit Latah, sagten sie, befalle meist einfache Menschen, vor allem Dienerinnen. Sie müßten dann ihre Herrin in allem und jedem exakt nachäffen. Lasse diese zum Beispiel irgend etwas fallen, entgleite sicher auch der Gegenstand, den die Kranken gerade trügen, sogleich ihren Händen, selbst wenn es die kostbarste Vase wäre, auf deren Schonung sie wissentlich noch so sehr bedacht gewesen seien. Mit Leichtigkeit konnte ich den Kollegen aber in einem alten deutschen Lehrbuch der Psychiatrie, das ich in der Bibliothek der indonesischen Klinik fand, die Stelle aufzeigen, in der dies Krankheitsbild schon vor Jahrzehnten als eine hysterische Echopraxie beschrieben und klassiert worden war.

Koro hießen die Kollegen jene seelische Krankheit, die plötzlich Männer der verschiedensten Altersstufen in Gestalt einer wahnsinnigen Angst überfallen könne. Diese Kranken befürchten immer, ihr Geschlechtsglied ziehe sich in die Bauchhöhle zurück, was ihren sicheren Tod zur Folge haben werde. Deshalb erscheine ein solcher Kranker meist im Gefolge seiner ganzen Familie beim Arzte. Mit irgend einem eigens hierfür angefertigten, zangenartigen Instrumente versuchten die Begleiter, das gefürchtete Ereignis bis zum Eintreffen des Arztes hinauszuzö gern. Ein solches Koro-Leiden bekam ich zwar in der männlichen Form nicht mit eigenen Augen zu sehen, wohl aber sein weibliches Gegenstück. Es war dies ein achtzehnjähriges javanisches Mädchen, das mir unter heftigstem Jammern und Schluchzen erzählte, vor einem halben Jahre sei die Angst in sie hineingefahren, ihre Genitalien würden zusammenwachsen und sich für immer verschließen. Dann müßte sie bestimmt sterben. Diese Angst sei immer größer geworden, so daß nun schon seit vielen Wochen eines ihrer Familienglieder jeden Augenblick Nachschau halten und ihr bestätigen müsse, daß sie unten noch offen sei.

Zwar mußte ich meinen östlichen Kollegen zugeben, daß Koro bei uns im Westen wohl kaum je in derart großer äußerlicher Aufmachung, gleichsam in offizieller familiärer Einrahmung in Erscheinung trete. Wohl aber wüßte ich zur Genüge von grundsätzlich genau den gleichen Ängsten. Der Vater unserer neuzeitlichen Psychotherapie, *Freud*, habe ihnen sogar ein ubiquitäres Vorkommen und eine beim Zustandekommen der westlichen Neurosen ganz zentrale Bedeutung zugeschrieben. Er habe ihnen deshalb auch den eigenen Titel des «Kastrationskomplexes» gegeben. Nur wagten sich diese Ängste bei unsern westlichen Menschen nicht mehr so offen ans Tageslicht. Sie trieben vielmehr bei uns ihr Unwesen nur noch in den Träumen, in mehr oder weniger zwangshaften Vorstellungen und Phantasien und in unwissentlichen Verhaltensweisen. Wenn dem aber wirklich so sei, müßte ich ihnen doch den innern Sinn von Koro erklären und ihnen auch sagen können, wie sie sich bei diesem Mädchen zum Beispiel therapeutisch verhalten sollten, meinten daraufhin die jungen Kollegen in Djakarta. «Kranke mit solchen Kastrationsängsten». versuchte ich zu erklären, «fassen wir bei uns als Wesen auf, deren männliche oder weibliche Menschlichkeit in ihrer Entwicklung und Reifung aus irgend einem inneren oder äußeren Grunde zum Stillstand gekommen und von schwerer Verkümmerung und Rückbildung bedroht ist. Die Angst um das körperliche Genitalorgan und die Furcht vor dem Sterbenmüssen entspricht dann unserer Auffassung nach immer bloß dem Hineinpressen der höchst bedrohlichen Wahrnehmung einer Beschneidung oder gar Zerstörung der gesamtmenschlichen Entfaltungsmöglichkeit in die handgreiflichsten, sinnlich wahrnehmbaren Erscheinungsbezirke der eigenen Männlichkeit oder Weiblichkeit, in die Genitalorgane eben. Darum möchte ich auch jetzt aus den mir in meinem Umgang mit entsprechenden westlichen Kranken vertraut gewordenen seelischen Verhältnissen raten, der jungen javanischen Patientin mit ihrer schwersten Verschlußangst immer von neuem zu versichern, sie wolle jetzt ja noch ein kleines Mädchen sein und noch nichts von Geschlechtlichkeit wissen. Das dürfe sie auch ruhig. Sie werde nämlich von selbst eine ganz richtige große Frau werden, wenn die Zeit dafür gekommen sei. Hiedurch würden die sie innerlich bedrohenden regressiven Tendenzen am ehesten entgiftet.» Während alle möglichen andern Beruhigungsversuche, die die Ärzte während der dreiwöchigen klinischen Kur der Kranken versucht hatten, völlig ergebnislos geblieben waren, horchte die Patientin auf diesen Zuspruch hin auf und entspannte sich zum ersten Male zu einem ruhigen Lächeln. Natürlich konnte eine derartige, bloß von außen herangetragene Bestätigung ihrer Persönlichkeit nur von ganz vorübergehender Wirkung sein. Eine eigentliche seelische Kur mußte hier erst noch einsetzen. Doch spricht grundsätzlich bereits ein noch so kurz dauernder Erfolg der aus westlichen Erfahrungen erlernten psychotherapeutischen Maßnahmen sehr dafür, daß die Ängste dieses javanischen Mädchens und die seelischen Nöte entsprechender westlicher Kranken des selben Wesens sind.

Ein nicht unbeträchtlicher Teil der eigentlich psychotischen Kranken, die ich in Indien zu sehen bekam, gehörten dem manisch-depressiven Formenkreis an, litten vor allem an sogenannter endogener Melancholie. Die Symptomatik dieses Leidens gleicht bis in kleinste Einzelheiten hinein den Krankheitserscheinungen bei westlichen Depressiven. In gleicher Weise wie bei uns ist dieses Leiden auch im Osten durch gewisse Medikamente und durch Elektroschockkuren abzukürzen, wie es auch in der uns geläufigen Art durch ein verständnisvolles, geduldiges und unermüdliches Eingehen auf die Klagen dieser Patienten gemildert werden kann.

Schließlich beargwöhnten mich alle schizophreniekranken Inder und Indonesier, die an Verfolgungswahnsinn litten, mit genau demselben stechenden, mißtrauisch-feindlichen Blick aus ihren Augenwinkeln heraus, wie er auch dem westlichen Psychiater zur Genüge als eines der wichtigsten paranoiden Symptome bekannt ist. Auch die Art und Weise, wie mir zum Beispiel ein junger, an schwerer katatoner Schizophrenie leidender südindischer Patient bei unserer ersten Begegnung ins Gesicht spuckte, unterschied sich durchaus nicht vom Verhalten eines schweizerischen Schizophrenen, der mir noch kurz vor meiner Abreise ganz dieselbe Begrüßung hatte widerfahren lassen. Beide jedoch, der Züricher sowohl wie der Mann aus Kerala, änderten ihr Verhalten ebenso grundlegend, als sie sich nach vielmonatigem, unermüdlichem Bemühen des Arztes von ihrem Betreuer im Innersten verstanden fühlten und eine echte Vertrauensbeziehung zu ihm hatten herstellen können. Da geschah es bei beiden, daß sie den Therapeuten liebevoll umarmten, wie es ein kleiner Bub mit seinem schützenden Vater gelegentlich tun mag.

Beide der genannten endogenen Psychosen, jene, die dem manisch-depressiven Irresein und die, die dem schizophrenen Formenkreis zugehören, kommen auch, soweit dies die indischen Statistiken bereits erfassen lassen, zahlenmäßig prozentual gleich häufig vor wie bei uns.

Leicht könnte ich die Zahl dieser Beispiele um viele analoge Belege vermehren. Doch schwerer wiegen wohl die Bestätigungen dreier westlicher Psychiater, die viel länger als ich Gelegenheit hatten, in die Tiefe indischer Menschen einzudringen. Der eine, ein Amerikaner, ist schon elf Jahre lang, der zweite, ein Schwede, seit sieben Jahren und die dritte, eine Schweizerin, seit drei Jahren psychotherapeutisch in Indien tätig. Von ihnen allen erfuhr ich übereinstimmend, daß sie mit Bestimmtheit noch nie einen seelischen Wesenszug bei einem der ihnen begegnenden Inder entdecken konnten, den sie seinem grundsätzlichen Gehalt nach nicht auch schon bei Europäern oder Amerikanern hätten wahrnehmen können.

Nun ist freilich durchaus nicht zu leugnen, daß andererseits ebenso zahlreiche Beobachtungen deutlich werden lassen, wie sehr die Eigenarten der naturhaften Umwelt und der sozialen und kulturellen Mitwelt die Lebensmöglichkeiten des indischen Menschen, sein Wahrnehmen, Denken, Fühlen und Handeln doch wieder in recht spezifischer Weise zu formen, zu fördern, wie auch zu hemmen vermögen.

Ein kultureller Tatbestand, dem der Westen kaum etwas Gleichwertiges an seelischer Heilsamkeit zur Seite stellen kann, scheint mir die uralte hinduistische Lehre zu sein, die keiner einzigen menschlichen Regung ihr Lebensrecht abspricht. Möge es sich um ein spirituelles, religiöses, intellektuelles, emotionales, triebhaft-sinnliches oder leibliches Verhältnis zu Mitmenschen, Tieren, Pflanzen und toten Dingen handeln, immer gründet es in gleich autochthoner Weise in dem *einen* göttlich-geistigen Grunde und ist als Erscheinung solchen Ursprungs stets höchster Verehrung, Liebe und Pflege würdig. Dieses Wissen fordert grundsätzlich jeden Menschen zu einer wahrhaften Integration seines ganzen Wesens, zur wissentlichen Aneignung, Entfaltung und Austragung aller ihm gegebenen Talente auf. Ineins damit verpflichtet sie zu einer umfassenden Toleranz und zu einem ehrfürchtigen Respekt allen Phänomenen gegenüber. Bis in den modernen indischen Film hinein scheint sich diese Tendenz, die alles zu seinem Erscheinen und seiner Geltung kommen lassen will, auszuwirken. Jedenfalls beeindruckten mich sämtliche Bildstreifen, die ich zu sehen bekam, vor allem dadurch, daß sich in jedem einzelnen von ihnen jeweils alles, was überhaupt menschlich ist und zur Menschenwelt gehört, zu ereignen hatte: Gebären und Sterben, Totschlag und Zeugung, Lieben und Hassen, Verbrecherisches und Heiliges, Häßlichstes und Erhabenstes, und dies selbst dann, wenn gelegentlich ein solches Panoptikum thematisch noch so unbegründet war und im Urteil westlicher Ästhetik noch so kitschig ausfallen mußte.

Wohl spricht auch die christliche Bibel vom Leib als vom Tempel der Seele, und ausdrücklich steht im Römerbrief geschrieben: «Ich weiß und bin im Herrn Jesus überzeugt, daß nichts an und für sich unrein ist, sondern nur für den, der meint, es sei etwas unrein, für den ist es unrein.» Die maßgeblich gewordene christliche Moral des Westens stempelt indessen die Leiblichkeit und Sinnlichkeit des Menschen für gewöhnlich zu einem Bereich, der als etwas von Grund auf Schuldhaftes, Sündiges, Teuflisches, Nicht-sein-sollendes anzusehen ist. Darum sind zum Beispiel in vielen westlichen und sehr christlichen Städten die Stierkämpfe zu so besonders rauschenden Festen geworden, wo unter dem Patronat einer heiligen und prunkvollen Madonna die Torreros als die gefeierten Helden des Volkes über das Tierwesen triumphieren und es abstechen sollen. Dem indischen Gott Shiva dagegen ist sein Stier Nandi der tragende, hilfreiche und geliebte Diener und Kamerad; und den indischen Menschen erscheint schon die Erzählung eines westlichen Stierkampfes zu abscheulich und unwürdig, als daß sie an seine Wirklichkeit glauben könnten. Die einzige grundsätzliche Verfehlung im Lichte des entscheidenden indischen Denkens ist denn auch immer die Vernachlässigung, Verdammung und Zerstörung irgend einer Lebens- und Erscheinungssphäre. Nicht, daß die indische Kultur mit ihrer Zielvorstellung der Ganzwerdung jedes Menschen einer Libertinage das Wort reden würde. Denn alles, was ist, auch alles Menschliche, steht unter dem Primat des spirituell-religiösen Ursprunges sämtlicher Phänomene. So ist zum Beispiel im Leben der höchsten, vorbildlichen Kaste, der Brahmanen, jeder Bissen des Essens eine Gottesgabe, und jeder leiblich-sinnliche Liebesakt wird durch das innerliche Singen eines göttlichen Spruches geheiligt. Auf der andern Seite wird aber auch kein noch so frommer indischer Mann die Angehörigen jener Untergruppe der niedersten Shudra-Kaste verachten, denen das Schicksal von vorn herein den Beruf der Hetären bestimmt hat. Je vollkommener diese vielmehr dem ihnen zugedachten göttlichen Lebensgesetz gehorchen, um so größer ist ihr Verdienst. Denn vor allem gilt: jedes Ding hat seine Zeit, ist richtig zu seiner Zeit und an seinem Ort, sowohl im Verlaufe eines einzigen menschlichen Lebens, wie auch im großen Rahmen der unzähligen Wiedergeburten. In aller Anschaulichkeit wurde mir diese Ansicht auf einer Einladung bei einer reichen Kaufmannsfamilie vorgelebt. Die jüngere Generation der Männer aus dieser Familie, die dreißig, fünfunddreißig Jahre alt sein mochten, unterhielten sich ausschließlich über das Geldverdienen und das Essen. Ihre gierigen Gesichter, satten dicken Bäuche und kostbaren Schmucksachen ließen an ihrer Sinnenfreudigkeit und Sinnlichkeit keinen Zweifel aufkommen. Im Hintergrunde jedoch, auf einer kleinen, mit Teppichen belegten Matratze saß mit verschränkten Beinen der alte Vater auf dem Boden und ließ mit leisem Lächeln seinen Blick gelassen vom einen zum andern dieser weltlichen Herren gleiten. Ich setzte mich neben ihn; nicht auf seine Matratze zwar, denn dies wäre respektlos gewesen, sondern ein wenig tiefer, auf den nackten Boden, und wartete, bis er mit mir zu reden anfing. Dann fiel ich, als er bald auf ein religiöses Thema zu sprechen kam, mit der Frage ein, wie es denn nun mit der Geistigkeit bei diesem Jungvolk stehe. «Gewiß», meinte er, «noch kein einziger von ihnen kümmert sich jetzt um seine unsterbliche Seele. Sie sind ja auch erst im zweiten Stadium eines indischen Lebens, in der Zeit ihres Haushältertums. In dieser Phase haben sie zu heiraten, ihre Familie groß zu ziehen, Geld zu verdienen und alle guten Dinge der Welt zu genießen, auch die Freuden der sinnlichen Liebe. Denn der

Hinduhimmel kennt wie der griechische Olymp einen Liebesgott mit Pfeil und Bogen: den Kama Deva. Seine Pfeile bestehen aus Blumen, der Bogen aus einem Zuckerrohr und dessen stets gespannte Saite ist mit summenden Bienen bespickt. Doch glauben Sie mir, keiner dieser jungen Lebemänner hier vor uns wird einmal *nicht* an sein Seelenheil denken, wenn er erst älter geworden sein wird. Sie wissen nämlich sehr genau, daß sie einst nur dann eines guten Todes sterben werden und ihren Hinschied als den Auftakt zu einer neuen, besseren Existenz erwarten können, wenn sie zuvor nicht nur die irdisch-sinnlichen Gaben der Welt, sondern auch ihre geistigen und religiösen Möglichkeiten voll ausschöpften. Sollten Sie deshalb je einem Leichenbegängnis begegnen, das Ihnen durch die Gelassenheit der Angehörigen und die laute frohe Musik der voranschreitenden Trommler oder Flötenspieler auffällt, dann wissen Sie, daß der Verstorbene ein erfülltes Leben hinter sich hat. Sonst wäre der Gang zur Verbrennungsstätte kein Grund zur Freude und zu klingendem Spiel.»

«In der Tat», so unterbrach ich hier den Greis, «haben mich schon dreierlei Arten von Prozessionen durch die Ähnlichkeit ihrer äußeren Erscheinung genarrt. Mindestens ein Dutzend Mal bin ich an die Gartentür meines Hauses geeilt, weil ich von weitem einen kleinen Umzug daherkommen sah und das fröhliche Pfeifen und Paukenschlagen einer voranschreitenden Kapelle hörte. Das erstemal hatte sich ein solcher Zug wirklich als ein Leichenbegängnis entpuppt. Auf einer Bambusbahre, nur mit einem dünnen Laken bedeckt, trugen die Angehörigen ihren Toten zur Verbrennungsstätte. Diesen Anblick des Todes, dem alle Trauer so fremd ist, dem vielmehr eine gelassene Heiterkeit das Gepräge gibt, hätte ich gerne noch oft erleben mögen. Meistens aber folgten der gleichen Art von lebhafter Musik statt einer Totenbahre ein Hochzeitszug oder auch bloß Plakatträger, die mit riesigen Kinobildern Propaganda für einen Film machten.»

«So ist es», bestätigte der Patriarch und fuhr fort: «Und vergessen Sie nie, daß seinerzeit selbst dem großen indischen Philosophen Shankaracharya der höchste Ruhmestitel, der einem Weisen verliehen werden konnte, vorenthalten blieb, solange er ein keuscher Junggeselle war. Erst nachdem auch er sich durch eine einfache Frau in die Mysterien der Geschlechtlichkeit hatte einführen lassen, durfte er sich der «Alleswissende» nennen. Der da», und dabei zeigte der Alte auf sich selbst, «ist nun schon in seine vierte Zeit gekommen. Bald wird er sich von allem weltlichen Betrieb ganz zurückziehen und sich von seinen Besitztümern vollkommen lösen, um sich ungestört und ganz Gott zuwenden zu können.» Da ich den Alten so behaglich inmitten seines überreichen, vornehmen Salons sitzen sah, hielt ich seine letzte Bemerkung für eine bloß rhetorische Zutat. Sein Lächeln verriet mir, daß er meinen ungläubigen Blick verstanden hatte. Doch wortlos überließ er mich meinem Zweifel an seiner Ernsthaftigkeit. Vier Wochen später indessen schrieb mir sein ältester Sohn, der Vater habe sich mit unbekanntem Ziele als Bettlermönch auf die Wanderschaft begeben. Mit diesem Schritt hätte sich sein Vater aus allen sozialen Fesseln gelöst, selbst die Schranken seiner Bania-Kaste seien damit überwunden. Er sei der großen Schar indischer Gottsucher, den Sadhus, beigetreten. So werde es nun für ihn, den Briefschreiber, als dem ältesten der Söhne, an der Zeit sein, sich mehr als zuvor dem Studium der heiligen Schriften zu widmen.

Die eher lobende Anspielung auf das Kastensystem, die dieser Brief enthielt, ließ mich erstmals auch eine mögliche positive, psychohygienische Bedeutung dieser alten Sozialstruktur und der sie begründenden Karma-Lehre bedenken. Bisher wußte ich nur, daß die heutige Regierung das Kastenwesen von neuem abgeschafft haben will, wie schon einmal, zweieinhalb Jahrtausende zuvor Buddha dessen Verwerfung geboten hatte. Zumeist hatte ich diese Einrichtung als eine empörende soziale Ungerechtigkeit verurteilen hören, die obendrein jedem Fortschritt hinderlich sei. Dessen ungeachtet begegnete ich im indischen Alltag doch noch auf Schritt und Tritt einer sehr beträchtlichen Macht dieser Tradition. Ich entdeckte aber auch, daß dieses Gesellschaftsgefüge, so Vieles und Schwerwiegendes dagegen einzuwenden ist, heute noch Millionen von indischen Menschen einen unschätzbaren geistigen Halt gibt, der die Geborgenheit, die im Westen die festgefügten ständischen Ordnungen der früheren Jahrhunderte zu bieten vermochten und die heute die Sozialversicherungen verschaffen können, bei weitem übertrifft. Die Kastenzugehörigkeit ist in der Vorstellung der Hindus nicht ein ungerechter göttlicher oder menschlicher Willkürakt. Sie ereignet sich vielmehr durch die Auswahl der Eltern, die nicht anders als entsprechend den Verdiensten und Vergehen in früheren Leben, dem erworbenen Karma gemäß also, getroffen werden kann. Darum kennt der noch gläubig in der Karma- und Wiedergeburtenlehre verankerte Hindu weder eine rebellierende Unzufriedenheit gegen seine soziale Stellung, mag sie auch noch so gering sein, noch verfällt er der Indolenz eines Fatalismus oder eines Pessimismus. Denn die Gebundenheiten seiner Kastenzugehörigkeit lassen ihm immer noch reichlich Freiheit, durch eine liebende Zuwendung zum Göttlichen, durch ein möglichst vollkommenes Verrichten der ihm kastenmäßig zugewiesenen Taten und durch läuternde Besinnung auf dem Wege über neue Geburten in immer höhere Menschheitsstufen der endgültigen Erlösung in reiner Geistigkeit näher zu kommen. In dieser Überzeugung sah ich sehr viel echtes, unbeirrbares, inneres Glücklichsein wurzeln, das sich auch, solange es bestehen wird, als ein höchst wirksames Prophylaktikum gegen psychoneurotische und psychosomatische Erkrankungen erweisen wird. «Anstelle dieser glücklichen Zufriedenheit», hörte ich einen Brahmanen sagen, «überschwemmt uns nun aber vom Westen her der Glaube an die Chance, die ein jeder Mensch in seinem Tornister tragen soll, und macht uns gierig nach materiellen Erfolgen und sozialem Aufstieg.»

Einen unerhörten, sichernden Schutz bietet dem indischen Menschen auch das Sozial-System der «Joint Family», der Sippenfamilie. In den patriarchal geordneten Gegenden Indiens werden nach den Regeln dieser Gesellschaftsverfassung alle angeheirateten Frauen in das Haus der Ehemänner aufgenommen. Diese wiederum wohnen als Brüder, Vettern, als Söhne und Onkel oft zu zwanzig, dreißig und noch mehr an der Zahl gemeinschaftlich unter der Totalherrschaft des ältesten männlichen Familienoberhauptes in einem und demselben Hause. Die Frauen sind in erster Linie der Schwiegermutter untertan. Diese ihrerseits aber verehrt in ihrem Gatten den Herrn und Gott. Das gesamte Familiengefüge ist machtmäßig und bis in alle Einzelheiten des gesellschaftlichen Umganges der einzelnen Glieder untereinander streng hierarchisch geordnet und traditionsmäßig festgelegt. Darauf machte mich schon eine besondere Schwierigkeit aufmerksam, der ich beim Studium der Hindi-Sprache begegnete. Nicht weniger als zweiundfünfzig verschiedene Bezeichnungen für die einzelnen Verwandtschaftsbeziehungen hätte ich erlernen sollen. Da gibt es zum Beispiel ein eigenes Wort für den Vater des Vaters, ein ganz anderes für den Vater der Mutter, wieder ein anderes für des Gatten ältesten Bruder, für des Gatten jüngeren Bruder usw. Der Patriarch ist für das materielle und geistige Wohl der ganzen Sippe verantwortlich. Das gesamte Vermögen und alle Einkünfte der Familienmitglieder sind Gemeinschaftsbesitz und unterstehen der Verfügungsgewalt des ältesten Mannes der Sippe. Dieses Oberhaupt bestimmt auch endgültig sowohl die Berufswahl wie die Gattenwahl seiner Söhne, Enkel und Urenkel. Die jüngeren Familienangehörigen haben allen älteren den vorgeschriebenen Respekt zu erweisen. Dafür stehen die älteren für die jüngeren mit einer Selbstverständlichkeit und Rückhaltlosigkeit ein, die oft keine Grenzen kennt und die Fürsorgebereitschaft unserer besten Wohlfahrtsstaaten nicht selten in den Schatten stellt. Vom Fehlen sozialer Verantwortlichkeit und menschlichen Mitgefühles, das von westlichen Touristen den Indern so leichtfertig nachgesagt wird, kann also schon deshalb nicht gesprochen werden. Der westliche Vorwurf der Herzlosigkeit und der Gefühlskälte der Inder anderen gegenüber stammt denn auch bloß aus der Beobachtung, daß man auf der Straße des öfteren indische Menschen scheinbar völlig ungerührt an Kranken, Verkrüppelten, ja Sterbenden vorübergehen sieht. An solchem Verhalten sind jedoch vielerlei Gründe schuld. Einmal hat eine Jahrhunderte alte Fremdherrschaft eine lange Gewöhnung an äußeres Elend erzwungen. Diese politischen Verhältnisse schlossen zudem die Inder vom Ausbau eigener sozialer Einrichtungen in einem größeren Rahmen von vorne herein aus. In welch hohem Maße jedoch die Inder fähig und willens sind, hervorragende öffentliche Wohlfahrtseinrichtungen zu schaffen, wenn sie selbst über die staatliche Verwaltung gebieten können, beweisen zur Genüge die vorbildlichen sozialen Leistungen der früheren politischen Blütezeiten dieses Volkes, die die gleichzeitigen frühmittelalterlichen Institutionen des Westens haushoch überragten. Daß sich dann freilich unter dem neuzeitlichen Druck der äußeren Notzustände die Fürsorglichkeit des indischen Menschen in hohem Maße auf den eigenen Familienkreis einengte und auf ihn sich konzentrierte, ist leicht zu begreifen. Außerdem ist vor jeder Beurteilung des indischen Sozial-Verhaltens stets zu bedenken, daß der Inder zufolge seiner felsenfesten Überzeugung von einem Fortleben in seinen Wiedergeburten und dank seines Glaubens an die Karmalehre, die einen jeden für sein Schicksal selber verantwortlich sein läßt, eine ungleich viel gelassenere Einstellung eigenem wie fremdem Leid und Sterben gegenüber einzunehmen vermag, als es den meisten westlichen Menschen möglich ist, die im allgemeinen weniger von der christlichen Versprechung einer Fortexistenz im Jenseits durchdrungen zu sein scheinen.

Die indische Weltanschauung zeitigt nun allerdings gelegentlich ein Benehmen, das einem oberflächlichen, mit ihr nicht vertrauten Beobachter völlig widersprüchlich, oft gar als arge Heuchelei vorkommen muß. Wie soll etwa ein westlicher Neuling es für möglich halten, daß bis vor kurzem noch ein reicher, im Überflusse schwelgender Geldverleiher eines Dorfes seine ihm verschuldeten Bauern rings um ihn herum ruhig des Hungers sterben lassen konnte, während er es aus religiösen Gründen nie in seinem Leben über sich gebracht hätte, mit eigener Hand ein Tier zu töten. Wie staunte ich selbst, als ich eine seit vielen Jahren in Indien lebende Kollegin ihre «Rattengeschichte» erzählen hörte! Als nämlich im Hause dieser Kollegin wieder einmal die Rattenplage überhand zu nehmen drohte, hieß sie ihren ihr sehr ergebenen, tüchtigen und klugen Hausdiener, Fallen aufstellen. Jeden Morgen rapportierte der Diener mit Stolz die Anzahl seiner Fänge. Das nächtliche Gepolter der schädlichen Nagetiere nahm nichtsdestoweniger eher zu als ab. Der Diener bekam Vorwürfe zu hören. Strahlend erschien er des anderen Morgens und verkündete, nun hätte er ein unfehlbares Mittel zur Abhilfe erfunden. Er hätte heute die gefangenen Ratten an ihren Schwänzen mit Draht an einen Baum gebunden, so daß sie mit der Zeit sicher sterben würden. Erst jetzt kam heraus, daß er die zuvor gefangenen Ratten jeweils einige Meter vom Hause entfernt stets wieder aus der Falle hatte ins Freie springen lassen. Auf den Gedanken, sie umzubringen, ließ ihn sein hinduistischer Respekt vor allem Leben gar nicht kommen. Wer hätte denn auch sagen können, ob nicht die Seele eines seiner eigenen Verwandten ihr Leben gerade einmal in solch einer von ihm gefangenen Ratte fristen mußte. Das Anbinden des Schwanzes an den Baum dagegen verstieß nicht allzu sehr gegen die hinduistische Vorschrift der Gewaltlosigkeit. Denn das Verhungern der gefesselten Tiere war dann nicht mehr seine Tat, sondern war das karmabedingte, selbstverursachte Geschick der Ratten.

Derselbe Diener, der scheinbar so grausam die Ratten dem langsamen Hungertode auszusetzen imstande war, zeigte sich zusammen mit dem hinduistischen Koch des Hauses der gleichen europäischen Herrin gegenüber von einer rührenden Hilfsbereitschaft, als diese einmal an sehr schwerer Amöbendysenterie erkrankt war. Beide Angestellten kannten keine Rücksicht auf sich selber. Nächte lang, bis zur eigenen Erschöpfung, wachten sie bei der Kranken, solange keine Hilfe erreichbar war. Ja, sie beide lernten dabei mit großer Mühe das Vaterunser auswendig, um durch das wiederholte Rezitieren dieses christlichen Gebetes die baldige Genesung ihrer Gebieterin vom Himmel zu erwirken. So aufopferungsfähig sind auch die einfachsten indischen Menschen, haben sie den anderen nur erst einmal in ihre kindlichen, brüderlichen oder elterlichen Gefühle eingeschlossen. Allerdings hinderte alle diese Aufopferungsbereitschaft diese beiden Männer wiederum nicht daran, wie bisher auch während und nach der Krankheit ihrer Herrin mit ihrem regelmäßigen Bestehlen des Hauses fortzufahren. Allein, dieses Stehlen geschah unter dem stillschweigenden Einverständnis der Ärztin und konnte von ihr mengenmäßig durch eine bloße Nuancierung in der Strenge ihres Blickes in sehr erträglichen Grenzen gehalten werden. Bei den unvorstellbar niedrigen Löhnen der indischen Angestellten ist dieses «Mausen» eine ebenso dringliche Lebensnotwendigkeit wie das Empfangen von Trinkgeldern bei westlichen Hotelangestellten, die nur ein minimales Fixum beziehen. Es stört denn auch die Harmonie der patriarchalen Familienverhältnisse in keiner Weise, vorausgesetzt, der Hausvorstand ist ein verständiger Patriarch.

Das Leben in der engen und festgefügten Gemeinschaft einer indischen Familie wehrt in hohem Maße der egozentrischen Entwicklung zu einem narzistischen Hyperindividualismus und fördert die Fähigkeit der indischen Menschen, sich in eine Gemeinschaft einfügen und Rücksicht auf die andern nehmen zu können. So weiß ich zum Beispiel von mehreren Schwiegertöchtern und Schwiegermüttern, daß sie wie Hund und Katze zueinander stehen. Eine jede von den Schwiegertöchtern stellt aber stets und mit aller Selbstverständlichkeit ihre persönlichen Regungen und Gelüste hinter die ihr traditionell aufgetragenen Pflichten des widerspruchlosen Gehorsams und der aufopfernden Fürsorglichkeit der älteren Frau gegenüber vollkommen zurück. Lange nicht immer handelt es sich aber bei der reibungslosen Fügsamkeit nur um eine Beherrschung und Unterdrückung feindseliger Tendenzen. Es kommt oft überhaupt nicht zur Entwicklung aggressiver Haltungen, die dann verdrängt werden müßten. Denn die bergende und schützende Sicherheit einer Sippenfamilie und ihre patriarchale Führung lassen die überlastenden Konflikte und Entscheidungen, die solche Reaktionen auslösen würden, gar nicht erst an die einzelnen Mitglieder herankommen. Darum herrscht in vielen Hindufamilien eine so gelöste Entspanntheit, Heiterkeit und Ruhe, die nicht auf bloßer Verdrängung der Aggressivität beruhen kann.

Sicherlich steuert der Entwicklung aggressiver Charakterzüge auch die für westliche Begriffe unvorstellbare Verwöhnung der Kleinkinder im Kreise der vielen Frauen einer solchen Sippenfamilie. Nicht bloß bekommt der Säugling immer gleich dann, wenn er danach verlangt, die mütterliche Brust. Weniger als zwei Jahre wird eine Großzahl indischer Kleinkinder nur dann gestillt, wenn schon früher eine neue Schwangerschaft einsetzt. Gelegentlich muß auch der Neuankömmling die Muttermilch mit einem seiner Geschwister teilen. Ich weiß aber auch von einem vier-, einem acht- und gar einem zwölfjährigen Kind, die alle noch die mütterliche Brust bekamen. Auch nach dem Abstillen geht die Verwöhnung weiter. Um einem Kleinkind Speisen, die ihm nicht behagen, schmackhafter zu machen, sah ich oft Tag für Tag vier, fünf oder sechs Erwachsene sich um das Kind versammeln und ihm Geschichten erzählen, Lieder vorsingen und es mit unerschöpflicher Geduld zum Schlucken überreden. Die Mütter bleiben auch außerhalb der Stillzeiten in einer unvergleichlich viel größeren Tuch- und Hautfühlung mit ihren Kleinen. Selbstverständlich schlafen die Kleinkinder im

Bett neben der Mutter. Doch auch tagsüber begegnet man immer wieder Müttern, die ihre Kinder selbst dann noch dauernd auf der Straße mit sich herumschleppen, sie rittlings auf ihrer linken Hüfte tragend, wenn sie durch das erhebliche Gewicht ihrer Last bereits krumm und schief gezogen werden. Sehr viel großzügiger als bei uns ist für gewöhnlich auch die indische Reinlichkeitserziehung im frühen Kindesalter. Ich lernte manche Mütter kennen, auch Mütter aus gehobenen sozialen Schichten, die ihre zwei-, dreijährigen Sprößlinge auf ihren schönsten Bodenteppichen herumkrabbeln ließen und nicht die geringsten Geschichten machten, wenn das geschah, was wir «ein Unglück» zu nennen pflegen. Ohne ein Wort des Tadels pflegten die Mütter unermüdlich und mit größter Selbstverständlichkeit die kleinen Urinpfützchen oder die Kothäufchen, gelegentlich auch Erbrochenes, wegzuputzen. Das Kleinkind ist der allmächtige Tyrann, die Mutter seine gehorsame und ergebene Dienerin. Das Erfahren einer solch duldsamen, gewährenden, warmen und zuverlässigen Nestatmosphäre in der frühen Kleinkinderzeit erlaubte den indischen Menschen ein weites Offenhalten und Entfalten ihrer Gefühlssphäre und der intuitiven Erfassungsmöglichkeiten. Daher kommt wohl die erstaunlich lebendige Spontaneität und Unbefangenheit der jungen Wesen, auch das erquickende, weitoffene Strahlen der lachenden Kinderaugen. Vielleicht vermögen sich die Inder, was immer später kommen mag, nur darum ein so erstaunlich differenziertes Ahnungs- und Erlebnisvermögen zu bewahren, so daß ihnen mancher westliche Mensch ungemein plump und naiv, geradezu verletzend grob, kalt und unkultiviert erscheinen muß. Die gefühlsmäßige Offenheit der Inder läßt ein emotionales Mitschwingen und ein unmittelbares gegenseitiges Verstehen zu, das selbst den Umgang mit indischen Beamten und Militärs überraschend menschlich gestalten läßt. Es mag hierin auch eine wesentliche Wurzel der immer wieder zu beobachtenden Tendenz der Inder liegen, selbst bei wichtigsten beruflichen Entscheidungen den persönlichen, gefühlsmäßigen Beziehungen zum Partner den nackten sachlichen Tatbeständen gegenüber den Vorrang zu geben. Bis in die Hierarchie höchster Staatsbeamter hinein sah ich Vorgesetzte Rücksicht auf familiäre Verhältnisse ihrer Untergebenen nehmen, von denen wir vermutlich behaupten würden, sie gehörten nicht zur Sache. Ich sah sie gelegentlich auch eine einfühlende Nachsicht gegen Verfehlungen ihrer Untergebenen üben, die wir als eine gefährliche Schwäche verurteilen würden. Die indische Duldsamkeit geht so weit, daß selbst sehr unruhige, senil-demente Großväter und Großmütter oder tobende schizophrene Geschwister mit einer unerhörten Aufopferung jahrelang innerhalb der Familie gepflegt werden. Sogar in einigen Arbeitsgemeinschaften staatlicher und privater Bürobetriebe sah ich, daß arbeitsunfähige Geisteskranke geduldet wurden. Damit ein solcher nicht seinen Lohn verliere, ließen ihn die Kameraden dämmerig, stuporös-kataton, wie er eben war, einfach seine Stunden absitzen und nahmen seinen Arbeitsanteil auf sich. Einen fast grotesken Beleg menschlicher Toleranz vermittelte mir jener geisteskranke junge Mann, der zu tobsüchtig war, um in einer offenen psychiatrischen Klinik Aufnahme finden zu können. Da nahmen ihn die von weither mit dem Kranken zugereisten Angehörigen zurück auf den Bahnsteig und hausten dort mit ihm die ersten Nächte und Tage, bis eben der Kranke ruhig genug geworden war, um den Klinikbetrieb nicht mehr ungebührlich zu stören. Wohl gleichen die meisten Bahnhöfe Indiens einer Art von Camping-Plätzen, auf deren Bahnsteigen Scharen von Menschen die Nächte zu verbringen pflegen, bis sie ein Morgenzug oder eine noch viel spätere Fahrgelegenheit weiterbringt. Von den Zehenspitzen bis über den Kopf hinaus in große Tücher oder Wolldecken eingehüllt, inmitten von Bergen ihrer Gepäcksäcke, Kisten, Koffer und Kochgeschirre kann man sie des Nachts auf den Steinfliesen der Bahnsteige schnarchen hören, des Morgens Männlein und Weiblein ihre Haare kämmen, ihre umständliche Wäsche besorgen und über geringen Feuerchen ihr kärgliches Frühstück bereiten sehen. Daß ein solches Menschengewühl sogar Raum für einen Tobsüchtigen frei zu geben bereit ist, nicht aus Indolenz, sondern aus einem mitfühlenden Seinlassenkönnen, ist eine jener vielen Erfahrungen, die das Heimweh nach der Menschlichkeit des indischen Lebens wach zu halten fähig ist. Man täte den indischen Menschen schweres Unrecht, eine derartige Duldsamkeit bloß einer introvertierten, egozentrischen Indifferenz der Umwelt gegenüber zuzuschreiben. Hat man erst selbst einmal auch nur einige Stunden unter diesen indischen Bahnsteigschläfern zugebracht, bekommt man deutlich genug zu spüren, daß ihr viel eher eine theozentrische Bereitschaft zugrunde liegt, alle Phänomene, selbst die lästigen Symptome eines Geisteskranken, mit verständnisvoller Nachsicht das sein lassen zu können, was sie sind, nämlich gleich ursprüngliche Erscheinungen des Göttlichen.

Daß indessen die Erkrankungshäufigkeit an manisch-depressivem Irresein und an Schizophrenien trotz dieser großen, frühkindlichen Geborgenheit im Schoße einer indischen Sippenfamilie prozentual keineswegs kleiner ist als im Westen, mag manche moderne Hoffnung auf eine psychotherapeutische Heilbarkeit dieser Leiden etwas dämpfen. Denn dieser moderne westliche Optimismus gründet sich doch auf die Annahme, daß gerade der Mangel an mütterlicher Zuwendung und gefühlsmäßiger Nestwärme während der frühesten Kindheit an der Entstehung dieser Psychosen schuld, zum mindesten in entscheidendem Maße mitbeteiligt sei. Deshalb könnte dann auch, glaubt man, die daraus resultierende psychische Schädigung durch eine psychotherapeutische Beziehung zwischen einem solchen Patienten und seinem Arzte, die das zuvor von jenem nie erlebte, warme Kleinkind-Mutterverhältnis lange genug nachholt, wieder ausgeglichen werden. In einer indischen Sippenfamilie fehlt es einem Kleinkinde aber auch dann nicht an verwöhnender mütterlicher Geborgenheit, wenn die eigene, leibliche Mutter des Kindes wegen Erkrankung an Schizophrenie oder aus irgend welchen andern Gründen fehlt. Immer sind mehr als genug Schwestern, Kusinen, Großmütter da, die sich seiner nur zu gerne mit überschwenglicher Zärtlichkeit annehmen. Natürlich schaffen jedoch alle diese Bedenken die oft genug beobachtete Tatsache in keiner Weise aus der Welt, daß faktisch durch eine überaus aufopfernde «seelische Wattierung» und eine unerschütterlich-liebevolle, mütterliche Betreuung eines solchen Kranken von Seiten eines Psychotherapeuten die schizophrenen Symptome zum Verschwinden gebracht werden können. Also müssen diese in der Tat «psychogen» durch emotionale Frustierung ausgelöst sein. Gerade der Vergleich mit indischen Verhältnissen legt aber die Vermutung nahe, daß der Bedarf an seelischer Geborgenheit und mütterlicher Fürsorge bei diesen Menschen in den allermeisten Fällen konstitutionell und lebenslänglich ebenso unstillbar groß wie ihre emotionale Reifungsmöglichkeit gering ist. Dann aber würde natürlich für diese Menschen das Existieren als selbständige Erwachsene unter Erwachsenen auch in der besten aller Welten immerzu eine maßlose, krankmachende Überforderung und ein gefühlsmäßiges Zukurzkommen bedeuten. Nie könnten sie deshalb der mütterlichen, psychotherapeutischen Betreuung entraten, wenn sie nicht von neuer psychotischer Zerrissenheit bedroht sein sollen.

Das Leben in der indischen Sippengemeinschaft trägt vermutlich, neben den religiösen Vorschriften, sehr wesentlich das seine dazu bei, daß in Indien der Alkoholismus überhaupt keine ins Gewicht fallende Rolle spielt. Während diese Sucht im Westen so gut wie überall ihre verheerenden Folgen zeitigt, steigt bezeichnenderweise in Indien der Alkoholkonsum nur in jenen Kreisen auf westliche Höhen, in denen auch das westliche Ideal einer selbständigen, harten, männlichen, ganz auf sich gestellten, zweckgerichteten, aggressiven Einzelpersönlichkeit angestrebt wird, ganz unabhängig davon, ob die finanziellen Beschaffungsmittel reichlich oder gar nicht vorhanden sind. Dann eben, wenn der indische Mensch der lebenslänglichen, elterlichen Geborgenheit in der Sippengemeinschaft verlustig geht und doch die Einsamkeit, Kälte und die Verantwortungslast des westlichen Existierens als isoliertes Individuum nicht aushält, scheint auch er, wie so viele Europäer und Amerikaner, die verlorene Nestwärme in der künstlichen Seligkeit der alkoholischen Betäubung wieder herstellen zu wollen.

Die Gewohnheiten der Sippenfamilie führen in der Regel zu sehr frühen Heiraten und zur Aufnahme eines geregelten sexuellen Kontaktes der Ehepartner schon bald nach Erreichung der physischen Geschlechtsreife. Zwar wird mit Ausnahme der relativ wenigen emanzipierten Hindus die Wahl der Partner nicht von diesen selbst und auf Grund eigener Zuneigung und Verliebtheit getroffen, sondern von den Eltern nach Gesichtspunkten der Kaste, der Gesundheit, der Hautfarbe, der Schönheit, des Reichtums, des Horoskopes, des charakterlichen Zusammenpassens und vielen anderen ähnlichen Motiven bestimmt. Ich habe viele Dutzende von indischen Ehen recht genau kennengelernt und dürfte nach meinen Wahrnehmungen nicht behaupten, daß diese indischen Vernunftsehen unglücklicher und die gegenseitige Unzufriedenheit größer gewesen wäre als beim Durchschnitt der sogenannten Liebesehen des Westens. Viel eher drängt sich der gegenteilige Eindruck auf. Doch mag dies auch daran liegen, daß der Eheschluß in Indien zu einem guten Teil als eine durch Tradition und Konvention zwecks Kindererzeugung und Kinderaufzucht auferlegte, selbstverständliche Pflicht aufgefaßt wird, die man wie andere notwendige Aufgaben ohne Murren auf sich zu nehmen hat. Darum sind dann auch die gegenseitigen persönlichen Forderungen und Erwartungen lange nicht so hoch geschraubt, wie in den westlichen Ehen. Bei uns verlangt der eine vom andern Ehepartner ja nicht nur wissentlich die Fähigkeit, Liebesgefährte, Freund und Arbeitskamerad zumal zu sein. Oft genug sollte der eine auch noch des anderen unwissentlich mitgeschleppte, kleinkindnliche Bedürfnisse nach väterlicher und mütterlicher Geborgenheit erfüllen, ja bei der metaphysischen Bodenlosigkeit unseres bewußten Lebens zudem noch den ungestillten Sehnsüchten engelhafter und göttlicher Führung entsprechen. Daraus pflegt eine gefährliche Überlastung der ehelichen Partnerschaften zu resultieren, vor der die durchschnittliche hinduistische Ehe bewahrt bleibt. So ist die frühe Heirat wohl in der Lage, einen beträchtlichen Teil der libidinösen Spannungen, die unsere jungen Menschen bei ihren späten Heiratsgelegenheiten in verbotene Sexualpraktiken hineinzwingen, zu vermeiden. Außerdem wird zuvor schon durch die Unbefangenheit, mit der die indischen Kinder beiderlei Geschlechtes in den ersten Lebensjahren ihrer leiblichen Nacktheit begegnen dürfen, und auch durch die geringe Scheu vor der öffentlichen Befriedigung kreatürlicher Bedürfnisse der erwachsenen Männer die sexuelle Neugier nicht in dem bei uns üblichen und schädlichen Maße gestaut.

So sicher alle diese Züge der indischen Überlieferung und Gesellschaftsordnung die Mitglieder einer Sippenfamilie vor gewissen psychoneurotischen Erkrankungen, vor manchen perversen und kriminellen Entwicklungen zu schützen vermögen, gibt doch dieselbe indische Sozialstruktur auch wieder einen gefährlichen Nährboden für andere seelische Störungen und Verkümmerungen ab. Leicht zum Beispiel kann die mächtige hinduistische Zielvorstellung der Erlösung durch Ablösung von allen Dingen der wachen Alltagswelt zur Rechtfertigung einer kindlichen und selbstsüchtigen Flucht vor den irdischen Verpflichtungen eines Menschenlebens mißbraucht werden. Zweifellos sind recht viele der herumwandernden Sadhus derartige Weltflüchtler. Nur darf deren Verhalten nicht als ein Argument gegen die indische Heilslehre an und für sich ins Feld geführt werden. Bekanntlich ist alles auf dieser Welt, auch das Beste, nicht vor Mißbrauch gefeit. Ist es nicht das heiligste Buch der Hindus selbst, die Bhagavadgita, die in ihrem Gespräch zwischen Arjuna und dem Gotte Krishna mit aller Vehemenz der Weltflucht den Kampf ansagt und vernehmen läßt, daß «die Lehren, die nicht zu Taten führten, nicht wirklich wert seien, gelehrt zu werden?» Allerdings, heißt es weiter, komme alles auf die Gesinnung an, aus der heraus das Tun geschehe.

Eine weitere Beeinträchtigung der menschlichen Reifung liegt in der Erwartung der indischen Sippe, daß ein junges Ehepaar bereits im Laufe des ersten Jahres nach der Heirat ein Kind, wenn möglich einen Sohn, auf die Welt zu bringen habe. Erst nach dieser Tat werden die Söhne und Töchter überhaupt als einigermaßen erwachsen anerkannt. Doch in Wirklichkeit sind jeweils beide Eltern zu dieser Zeit selber seelisch zumeist noch ganz unreife Kinder. Wohl springen sogleich ältere, erfahrenere Angehörige ein und übernehmen die Aufzucht des Neuankömmlings. Gerade deren diffuse Vielzahl erschwert es indessen einem Kinde sehr, sich bei seiner Charakterformung an eine eindeutige, klare Leitlinie zu halten.

Vor allem aber gefährdet die indische Erziehung die seelische Gesundheit dadurch, daß der so heilsame, altindischen Idealforderung nach ehrfürchtigem Anerkennen und Entfaltenlassen aller sich zeigenden Erscheinungen im alltäglichen, praktischen Verhalten der meisten heutigen Eltern sehr mächtige Verbote entgegenstehen, die wesentliche Lebensbereiche des Menschen mit Acht und Bann belegen wollen. Eine derartige Widersprüchlichkeit ist deshalb im besonderen Maße geeignet, die Voraussetzungen zu konfliktreichen, neurotischen Entwicklungen zu schaffen, weil sie als erstes und ganz unvermittelt – kaum sind die Kinder vier-, fünf-, sechsjährig geworden – der vorausgegangenen frühkindlich-prägenitalen, außerordentlich gewährenden Verwöhnung eine sehr brüske Distanzierung, eine vehemente Reinlichkeitspedanterie und eine extreme erotische Prüderie folgen läßt, die bis zur Zeit der Verheiratung der jungen Männer und Frauen eine rigorose Geschlechtertrennung verlangt. Den Kindern wird nun, «sobald sie es begreifen können», energisch beigebracht, daß das morgendliche Stuhlabsetzen und das Baden so ziemlich die zwei wichtigsten Ereignisse des Tages sind. Beides wird nicht nur als eine körperliche Säuberung betrachtet, sondern meint immer zugleich und noch mehr eine geistige Reinigung. Da alle Körperausscheidungen unrein sind, vor allem aber der Kot, hat das Kind zu lernen, sich nach der Defäkation mit seiner linken Hand erst mit Erde zu reinigen, und dann noch zehnmal mit Wasser abzuspülen. Nach dem Urinieren allerdings darf sich das Waschen auf eine dreimalige Prozedur beschränken. Um die Unvereinbarkeit des unteren, kreatürlichen Leibespoles mit der geistigen Kopfregion besonders deutlich werden zu lassen, hat ein Brahmane zum Beispiel seine heilige Schnur, die er als Abzeichen seiner gottähnlichen Würde über der Brust trägt, beim Defäzieren um beide Ohren zu schlingen. Doch auch alles, was mit der Schleimhaut der oberen Leibesöffnung, mit den Lippen in Berührung kommt, gilt als verunreinigt. Darum wird sogar eine Zigarette nicht direkt zwischen die Lippen genommen, vielmehr durch das Dazwischenschalten der Finger geraucht. Sie dürfte sonst ohne schwere Kränkung des Empfängers so wenig wie Speisereste an einen anderen weiter gegeben werden. Nur die Überbleibsel der Mahlzeiten heiliger Männer und Frauen sind nicht verunreinigend, sind sogar heilsames und sehr begehrtes Prasad. Unrein ist aber auch der Mensch, der aus einer niedrigeren Kaste stammt. Nie darf deshalb ein Angehöriger einer solchen Kaste, gar ein unberührbarer Inder oder ein kastenloser Europäer mit einem hochkastigen Hindu unter einem Dache essen. Es könnten dabei Unreinigkeiten eingenommen werden oder «niedrige Schwingungen» übertragen werden. Unter Kastengleichen allerdings gilt jedes gemeinsame Mahl verbrüdernd wie bei uns ein Festessen.

Die Mutter, eben noch unzertrennlich vom Kleinkinde, zieht sich, ist dieses erst einmal drei- oder vierjährig geworden, des öftern und immer mehr von ihm zurück. Sei es, daß der Vater sie wieder als seinen Geschlechtspartner fordert und das Kind immer von neuem Zeuge der Urszene des elterlichen Geschlechtsverkehrs werden läßt; sei es, daß die Mutter in die unreinen

Zeiten ihrer Menstruation eintritt, in denen sie sich in einen inneren Raum des Hauses zurückzuziehen hat; sei es, daß das stärkere In-Erscheinungtreten des männlichen Wesens ihres Söhnchens der Mutter keinen nahen Kontakt mehr erlaubt. So wird die Mutter aus dem zuverlässigen, schützenden, wärmenden Hort unversehens zu etwas Unberechenbarem, Unheimlichem, Unsauberem. Sie wird für den Knaben im besonderen immer mehr zur Vertreterin des gefährlichen, verführerischen Weiblichen, das das Ideal der Selbstbeherrschung und Triebbemeisterung gefährdet. Denn eine strenge Gefühlsdisziplin wird nun den Kindern freilich immer härter aufgezwungen. Sie erfahren, daß sich die eigenen Eltern weder ihren größeren Kindern gegenüber, noch untereinander die geringsten Zärtlichkeiten zu Schulden kommen lassen dürfen, wenn ältere Familienmitglieder anwesend sind. Gefühle zeigen, in heftige Gemütserregung geraten, bedeutet stets, sich wie ein Tier benehmen und erntet schwere Strafe und Verachtung. Drei meiner männlichen Patienten erwähnten es als eine Selbstverständlichkeit, daß sie noch im Alter von neunzehn Jahren von ihren Vätern geschlagen wurden, weil sie auf der Straße einem Mädchen zugelächelt hätten. Eine junge Studentin gerät bereits in größte Gefahr, ihren guten Ruf auf immer zu verlieren, wenn sie nur einmal allein mit einem jungen Manne ausgeht oder auch bloß ein «billet-doux» von einem männlichen Kollegen erhält. Wie die langen Röcke unserer westlichen Damen vor fünfzig Jahren soll der indische Sari auch heute noch die Knöchel einer Inderin nicht den Blicken der Männer preisgeben. Nur gegen die Nacktheit eines handbreiten Hautstreifens, der zwischen dem unteren Ende der kurzen Bluse und dem oberen Sari-Ansatz zum Vorschein kommt, ist nichts einzuwenden.

Während sich die Mutter erst nach einem vorausgegangenen sehr engen Kontakt mit dem Sohne so weitgehend von ihm entfernt, tritt der Vater mit ihm überhaupt nie in eine offene, freie, herzliche Gefühlsbeziehung. Entweder erlangt ein Vater gegenüber dem älteren, fernen Patriarchen, dem Groß- oder Urgroßvater überhaupt nie eine eigene Bedeutung, oder er darf in der Beziehung zu seinem Sohne nur als der offizielle Instruktor und als Vorbild für die notwendige Unterdrückung aller eigenen Gefühlsäußerungen und sämtlicher sinnlicher Begehrlichkeiten funktionieren. So bekommt zum Beispiel der Sohn von seinem Vater besonders oft zu hören, daß man zur Förderung der Selbstbeherrschung kein Fleisch und keine anderen «erhitzenden» Speisen essen solle. Die Milch der sanftmütigen Kühe dagegen und alles, was daraus hergestellt wird, sei um so empfehlenswerter. Kaum je erhält der Sohn von seinem Vater ein Lob, um so häufiger aber Ermahnungen und Vorwürfe. Vom Sohne wird eine völlige Unterordnung, ein frageloser Gehorsam gegen alle väterlichen Instanzen gefordert. Oft stellen diese auch schon an zehn-, elfjährige Jungen Arbeitsanforderungen wie an einen Erwachsenen.

Doch heißt das ganze zur Schau getragene, traditionell vorgeschriebene, sehr gefühlsverhaltene väterliche Rollenspiel keineswegs, daß sich hinter ihm, in der Tiefe der meisten indischen Vaterherzen nicht doch eine große Feinfühligkeit für die Kinder und die zärtlichste Besorgnis um sie verbergen würde. Wie oft bekam ich die innigste Anteilnahme indischer Eltern am Schicksal ihrer Töchter und Söhne zu spüren, wenn sie mich bei deren seelischen oder beruflichen Schwierigkeiten um Rat und Beistand baten. Nur unverblümt zeigen dürfen sie ihre elterliche Liebe den heranwachsenden Kindern nicht, und dies wiegt schwer genug.

Wie der Vater gegenüber seinem Vater, selbst schon dem eigenen älteren Bruder gegenüber stets so tun muß, als würde er keine menschlichen Gefühle und Triebe kennen, als würde er überhaupt kein eigenes Geschlechtsleben führen, so hat erst recht für den noch unverheirateten Sohn einer heutigen indischen Durchschnittsfamilie die ganze emotionelle und sinnliche Freiheit, wie sie in den Büchern der Weisen verkündet wird und seit je für Indiens große Geister gilt, ganz und gar keine Gültigkeit. Mag Gott Shiva selber die tausend Kapitel seines Liebesbuches «Vahana Nandi» inspiriert haben, mögen die Liebes-Aphorismen im Kama Sutra des ebenso ehrwürdigen wie sinnenfreudigen Heiligen *Vâtsyâna* und noch so viele andere Eros-Offenbarungen alter indischer Weiser die Göttlichkeit der Liebe in allen ihren Formen und Erscheinungen preisen, für den gewöhnlichen jungen Manan der indischen Neuzeit ist alles Geschlechtliche unsauber und sündig. Dabei treibt gelegentlich der Zusammenprall dieser hochgezüchteten Schamhaftigkeit mit alten, sehr sinnlichen Göttergeschichten die Jugendlichen erst recht in große Verwirrung hinein. Ein junger männlicher Angehöriger einer Unterkaste der Kaisth zum Beispiel kam mit dem Gotte Krishna nicht zurecht. Er klagte mir: «Dieser Gott darf tausend und eine Geliebte haben. Wenn ich mir aber nur zwei Freundinnen nähme, würde man mir nicht mehr zu leben erlauben.» Derselbe junge Mann kam auch mit dem Brauche seiner Kaste nicht zurecht, der verlangt, daß die Mutter jeweils nach der Geburt eines Kindes, wenn sie etwa am neunten Tage ihr Reinigungsbad nimmt, sich nackt in ein Zimmer setzen und sich von allen ihren männlichen Kindern betrachten lassen muß. Ein anderer junger Mann brachte im Verlauf einer Psychoanalyse nach größten inneren Widerständen Gedanken und Phantasien heraus, wie wir sie von schweren westlichen Zwangskranken zu hören gewohnt sind: «Wenn ich eine Beziehung zu einem Mädchen haben könnte», erklärte er, «die auch die seelische Seite umfassen würde, wäre mein Problem hundertprozentig gelöst. Ich kann aber nur eine Art von intellektueller Liebe zu den schönen Mädchen haben. Körperlich ziehen mich diese gar nicht an. Zu Hause ist immer alles Geschlechtliche als böse, unnatürlich und schmutzig verbannt worden. Wenn ich Fleisch esse, bekomme ich ein schlechtes Gewissen. Ich muß dann denken, ich esse das Fleisch meiner Mutter. Dann graust es mich so, daß ich vom Tisch weggehen muß, ohne die Mahlzeit beendet zu haben. Will ich dann in meiner Verzweiflung zu Gott beten, kommen mir auch schmutzige Gedanken Gott gegenüber. Ich war der einzige Fleischesser im Hause, mußte Fleisch essen, auf ärztlichen Rat hin, weil ich so schwächlich war. Immer mußte ich das Fleisch aber selber zubereiten, weil niemand sonst damit in Berührung kommen wollte.»

Kein Wunder, daß in den Jungmännerjahren der Inder die auch bei uns noch vor wenigen Jahrzehnten üblichen Onanie- und Pollutionsängste an der Tagesordnung sind und ihre seelischen Verheerungen anrichten. Mit großer Regelmäßigkeit klagen die jungen Männer, die den Arzt aufsuchen, über einen mehr oder weniger dauernden Samenverlust, der sie schwäche, arbeits- und konzentrationsunfähig mache. Denn, sagen sie, zur Herstellung eines einzigen Tropfens männlichen Samens bedürfe es einer Produktionszeit von achtzig Tagen und des Materials von achtzig Tropfen Blut. An diesen Beschwerden wird auch festgehalten, wenn keinerlei organische Symptome einer faktischen Spermatorrhoe zu finden sind. Zahlreich sind die Klagen über ein Kleinwerden des männlichen Gliedes und über Ängste, die ganz in die Nähe des indonesischen Koro führen. Sie haben auch wie dieser eine Reifungshemmung der seelisch-geistigen Männlichkeit und Schuldgefühle zu ihrer wahren Ursache.

Bei vielen sensiblen Männern resultieren daraus Impotenz- und Unfruchtbarkeitsbefürchtungen. Ihnen folgen später, nach der Heirat, häufig genug wirkliche sexuelle Impotenzerscheinungen. Zwar gibt die Tradition nach der Heirat den physisch-sinnlichen Kontakt zwischen Mann und Frau plötzlich frei. Sie kann damit aber nur allzuoft den Schaden, den sie durch die vorgängigen Prüderievorschriften im Bereiche der seelisch-geistigen Liebesbeziehungen anrichtete, nicht wieder gut machen. Die indische Sitte vermag dies schon darum nicht, weil sie auch weiterhin jede Zärtlichkeit zwischen den Ehepartnern in Gegenwart von Drittpersonen als schamlos verbietet. Bereits jede Unterhaltung mit der Gattin auf der Straße oder in der Eisenbahn wird als unwürdig und indezent verurteilt. Ein wirkliches Freundschafts- und Kameradschaftsverhältnis zwischen Mann und Frau kann deshalb kaum je zustande kommen. In der Phantasie werden die Gattinnen zu mütterlichen Wesen idealiseirt; in ihrer leibhaftigen Wirklichkeit bedeuten sie für die Ehemänner ein konfliktreiches, belastendes Problem. Denn der verheiratete Inder befindet sich in der Verlegenheit, auf der einen Seite die Gattin geschlechtlich befriedigen und mit ihr Kinder zeugen zu sollen; zugleich aber lernt er, daß nur eine möglichst vollkommene sinnliche Abstinenz ihn zu einem starken Mann werden läßt. Die dieser seelischen Konstellation entsprechende Impotenzerscheinung pflegt dann sehr oft darin zu bestehen, daß der sexuelle Genuß nur mit einer Prostituierten, nicht aber mit der eigenen Frau möglich ist.

Den Frauen selber machen es die indischen Bräuche noch schwerer, sich ihre volle Menschlichkeit wissentlich anzueignen und sie zu einem offenen und freien Austrag in allen ihnen wesensmäßig möglichen mitmenschlichen Beziehungen zu bringen. Wenn die kleinen Mädchen auch nicht schon nach den ersten ungehemmten Lebensjahren dieselbe rigorose Distanzierung von der Mutter erfahren müssen wie die Knaben, so lastet dafür auf ihnen so gut wie immer das Verhängnis, im Grunde unerwünschte Kinder zu sein. Denn Mädchen bedeuten, namentlich der wirtschaftlich ruinösen Mitgift- und Hochzeitssitten wegen, eine oft kaum tragbare Verantwortung und Last für den Vater und die Brüder. Sind sie dann unter die Haube gebracht, haben sie nun dem Ehemann gegenüber weiterhin, wie zuvor im Verhältnis zu den männlichen Mitgliedern der elterlichen Familie, die Rolle einer untertänigen und fürsorglichen Dienerin zu spielen, die überhaupt keine eigenen Ansprüche zu stellen hat. Im Manne soll die Frau die ihr wesentlichste Verkörperung Gottes erblicken. Von früh auf wendet sich darum ihr ganzes Wesen nach innen und läßt die Frauen Indiens in dieser Abkehr vom äußeren Betrieb zum ausgesprochen konservativen Element des

Landes werden. Darum sieht man sie auch auf dem Gebiete der geschlechtlichen Beziehungen so lange und in einem so hohen Grade schlafen. Einer erstaunlich großen Zahl von jungen Inderinnen begegnete ich, die als weibliche Wesen noch gänzlich unerblüht waren, in einem Alter, in dem ihre westlichen Schwestern schon fast alle den Reiz dieser Knospenhaftigkeit längst abgestreift haben. In den psychotherapeutischen Behandlungen der Frauen durch einen männlichen Analytiker glaubte ich zunächst, die kaum überwindbare Verschlossenheit den sexuellen Problemen gegenüber auf die für eine Inderin älteren Stils unerhörte Konfrontierung mit einem fremden Manne zurückführen zu müssen. Aus den Kontrollanalysen mit Ärztinnen jedoch erhielt ich immer wieder bestätigt, daß überaus viele ihrer weiblichen Patienten nur deshalb nichts über das weibliche Empfinden aussagten, weil sie ein solches bei sich selbst faktisch noch gar nicht zugelassen hatten. Sie wußten mit dem besten Willen einfach nicht, was beim Geschlechtsakt mit ihnen geschah, fügten sich bloß pflichtschuldigst den Befehlen ihrer Ehemänner, litten jedoch dabei an allen möglichen Graden von Frigidität. Daß gar Mann und Frau gegenseitig voneinander je erfahren hätten, was in ihnen bei ihrem intimen Zusammensein vorging, hörte ich nicht ein einziges Mal.

Die ganze patriarchale Sozialstruktur, der alle diese seelischen Störungen entstammen, erinnert nun aber gewiß deutlich genug und bis in die meisten, wesentlichen Einzelheiten hinein, vielleicht sogar in einer gewissen Übertreibung, an die gesellschaftlichen Verhältnisse des mitteleuropäischen Bürgertums um die letzte Jahrhundertwende herum. Darum können wir auch alle eben erwähnten «spezifisch indischen» Neurosenformen in den Werken *Freud's* erörtert und erläutert finden. Denn die Sozietät der mitteleuropäischen Stadt Wien jener Zeit war gerade der Lebensrahmen aller jener westlichen Menschen, bei denen der geniale Beobachter *Freud* seine psychoanalytischen Untersuchungen anzustellen Gelegenheit hatte. In seinen «Beiträgen zur

Psychologie des Liebeslebens» zum Beispiel werden die «allgemeinste Erniedrigung des Liebeslebens» sowohl wie das «Nichtzusammenkommen der zärtlichen und sinnlichen Strömungen» mit all ihren bei unseren indischen Patienten so regelmäßig zu beobachtenden seelischen und körperlichen Folgeerscheinungen in unübertrefflichen Formulierungen gekennzeichnet.

Freud's weiterer Beobachtung entsprechend würde die Mentalität einer derartigen Gesellschaftsordnung mit ihrer hochgradigen Prüderie dem anderen Geschlecht gegenüber und ihrer patriarchalen Unterdrückung einer eigenen und selbständigen Persönlichkeit der Söhne mit Sicherheit außer den Symptomen der Impotenz auch eine Häufung homosexueller Erscheinungen erwarten lassen. In der Tat wenden sich denn auch die indischen Männer gefühlsmäßig gleichgeschlechtlichen Partnern in einem Maße zu, wie dies nun heute wiederum bei uns im Westen Anstoß erregen würde. Beliebig oft kann man in aller Öffentlichkeit jüngere und ältere Männer Hand in Hand, nicht selten in enger Umarmung durch die Straßen wandeln sehen. Ob diesen gleichgeschlechtlichen Zärtlichkeiten auch prozentual häufiger als bei uns eigentliche, genitale homosexuelle Kontakte entsprechen, ist statistisch nicht festzustellen. Eindrucksmäßig entschieden häufiger als bei uns werden in der psychiatrischen Praxis Mitteilungen von Päderastie vernommen, deren Häufung denn auch nach den psychoanalytischen Erkenntnissen des Westens bei der durchschnittlich größeren gefühlsmäßigen Reifungshemmung der Männer nicht erstaunen kann. Mit einer Unbefangenheit ohnegleichen und für gewöhnlich ohne offenkundigen Anstoß bei ihren Mitbürgern zu erregen, beleben ferner Männergestalten das Straßenbild vieler Städte, die, vollkommen weiblich gekleidet und kräftig geschminkt, Frauen nachahmen. Es sind dies die transvestitischen Hijras, Angehörige der niedersten Kasten. Sie spielen die anerkannte soziale Rolle von männlichen Prostituierten. Gelegentlich lassen sie sich sogar operativ in Eunuchen verwandeln. Sie sind der Gegenpol der indischen Heiligen, brechen gleichsam nach unten aus den indischen Gesellschaftsschranken aus, wie dies die Sadhus nach oben zu, dem Himmel entgegen, tun. Gelegentlich sieht man sie ihre ausgebrochene Triebhaftigkeit freilich in einem Maße übertreiben, daß es den gesitteten Zuschauern doch zu bunt wird. Dann wird versucht, die Hijras mit um so reichlicheren Almosen wieder zu größerer Zurückhaltung zu bewegen.

Zwei sehr erfahrene und zuverlässige Gewährsleute aus Südindien versicherten mir übereinstimmend, daß unter den Männern dieses Landesteiles, die in den dortigen, noch bis vor kurzem matriarchal bestimmten Sozialgefügen aufwuchsen, diese homosexuellen Neigungen in noch ausgeprägterer Weise zu finden seien als im patriarchalen Norden des Landes. Zur Erklärung dieses Tatbestandes schilderten sie mir die folgende Gesellschaftsstruktur: Unter dem Matriarchat Südindiens gehörten die Kinder ganz der Mutter, wie auch das Familienvermögen der mütterlichen Linie entlang vererbt wurde. Um den Besitz einer Familie möglichst beisammenzuhalten, wurde deshalb eines jungen Mannes Vatersschwesterstochter als das richtige Mädchen, als «Mora penne» zum Heiraten bezeichnet. Ungeachtet dieser seit Jahrtausenden befolgten Aufforderung zur Inzucht seien in Südindien keinerlei nachteilige Vererbungsfolgen nachzuweisen. Die Leute des Südens seien in den Schulen und Universitäten im Gegenteil ganz besonders intelligente Menschen, seien auch als die im Vergleich zu den Nordindern freieren Charaktere bekannt. Selbst nach einer Heirat blieb indessen die Beziehung von Bruder und Schwester viel enger als das Verhältnis von Ehemann und Gattin. Eine Ehe kam ohne größere Festlichkeiten einfach dadurch zustande, daß der Bewerber den Onkel mütterlicherseits der Erwählten um das Besuchsrecht bat. Das war dann der Ehekontrakt, der Sambandhan. Spielend leicht wie das Heiraten war auch die Scheidung zu bewerkstelligen. Wohl gerade darum war sie eine Seltenheit. Nach der Heirat lebte die Ehefrau weiterhin im Hause ihrer Familie, der Gatte in dem seiner Angehörigen.

Nur die Nächte verbrachte dieser zumeist bei seiner Frau. Vor Sonnenaufgang hatte er sie jedoch immer wieder zu verlassen. Deshalb sahen die Kinder den Vater so gut wie nie. Die männliche Respektperson war für die Kinder meist der Onkel der Frau mütterlicherseits. Die faktische Erziehung lag ganz in der Hand der Mutter unter Mithilfe ihrer Schwestern und der Großmutter. Soweit der Bericht meiner südindischen Kollegen. Wenn man mit ihm die Familiensituation vergleicht, die im Westen am häufigsten zu einer homosexuellen Entwicklung der Söhne beiträgt, so ist die Übereinstimmung beider nicht zu verkennen. Denn auch bei uns hören wir von den homosexuellen Männern zumeist von einem schwachen oder frühverstorbenen Vater, einer übermächtigen Mutter und von einer mehr oder weniger durch diese und deren Schwestern ausschließlich weiblich bestimmten Atmosphäre.

Die anderen neurotischen Tragödien, die ich in Indien zu sehen bekam, waren vor allem Folgen frühgesetzter Minderwertigkeitsgefühle, die ihrerseits durch die allgemeine elterliche Geringschätzung des weiblichen Geschlechtes und durch die Abneigung gegen eine dunkle Haut der Kinder geprägt worden waren; gar nicht selten auch durch Befürchtungen, die ein schlechtes Geburtshoroskop des Neugeborenen in den Herzen der Eltern lebenslänglich wachhielt.

Das psychoanalytische Neurosenverständnis des Westens läßt aber nicht nur ohne Schwierigkeit begreifen, daß und warum gerade diese seelischen Störungen unter den gegebenen indischen Sozialstrukturen auftreten und vorwiegen. Wir können dank *Freud's* Forschungen auch leicht ein zunächst erstaunlich anmutendes Rätsel lösen, das uns der Vergleich der heutigen indischen Psychoneurosen mit den früher bei uns das Feld beherrschenden Neurosensymptomen aufgibt. Denn eigentlich würde die Intensität und der Umfang der Schamschranke gegen den geschlechtlichen Lebensbereich sowohl als auch das Ausmaß an Unterdrückung der gesamten Kot- und Schmutzsphäre noch viel zahlreichere und viel hartnäckigere Zwangsneurotiker, Skrupulanten und Hysteriker erwarten lassen. Übertrifft doch diese indische Leib-, Trieb- und Sinnenfeindlichkeit noch um Einiges die der Moral-Tabus der mitteleuropäischen Gesellschaft vor einem halben Jahrhundert. Sie entspricht in ihrer Strenge vielleicht eher den Triebbeschränkungen durch das ebenso dichte wie starre Netzwerk orthodox-jüdischer Vorschriften oder dem geistigen Terror eines rückständigen, kleinlichen, bigotten Pfarrers einer der christlichen Kirchen.

In Wirklichkeit jedoch sind meiner eigenen Erfahrung gemäß, wie nach dem Urteil meiner drei Schüler, die seit vielen Jahren in Indien als Psychotherapeuten tätig sind, weder die Zahl der indischen Psychoneurotiker dieser Erwartung entsprechend hoch, noch sind die Symptome der Erkrankten besonders schwer. Im Gegenteil: oft überraschten mich die zwangsneuroseähnlichen Reinlichkeitszeremonien der Inder durch ihre mehr nur theoretische Strenge und Starrheit. Im praktischen Leben werden sie verhältnismäßig gemütlich befolgt und die Ängste, die ihre Unterlassung bewirkt, sind im allgemeinen nicht sonderlich schwer. Die kränkste indische Hysterikerin, von der ich Kenntnis bekam, war eine völlig gelähmte, dreißigjährige Frau. Ihre seelisch bedingte Störung erwies sich bei tieferer Exploration zur Hauptsache durch die Vernichtung ihres Selbstwertgefühles veranlaßt, die unter dem Einfluß einer dominierenden Schwiegermutter und eines die Patientin nicht zureichend bestätigenden Ehemannes zustande gekommen war. Die Korrektur dieser familiären Konstellation und der Prestigezuwachs, die schon eine kurzfristige Betreuung in einem von weißen Ärzten geleiteten Spital für eine so einfache indische Frau vom Lande bedeutete, reichten zum maßlosen Erstaunen ihrer Umgebung bereits aus, nach wenigen Anwendungen des faradischen Stromes eine dauernde Heilung zu erzielen.

Um diese Eigentümlichkeiten im Gesamtbilde der indischen Psychoneurosen zu verstehen, brauchen wir uns jedoch nur des gewaltigen Unterschiedes zu erinnern, der zwischen der frühkindliche Erziehung in Indien und der bei uns im Westen besteht. Die indischen Patienten hatten nämlich immerhin zumindest während ihrer ersten Lebensjahre eine sehr freiheitliche, triebgewährende Atmosphäre gekannt und mußten erst verhältnismäßig spät, mit drei, fünf oder sechs Jahren den Umschlag in schwere Triebversagung erleben. Darum vermochten sich diese Kinder wenigstens einen ersten, gewichtigen Ansatz zu einer gesunden, normgemäßen Entfaltung anzueignen. Die Elternwelt der Psychoneurotiker des Westens dagegen war und ist so gut wie immer vom ersten Lebenstag an frustierend und vergewaltigend. Während deshalb bei diesen schon die Kindheit oft keine wissentlichen Triebäußerungen mehr kennt, förderten die Psychoanalysen bei den indischen Patienten stets sehr reiche, frühkindliche Erinnerungen an sinnliche Spielereien zutage, die zwar vor den Erwachsenen streng verheimlicht wurden, deren Genuß indessen im Kreise der mitspielenden Kameraden und Kameradinnen zumeist nur mäßig durch Schuldgefühle beeinträchtigt wurde.

Zu bedenken ist fernerhin, daß die Triebversagung und Gefühlsunterdrückung auch im späteren Leben nur bei der höchsten indischen Kaste, den Brahmanen, fast total sein sollte. Sie aber werden dafür durch das stärkende und haltgebende Bewußtsein ihrer Gottähnlichkeit entschädigt. Die Vorschriften der nächstfolgenden niedrigeren Kasten, der Krieger und der Kaufleute, erlauben den aggressiven und den oralen Tendenzen bereits nicht unbeträchtliche Freiheiten. Bei den Banias, den Angehörigen der Kaufleute, darf sogar die im unmittelbar eigenleiblichen Bereiche verpönte Analität, das heißt die Beziehung zum Erdhaft-Materiellen, um so größere Orgien im Gelderwerben feiern. Sie kann dies, weil Geld und Kot derselben Bedeutungssphäre angehören, wie es die Sprache von jeher weiß, wenn sie vom «Geldscheißer» oder vom Geld als vom «Kot der Hölle» spricht. Mindestens einmal im Jahr werden von den Banias dem Familienvermögen in einer eigenen Zeremonie göttliche Ehren erwiesen. Wie in gewissen protestantischen Kreisen des Westens gilt auch dem frommen Bania der finanzielle Erfolg als eine himmlische Belohnung für seine Rechtschaffenheit und als ein Zeichen des göttlichen Wohlwollens. Bei den niedrigsten Kasten und den kastenlosen Indern fallen die meisten versagenden Tabus überhaupt weg. Dementsprechend selten sind ihre Angehörigen denn auch von psychoneurotischen Störungen im üblichen Sinne befallen.

Die Einblicke, die mir die psychoanalytische Behandlung in die mir bekanntgewordenen indischen Psychoneurotiker zu verschaffen vermochte, ließen ihre Störungen genau so wie die parallelen Symptome bei westlichen Menschen ausnahmslos als Folgen einer Hemmung ihrer menschlichen Reifung erkennen. Das Leben in einer indischen Sippenfamilie ist nun allerdings in besonders hohem Maße dazu angetan, die Entfaltung der jungen Menschen zu ihrer vollen, eigenständigen, wesensgemäßen Menschlichkeit hintan zu halten. Sowohl die frühkindliche Verwöhnung, wie die spätere starre, unpersönliche Traditionsgebundenheit und die Enthebung von aller eigenen Entscheidung über Berufs- und Gattenwahl untergraben die Reifung zu einer selbständigen, unabhängigen Persönlichkeit mit eigener Initiativkraft und individuellem Durchsetzungswillen sehr. Darum legen auch die gesunden indischen Menschen in ihrer Großzahl nur in jenen zwischenmenschlichen Bewegungen eine selbstverständliche, fraglose, ruhige und überlegene Sicherheit an den Tag, die durch die Gesetze der patriarchalen Familienhierarchie bestimmt sind. Um so unsicherer und inkonsequenter sah ich Durchschnittsinder in allen mitmenschlichen Situationen reagieren, in denen die eigenen Motive und Überlegungen zu entscheiden hätten. Ich erfuhr auch, wie wenig Widerstand sie oft korruptiven Verführungen entgegen zu setzen vermochten. Ihr Verhalten erinnerte mich dabei immer wieder an liebe, aber verwöhnte Kinder, sehr stark auch an die Menschen unseres europäischen Südens, die allein schon durch die viel freigebigere, fruchtbarere Natur zu weniger Verhärtungen und Abwehrleistungen gegen Unbill und Kargheit des Lebens gezwungen werden. Wie bei unseren nicht neurotisch verbogenen Jugendlichen, denen reichliche, frühkindliche Gewährung einen kräftigen Optimismus mit auf den Lebensweg gibt, herrscht im Kreise durchschnittlicher Inder eine erquickende Spontaneität, eine Herzlichkeit und Begeisterungsfähigkeit ohnegleichen. Oft erlebte ich, wie sich meine Partner von mir mit Leichtigkeit zu den größten und schönsten Plänen und Versprechungen hinreißen ließen. Doch kaum war ich ihren Augen entschwunden, hatten sie auch schon alles wieder vergessen und ließen mich vergeblich auf die Einhaltung der Verabredung warten. Ich tröstete mich jeweils mit der Erklärung eines südfranzösischen Fremdenführers, den ich einmal vor Jahren auf der Terrasse des Palais des Papes zu Avignon mit einer weit ausgreifenden, impulsiven Gebärde seiner Arme und mit einer ganzen Sammlung höchster Superlative die Weite und Schönheit seines Landes hatte übertreiben und dabei sich gegen den Vorwurf verwahren hören, seine Landsleute seien unzuverlässige Aufschneider. Das sei durchaus nicht richtig, hatte er gemeint, sie sagten nur zuzeiten etwas «große Wahrheiten», deren Größe sie dann beim besten Willen nicht immer ganz gewachsen seien. Bald lernte ich auch selbst den Riesenspaß kennen, den das Pläneschmieden an sich zu bereiten vermag, vor allem, wenn man gar nicht an die zu ihrer Ausführung notwendigen Anstrengungen zu denken braucht. Von da an erschien ich meinen Freunden auch nicht mehr wie zu Anfang allzu kalt und nüchtern. Rührend war ferner die unbegrenzte Hilfsbereitschaft des Augenblickes und die rasch angebotene, ehrlich gemeinte Freundschaft. Nur durfte ich mich so wenig wie bei unsern ganz jungen Menschen wundern, wenn die Hilfsbestrebungen und die Freundschaft gelegentlich schon am andern Tage wieder den Partner wechselten. Groß wie die eigene momentane Hilfsbereitschaft sind freilich auch die Erwartungen, die die Inder nach Art verwöhnter Muttersöhne an das Entgegenkommen des andern stellen. Immer neue Enttäuschungen sind deshalb unvermeidlich. Stoßen sie auf Versagungen, kann ihr Verhalten im Nu in schweres Mißtrauen und in beinahe paranoide Reaktionen umschlagen. Gelegentlich platzt dann auch ihre anerzogene Selbstbeherrschung und ein besinnungsloses Wüten, ein «temper tantrum» bricht durch. Ebenso rasch ist der Zorn aber auch wieder verraucht. Es tut ihnen dann schrecklich leid und sie möchten wieder lieb gehabt werden.

Alle diese Momente erleichtern und erschweren zugleich nicht nur den alltäglichen Umgang mit den gesunden Durchschnittsindern, sondern auch die psychotherapeutische Arbeit mit indischen Patienten. Erleichtert wird das psychotherapeutische Bemühen dadurch, daß die indischen Kranken dem Arzte als einer Vater- oder gar einer Guru-Figur sogleich ein unbegrenztes kindliches Vertrauen entgegenbringen. Auch treten die in ihrer Reifung zurückgebliebenen Wesensseiten, die bei unseren westlichen Kranken zumeist sehr verpönt sind und hinter schweren Widerständen verborgen gehalten werden, sich daher für lange Zeit höchstens andeutungsweise in Träumen zu zeigen wagen, beim indischen Kranken häufig schon im wachen Verhalten mit aller wünschbaren Deutlichkeit offen zutage. Es wäre allen Skeptikern unter den Psychotherapeuten, die *Freud's* genialer Beobachtungsgabe noch immer mißtrauen, zu wünschen, sie könnten einmal auch nur ein Dutzend indischer Menschen in Psychoanalyse nehmen. Sie würden schwerlich länger am massenhaften Vorkommen jener Erscheinungen zweifeln, die die Psychoanalyse mit dem Namen eines Kastrations- und eines Oedipuskomplexes belegte. So aufdringlich präsentieren sich die entsprechenden sprachlichen Äußerungen sowohl als auch die willentlichen und wissentlichen Handlungen. Natürlich vermag aber weder die Regelhaftigkeit des Vorkommens dieser klassischen «Komplexe» der Psychoanalyse bei den indischen Patienten, noch die Drastik der Erscheinungsformen im geringsten darüber zu entscheiden, ob sie unentrinnbare, naturnotwendige, für alle Zeiten bestehende, nur mehr oder weniger verdrängte Folgen innerhalb eines jeden menschlichen Reifungsprozesses sind, oder ob sich nicht allein schon durch die großen sozialen Veränderungen, die bei uns seit *Freud's* Zeiten in der Struktur der familiären Beziehungen Platz gegriffen haben, die Bedeutung und die Häufigkeit des Oedipus- wie des Kastrationskomplexes bei den psychoneurotischen Kranken des Westens bereits gewandelt haben.

Schwieriger dagegen sind die psychotherapeutischen Bemühungen beim indischen Durchschnitts-Patienten, weil diesem aus denselben Gründen noch häufiger als unsern Kranken ein eigener Reifungswille, ein wirkliches Motiv zum Erwachsenwerden und ein rechtes Interesse daran weitgehend fehlen. Zudem sind die wesensmäßigen, je besonderen Möglichkeiten des Erwachsenseins, die bei ungestörter Reifung jeweils die einzigartige Gestalt eines jeden Menschen bestimmen, noch viel stärker als bei uns durch die allgemeine anonyme Konvention und Tradition verdeckt. Nur allzugerne rücken die indischen Kranken den Analytiker in die führende und schützende Elternrolle, um sich ihm auf immer zu unterwerfen. Auch viele indische Eltern von Patienten würden am liebsten in derselben Richtung mitspielen und ihre elterliche Verantwortung sogleich ganz und gar dem Psychotherapeuten übergeben und ihm großzügig ihre Kinder auf immer anvertrauen und schenken.

Weniger in der eigentlichen psychoanalytischen Arbeit als bei der üblichen psychiatrischen Behandlung psychotischer Inder machen die Kastenvorschriften manchem wohlmeinenden westlichen Arzte einen Strich durch die Rechnung. Er wird sich wohl überlegen müssen, welche Art von Arbeitstherapie er zum Beispiel einem hochgestellten, gläubigen Brahmanen zumuten will. Er wird auch Bedacht darauf zu nehmen haben, welche Arbeiten ein solcher Patient ihn selber verrichten sieht. Leicht könnte sonst der menschliche Wert des Arztes, seine Autorität

und seine therapeutische Kraft in seinen Augen vollkommen verloren gehen.
All diese unbestreitbaren, zahlreichen Besonderheiten in positiver und negativer Art, die im großen und ganzen den indischen vom westlichen Menschen unterscheiden, scheinen zunächst die Feststellung von der wesensmäßigen Übereinstimmung der menschlichen Grundverfassung in Ost und West Lügen zu strafen. Indessen weiß jeder erfahrene westliche Psychologe und Psychiater, daß sich zu einer jeden dieser scheinbar typisch indischen Erscheinungen recht genaue Parallelen in allen jenen häufigen westlichen Einzelfällen oder in Epochen unserer Vergangenheit finden lassen, in denen die familiären und sozialen Situationen noch weitgehend oder ganz den gegenwärtigen indischen Durchschnittsverhältnissen entsprechen oder ihnen nahekommen. Damit erweisen sich aber diese Unterschiede als bloße sekundäre Prägungsfolgen, wie sie auf Grund ein und derselben menschlichen Wesensstruktur unter ähnlichen oder gleichen sozialen und kulturellen Bedingungen überall anzutreffen sind. Als solche sind sie aber nicht Argumente gegen, sondern erst recht solche *für* die grundsätzliche Gleichartigkeit aller Menschen.
Nun tritt aber in den letzten Jahren ein weiteres, wichtiges Moment hinzu. In einem sehr viel stärkeren Maße als die kulturelle Überlieferung je an sich das seelische Gleichgewicht und die menschliche Reifung der indischen Menschen in gewissen Bereichen beeinnträchtigen konnte, wird beides durch das gegenwärtige Zerbrechen dieses traditionellen indischen Kultur- und Sozialgefüges bedroht. Der machthungrige Geist der industrialisierten westlichen Zivilisation erzwingt heute auch in Indien kulturelle Revolutionen und soziale Umwälzungen, die namentlich in den Städten ein immer erschreckenderes Tempo annehmen. Während in den hundertfünfzig Jahren englischer Oberherrschaft nicht mehr als zwei neue Sozialgesetze eingeführt worden waren – die beiden Verbote der Witwenverbren-

nung und der Kinderehe – jagt jetzt eine Änderung die andere. Die berufliche Beschränkung der Männer durch die Kastenvorschriften fallen weg. Die Frau gewinnt eine größere Unabhängigkeit. Nun ist nicht mehr nur der Sohn, sondern auch die Tochter erbberechtigt. Gesetzlich hat sie heute die Möglichkeit, zur gleich- und stimmberechtigten Mitbürgerin des Mannes zu werden. Immer häufiger beginnen die indischen Frauen und Mütter außerhalb des Hauses zu arbeiten, verdienen als Plantagen- und Fabrikarbeiterinnen, als Verkäuferinnen, Kinderschwestern, Krankenschwestern, Sekretärinnen, Ärztinnen, Juristinnen, Architektinnen, selbst als Ministerinnen und Botschafterinnen ihr Brot.

Tausende und abertausende von jungen indischen Männern und Frauen gehen durch diese soziale Revolution plötzlich des schützenden Hortes der Sippengemeinschaft verlustig und werden durch die gleichzeitige Preisgabe ihres traditionellen Glaubensgutes geistig haltlos. Die heutigen Vorschriften, denen zufolge die Arbeiter, Angestellten und Beamten der meisten Industrieunternehmungen und der Behörden jedes zweite oder dritte Jahr an einen neuen Ort versetzt und dadurch samt ihren Familien durch ganz Indien hindurch in dauernder Rotation gehalten werden, zerreißen zudem alle eben geknüpften freundschaftlichen Bande stets aufs neue und machen die Menschen wurzellos. Sie setzen die Kinder dieser ganzen großen indischen Bevölkerungsschicht einem ähnlichen bodenlosen Leben aus, wie es einem Großteil der Diplomatenkinder schon immer beschieden war. Unvermittelt sehen sich die indischen Menschen vor die Aufgabe gestellt, die wichtigsten Entscheidungen selber zu treffen, die Verantwortung für Ehepartner und Kinder allein zu tragen, ihr Leben ganz und gar in die eigenen Hände zu nehmen. Die alten Menschen dagegen bleiben mehr und mehr allein zurück und verlieren dadurch ihren ganzen bisherigen Lebensinhalt, der in der lebenslänglichen Führung und Anleitung ihrer Söhne und Töchter bestanden hatte. Eine große Zahl von ihnen versinkt darum in schwere depressive Verstimmungen. Noch ist für die alleinstehenden Greise und Greisinnen aber kaum Fürsorge getroffen, weil bis vor kurzem ihr Pflegeort selbstverständlicherweise die großen Familien waren. Die junge Generation ihrerseits wird durch die bisherige Erziehung innerhalb der Sippenfamilie nicht zureichend für die heutigen Belastungen vorbereitet, die eine so starke und eigenständige, reife Persönlichkeit voraussetzen. Viele sind deshalb den modernen Anforderungen des Lebens nicht gewachsen. Umgekehrt wieder findet sich manches Mädchen, das ein Universitätsstudium durchlief, nicht mehr zurecht, wenn es später einen Mann heiratet, der einer noch intakten Sippenfamilie angehört, und es mit ihm in diese zurückkehren muß. Nach der relativen Freiheit ihrer Studentenzeit erlebt sie die geforderte vollkommene Unterordnung unter die Schwiegermutter oft als eine unerträgliche Gefangenschaft. Unter derartigen Spannungen brechen viele indische Menschen seelisch zusammen, flüchten sich besonders dort, wo immer die Sozialgesetzgebung schon Handhaben dazu bietet, in versicherungsneurotische Begehrlichkeiten hinein. Außerdem treiben manche Eltern ihre Kinder dadurch in ein neurotisches Versagen hinein, daß sie sie ohne Rücksicht auf deren wahre Begabung in ihrem Ehrgeiz nach höherem sozialem Rang mit Hilfe persönlicher Beziehungen in Stellungen hinauf stoßen, die die Kräfte des Sohnes oder der Tochter bei weitem und von vorne herein überfordern. Zudem besteht einerseits noch bei vielen eine große Abneigung gegen manuelle Arbeit, auf der andern Seite herrscht eine wahre Sucht nach immer neuen und höheren Titeln und Graden. Beides zusammen läßt den Andrang zu den Universitäten immer größer werden. Selbst die für ein Studium durchaus Befähigten geraten dabei oft in große Not, weil ihnen und ihren Eltern, vom Geist der neuzeitlichen Technik gebannt und verblendet, wie sie sind, nur das Studium der Naturwissenschaften als das höchste und eigentlich erstrebenswerte Ziel gelten kann. Darum wird von allen intelligenten Kindern erwartet, daß sie sich dieser Disziplin zuwenden, ganz ungeachtet der besonderen geistigen Fähigkeiten. Das Studium von geisteswissenschaftlichen Fächern wird lediglich als ein Refugium für die unintelligenteren oder die wirtschaftlich zu sehr behinderten Menschen betrachtet. So habe ich denn Studenten beobachten können, die trotz hoher Intelligenz nervös zusammenbrachen, nur weil sie um jeden Preis Naturwissenschaften studieren sollten, während sie in Wirklichkeit eindeutig für Geschichte, Philosophie oder Kunstwissenschaft begabt waren. Die Überproduktion von «Masters of Arts», von «Bachelors of Science» und dergleichen läßt den Großteil dieser studierten Titelträger keine ihrer Vorbildung entsprechenden Verdienstmöglichkeiten finden. Sie müssen sich, um nicht zu verhungern, als Reiseführer betätigen oder müssen einfachste Schreibarbeiten in staatlichen Büros verrichten, die jeder Lehrling nach wenigen Tagen ebensogut zustande brächte. So sehen sie sich in ihren Hoffnungen auf eine erfüllende Lebensarbeit schwer getäuscht, leiden unter der Dürftigkeit ihrer Aufgabe und entwickeln früher oder später neurotische Symptome. Es ist darum mit Sicherheit vorauszusagen, daß die seelischen Nöte und Störungen in Indien ungeheuer rasch anschwellen und nanch fachkundiger Hilfe rufen werden, vor allem nach Erziehungs- und Berufsberatungsstellen, wie nach ärztlichen Psychotherapeuten. Aber nicht nur nimmt die Zahl der neurotischen Störungen immer mehr europäische und amerikanische Ausmaße an. Je eindeutiger die Umwelt des indischen Menschen und seine innere geistige Haltung und Einstellung unseren westlichen Verhältnissen nahekommen, um so weniger unterscheiden sich auch die Verteilung der einzelnen Neuroseformen und die Färbungen der Kranknheitsbilder von den Befunden, die wir in jeder psychotherapeutischen Klinik oder Poliklinik des Westens zu sehen gewohnt sind.

So schmerzlich diese neuzeitliche, der kulturellen und zivilisatorischen Anpassung Indiens an den Westen parallel gehende Angleichung der seelischen Leiden auch ist, so bekundet sie doch die Verwandtschaft aller Menschen, die Übereinstimmung ihrer eigentlichen Wesensverfassung, deren positiver Aspekt, die unmittelbare, grundsätzliche Verstehensmöglichkeit von West und Ost nämlich, zu einem der beiden Hauptfunde meiner Indien- und Indonesienfahrt wurde. Wie dies freilich für ein menschenwürdiges Auskommen zwischen Mitbürgern selbst innerhalb der kleinsten Schweizergemeinde gilt, so ist natürlich auch das faktische Sichverstehenkönnen östlicher und westlicher Menschen um so leichter möglich, je weniger sich jeder einzelne von ihnen auf eine unterschiedliche Teilentfaltung seiner Menschlichkeit einengt und zu einer einseitigen Haltung sich versteift, je voller er vielmehr sein ganzes Menschenwesen zu seinem freien und offenen, wissentlichen Austrag kommen läßt. Allein, nicht so sehr um derartiger, mehr der praktisch-ärztlichen Tätigkeit entspringenden, Erfahrungen willen hatte ich dem Ruf nach dem Osten Folge geleistet. Alles lag mir an einer Festigung der geistigen Grundlagen unserer Psychologie und Medizin, an einer Vertiefung und rechten Fundierung unserer Menschenkunde, am Gewinn besserer, angemessenerer Einsichten in das, was der Mensch seinem eigentlichen Wesen und seiner Bestimmung nach ist. Man kann, wenn man will, ein solches Bemühen ein philosophisches nennen. Nur dürfte man ihm deswegen nicht seine unmittelbare Zugehörigkeit zum Arztberufe streitig machen. Nie hat es nämlich eine Körpermedizin und gar eine Seelenheilkunde gegeben, noch werden solche wissenschaftlichen Disziplinen in Zukunft je möglich sein ohne eine je bestimmte philosophische Grundvorstellung über die eigentliche Natur des Menschen, seiner Welt und der Zusammengehörigkeit beider.

AUF DER SUCHE NACH INDISCHER WEISHEIT

So bereitwillig sich mir die Tore der nach westlichem Wissen und Können begierigen indischen Universitäten und Kliniken und die Herzen der Kollegen geöffnet hatten, so unzugänglich blieben mir für lange Zeit jene Weisen, von denen ich dank ihrer tiefen Verwurzelung in der alten Geistigkeit Indiens mehr über die Natur des Menschen zu erfahren hoffte, als mir die neuzeitlichen Wissenschaften des Westens vermittelt hatten. Zwar fehlte es mir nicht an Gelegenheit, beliebig vielen indischen Sadhus zu begegnen. Kein noch so flüchtiger Tourist kann in Indien die große Zahl jener Gottsucher übersehen, die einzig und allein in unbedingtem Gehorsam ihrem geistigen Lehrer, ihrem Guru gegenüber, bis auf die Almosenschale, den Wanderstock und einige Tücher auf allen materiellen Besitz verzichtet, sich von allen sinnlichen Freuden losgesagt haben und nun in völliger Armut und Keuschheit der höchstmöglichen Erfüllung menschlicher Existenz, dem unverhüllten Erkennen der letzten Wahrheit und dem Erreichen leidenthobener, beseligender Erlösung zustreben. Manche drängen sich schon durch eine abenteuerliche äußere Aufmachung dem Blick ihrer Mitmenschen auf, auch wenn diese Verwegenheit nur in besonders weit getriebener Nacktheit, einer gespenstigen Bemalung ihres Körpers, ihrer wilden Haartracht und in einem gefährlichen Dreizackspieß besteht, mit dem sie ihre besondere Verbundenheit mit dem Gotte Shiva demonstrieren. Die meisten fallen freilich durch eine besonders dichte und schlichte Verhüllung ihres Leibes in einfachen, weiten, wallenden Tüchern auf, die weiß oder nach den Vorschriften des Sanyasin-Ordens gelb sein mögen. Zwischen beiden Extremen gibt es alle erdenklichen Übergangsformen der Gewandung. So unterschiedlich wie die äußere Erscheinung der Sadhus, so weit gespannt ist auch die Skala der

Ränge ihrer Geistigkeit. Sie alle, die Angehörigen des Acht-Millionenheeres indischer Gottsucher, sind im Sinne unseres westlichen Wirtschaftsdenkens zumeist völlig unnütze Glieder der Gesellschaft, zehren durch ihr Betteln als Parasiten am Volkseinkommen. Dessen ungeachtet werden sie von der Allgemeinheit bisher mit Erfolg gegen alle staatlichen Versuche zu ihrer zivilstandsamtlichen Einordnung und volkswirtschaftlichen Nutzbarmachung geschützt. Denn das Volk verspricht sich vom geistigen Wirken des Sadhus eine heilsame Wirkung auch auf sich selbst und veranschlagt diese höher als eine mögliche Vermehrung des finanziellen Volkseinkommens.
Mit vielen von diesen wandernden Sadhus ließ ich mich auf ein Gespräch ein. Selten waren sie dazu nicht aufgelegt. Einigen war es dabei sichtlich vor allem um das Geld zu tun, das sie von mir erhofften. Andere wollten ehrlicherweise nichts von Belohnung wissen und gaben mir um so großzügiger ihr bestes philosophisches und religiöses Wissen preis. Immer beschränkte sich dieses jedoch bei den so leicht erreichbaren Sadhus auf bloß auswendig gelernte Verse aus den alten indischen Offenbarungsschriften. Auch erschien mir bei keinem von ihnen die eigene innere Freiheit, Ruhe und Glückseligkeit von sehr überlegener, überzeugender und verlockender Art zu sein.
Und doch hatte auch dieser für mich entscheidende Abschnitt meiner Indienfahrt sehr verheißungsvoll begonnen. Schon innerhalb der ersten zwei Wochen hatte ich die Bekanntschaft mit vier der bedeutendsten Philosophielehrer und Psychologieprofessoren des Landes gemacht. Sie alle scheuten weder Zeit noch Mühe, mir mit aufopfernder Geduld die Hauptzüge der indischen Menschenkunde beizubringen. In einem von ihnen fand ich sogar einen Lehrer, der mir über Wochen hinweg regelmäßigen Unterricht in diesem Fache erteilte. Fleißig füllte ich meine Hefte mit Dutzenden von schwierigen indischen Worten, die Titel verschiedener Philosophiesysteme, philosophische Begriffe oder psychologische Vorstellungen waren. Mein Bücherwissen,

das ich bereits von zu Hause mitbrachte, erfuhr durch diese Schulung manch wertvolle Ergänzung und Korrektur. Im Grunde jedoch erfuhr ich bei diesem Unterricht nur, daß der entscheidende Gehalt indischer Weisheit gerade nicht aus Büchern und Vorlesungen zu erlernen sei. Vielmehr, so vernahm ich immer wieder, könne die eigentliche Wahrheit über die Essenz des Menschenwesens und aller Dinge um uns herum nur von jedem einzelnen durch lange und unablässige geistige Versenkungs- und Konzentrationsübungen erfahren werden. Unumwunden gaben die vier gelehrten und berühmten Männer indessen zu, daß sie es selbst in dieser inneren Erfahrung der Wahrheit nicht weit genug gebracht hätten, um meinen Wissensdurst wirklich stillen zu können. Sie selbst seien doch zu sehr Leute der Welt geblieben. Hingegen wüßten sie von solchen, die durch die völlige Überwindung aller selbstsüchtigen Bindungen wirklich das letzte und höchste Ziel des menschlichen Lebens, die Erfahrung der Grundwahrheit und das Einswerden mit ihr erreicht hätten. Ausgerüstet mit ihren gewichtigen Empfehlungen machte ich mich frohen Mutes auf den Weg zu den großen Weisen. Gleichsam als eine erste Übergangsstufe wollte ich zunächst einmal die Bekanntschaft eines weitherum verehrten akademischen Lehrers der altindischen ayurvedischen Medizin an der Hindu-Universität in Varnassi machen. Es war mir zu Ohren gekommen, daß dieser Professor seine Kranken mehr noch als mit den Drogen dieser alten Heilkunst allein aus dem Geiste der altindischen Philosophie und Religion heraus zu heilen pflege. Doch schon beim Versuch, diesen Mann kennen zu lernen, der immerhin noch dem Lehrkörper einer weltlichen Universität angehörte, sollte ich die ersten Schwierigkeiten meines Vorhabens kennenlernen. Nichts half es mir, daß ich ein warmes Empfehlungsschreiben seines eigenen Rektors vorweisen konnte, worin dieser den Heilkundigen angelegentlichst ersuchte, mir unverzüglich so viel Zeit zur Verfügung zu stellen, als mir nur immer lieb sei. Auf halsbrecherischen Pfaden war ich eines Morgens um zehn Uhr nach umständlichstem Suchen und Wegefragen vor dem Hause dieses altindischen Psychotherapeuten angelangt. Auf mein Klopfen öffnete ein Sekretär. Gleich verschwand er wieder für eine halbe Stunde mit meinem Empfehlungsbrief. Dann brachte er mir den enttäuschenden Bericht, der Meister sei jetzt nicht zu sprechen, ich möchte doch um zwei Uhr nachmittags noch einmal vorbeikommen. Die nachmittägliche Wiederholung der mühseligen Fahrt verlief indessen um nichts erfolgreicher. Wenn es mir nicht zu viel Mühe bereite, könnte ich noch einmal abends um fünf Uhr mein Glück versuchen, meinte diesmal der torhütende Diener. Unverdrossen, wenn auch nur mehr mit geringen Hoffnungen, stellte ich mich zur vorgeschriebenen Zeit ein drittes Mal vor der so wohl bewachten Festung ein. Diesmal allerdings fand ich das Haus weit offen. In einer winzigen Kammer mit kahlen ungetünchten Steinwänden erhob sich bei meinem Eintritt ein kleiner, schmächtiger Mann mit struppigem, pelzigem, kurzgeschnittenem, schwarzem Haupthaar, kam hinter einem roh gezimmerten Tischchen hervor und ging mit lebhaften Schritten auf mich zu. Sehr herzlich und mit strahlenden Augen hieß er mich willkommen und bat mich, ihm gegenüber, an der anderen Tischseite, auf einem niedern Hocker Platz zu nehmen. Fürsorglich bot er mir Tee und indische Süßigkeiten an. Auf ein Handzeichen hin versammelten sich im Hintergrunde des kleinen Raumes auf einem niederen Podium aus Holzbrettern von kaum mehr als fünf Quadratmetern Oberfläche dicht aneinandergedrängt nahezu ein Dutzend seiner besten und fortgeschrittensten Schüler, die sich das Gespräch ihres Lehrers mit einem Fremdling nicht entgehen lassen wollten. Andächtig schweigsam, nur des öfteren ehrfürchtig zustimmend lauschten sie der nun folgenden dreistündigen Diskussion.

«Lassen Sie sich, lieber Freund», so begann der Meister unsere Unterhaltung, «zuerst eine uralte indische Legende erzählen. Da war einmal in unvordenklicher Zeit ein König. Der war so verblendet, daß er weit herum verkündete, nur das sinnlich Sicht- und Greifbare sei Wirklichkeit, alles andere sei Lug und Trug. Indra, zu jenen Zeiten der höchste Gott Indiens, erbarmte sich der Dummheit dieses Materialisten. Um ihn zu belehren, lockte er diesen König in einen großen Wald, verwandelte sich selbst in einen Räuber, der den König überfiel und fesselte. Er drohte diesem, er werde ihn umbringen, wenn er ihm nicht sogleich sein Königreich übergebe. Kaum war das geschehen, stellte er den nun völlig Verarmten vor die Wahl, entweder zu sterben oder sich beide Hände und Beine abhauen zu lassen. Selbst die Verstümmelung seines Leibes ließ der Unglückliche zu. Als der Gott sein Opfer zum Schlusse jedoch fragte, ob er es vorziehe, nun doch zu sterben oder durch ein Gift dauernder Bewußtlosigkeit zu verfallen, wählte der ehemalige König ohne Zaudern den Tod. Das ist eine jener vielen alten Geschichten, die das Fragen nach der eigentlichen Wirklichkeit aufs richtige Geleise bringen. Ein stetes Bemühen um diese Frage ist jedoch auch die unerläßliche Voraussetzung für alles ärztliche Tun. Wie könnte ein Arzt ohne ein Kennen des wahrhaft Wirklichen je wissen, was am Menschen im Grunde zu retten und zu heilen sei. In der Legende, die Sie eben hörten, wurde selbst ein mit ärgster Kurzsichtigkeit Geschlagener inne, daß das Wesentliche und die Essenz eines jeden Menschen nicht der äußere Besitz und die Macht, nicht einmal ein Königreich sein kann, auch nicht der Körper, noch das nackte Leben. Sonst wäre der Gefangene niemals bereit gewesen, alle diese Dinge als das immer noch Periphere vor seinem wissenden Geiste zu opfern. Das Geistige aber ist das, was alle Dinge in ihrem Sein trägt und erscheinen läßt. Nur darf dieses Geistige nicht darauf begrenzt gedacht werden, was die Menschen ihr Ich zu nennen pflegen. Diesem Irrtum jedoch verfallen die Menschen heute zumeist, und er gerade ist es, der sie so eingebildet macht, daß sie meinen, ihr kleines Ego sei das Letzte und das, worauf es ankomme, das alles zu produzieren habe und allein entscheiden könne, was und wie ein

Jegliches getan werden müsse. Dieser Wahn führt zu einer ungeheuren Aufblähung dieses kleinen menschlichen Ego, zu einem Machtwahn ohnegleichen. Dem müssen dann natürlich die Menschen eine Ethik entgegenhalten. Aber auch auf diesem Gebiete führt derselbe Wahn zu einer Überfüllung mit moralischen Geboten von Du sollst, Du sollst, Du sollst ... Du sollst jenes tun oder nicht tun, Du sollst gut und weise sein usw. So kommt es, daß sich die Menschen ihr Ich mit Forderungen moralischer und amoralischer Art überladen, bis sie unter der Last früher oder später zerbrechen. In solcher Verfassung mußten die Menschen eine Atombombe erfinden. Denn sie ist nur die äußere materielle Entsprechung des an Überdehnung und Überlastung explodierenden kleinen Menschen-Ichs. Für das Heilen im großen Maßstabe, wie für das Heilen eines einzelnen Patienten ist es deshalb entscheidend, ob eingesehen wird oder nicht, daß das kleine Menschen-Ich in Wirklichkeit nicht von Gnaden seiner selbst da ist, daß es sich nicht aus sich selbst heraus ins Erscheinen bringen kann, daß es mithin nicht in sich allein stehen und gar nicht nur auf sich selbst angewiesen sein kann. Vielmehr ist jedes kleine menschliche Ich umgriffen von jenem umfassend Geistigen, das wir Inder Brahman nennen. Diesem hat sich das kleine menschliche Ich unterzuordnen, von ihm sich führen zu lassen. Dann verschwinden die gefährlichen Aufblähungen des Ichs. Diese Unterordnung des Ichs bedeutet indessen durchaus nicht, wie die westlichen Psychologen dem indischen Denken so oft fälschlich vorwerfen, ein Aufgeben des Ichs oder des Bewußtseins, ein Sichverschwimmenlassen in einem anonymen, gestaltlosen, gallertartigen Nichts. Im Gegenteil, es ist ein Sich-in-Anspruch-nehmen-lassen des Menschen vom unendlich überlegenen, viel stärker leuchtenden, wissenden Geist des Brahman, und in Anspruch nehmen lassen kann sich nie etwas, das sich auflöst. So einfach diese Dinge sind, braucht es zumeist im Leben eines jeden doch eine mehr oder weniger schwere Katastrophe, bis er dieser Wirklichkeit so inne wird, daß er vollkommen bereit ist, seinen ichhaften Größenwahn abzulegen. Hat man es aber einmal wirklich begriffen, weiß man auch, worauf es im Grund bei allem ärztlichen Handeln ankommt. Alles wird dann ganz leicht. Man erkennt nun in jedem, der als hilfesuchender Patient kommt, einen Teil und eine Erscheinung des Göttlichen und ist glücklich darüber, daß einem die Ehre der Hilfeleistung verstattet wird. Nun braucht man nur noch durch ein entsprechendes Verhalten die Echtheit dieses Wissens den Kranken spüren zu lassen, bis dieser dadurch selber wieder seiner eigenen Gottesnatur inne wird. Natürlich gehört zu dieser Einstellung auch der Verzicht auf jedes Honorar, überhaupt auf jeden Erwerb persönlichen Besitzes, wie auf jeden persönlichen therapeutischen Ehrgeiz und Stolz.»

Nach dieser Belehrung stellte mir der Heiler einige seiner ehemaligen Patienten vor, die sich in der Zwischenzeit unter die Zuhörer auf dem Podium gemischt hatten. Einer ist mir besonders deutlich in Erinnerung geblieben. Es ist ein etwa fünfunddreißigjähriger kräftiger Mann, der mir selbst in fließendem Englisch erzählen konnte, daß er seit mehreren Jahren kommandierender Major der indischen Armee sei. Vor der dreimonatigen Behandlung durch den Meister hätte er jedoch während mehr als vierzehn Jahren so schwer gestottert, daß er sich fast nur noch schriftlich mit seiner Umwelt habe verständigen können. Der Meister habe ihn während der ganzen Behandlungszeit in sein Haus aufgenommen und ihn wie seinen eigenen Sohn behandelt, habe mit ihm gegessen und neben ihm geschlafen, obgleich er, der ehemalige Patient, doch ein Muslim und der Meister ein Brahmane sei.

Noch manchen Heilerfolg seiner so schlichten Therapie bekam ich zu hören und zu sehen, den ich mit all meinem psychotherapeutischen Rüstzeug niemals hätte erreichen können. Gerne hätte ich deshalb von dem Meister erfahren, wie ein westlicher Mensch diesen felsenfesten Glauben an den göttlichen Grund aller Erscheinungen erlangen, und wie er ihn gar seinen

Schülern vermitteln könnte. Das sei nicht nur Glaube, erhielt ich zur Antwort, sondern eine unmittelbare Erfahrung und Wahrnehmung des Einsseins alles dessen, was ist. Aber die westlichen Menschen seien vielleicht für diese Einsicht noch nicht oder nicht mehr empfangsbereit. Indessen tue sicher bereits ein solch besinnliches Gespräch, wie wir es eben geführt hätten, seine fruchtbringende Wirkung in einer Welt, in der der Lärm der Maschinen die Stimme aus der geheimnisvollen Tiefe immer unbarmherziger zu übertönen drohe.
Lange nach Einbruch der Nacht beschloß der Weise unser Zusammensein mit der Ermahnung, die Gesellschaft oberflächlicher, bloß neugieriger und habgieriger Betriebmacher und Materialisten nach Möglichkeit zu meiden. Der schädigenden Belastung gegenüber, die solche Menschen für die eigene Reifung bedeuteten, betonte er die Heilsamkeit des Umganges mit geistig entwickelten und geläuterten Freunden. Deshalb, fügte er bei, prüfe auch er seine Besucher stets gründlich auf ihre Ernsthaftigkeit hin und empfange sie erst, nachdem er sie zuvor zwei- oder dreimal abgewiesen habe. Wenn sie sich dadurch nicht abhalten ließen, zu ihm zu kommen, wisse er, daß er aufgefordert sei, sich ihrer anzunehmen. «So ungefähr also, wie Sie auch mit mir verfuhren», konnte ich mich nicht enthalten, einzuwerfen. Mit dieser kleinen Bemerkung löste ich bei Lehrer und Schülern ein überaus herzhaftes Lachen aus. Denn im Verlauf des Gespräches waren wir uns alle schon so vertraut geworden und einander nahe gekommen, daß außer mir niemand mehr an die mir auferlegte Probe gedacht hatte. Mich bewegte dabei am meisten die Entdeckung der so großen Bereitschaft zu unbeschwerter Heiterkeit, die dem Geiste eines solchen Mannes eigen ist.
Doch bald sollte ich nicht mehr mit einer bloß eintägigen Geduldsprobe davonkommen. In der folgenden Woche reiste ich zu dem von meinen Beratern am meisten bewunderten Weisen. Er lebe, hatten sie gesagt, als ein wirklich heiliger Mann in völli-

ger Armut, in selbstloser Hingabe an die bei ihm Hilfe suchenden Menschen. In dreißigjähriger Meditation habe er zuvor in der Einsamkeit des Urwaldes die Fesseln der alltäglichen Ichhaftigkeit eingeschmolzen. Erst danach, als er das Wesen und den Sinn des Menschenlebens zureichend bedacht und erfahren hatte, sei er zu den Menschen zurückgekehrt, um ihnen nun aus seinem tiefen Wissen heraus beistehen zu können. Die Hilfe jedoch, die ich bei ihm suchte, fand ich nicht; jedenfalls nicht an diesem Tage und auch am folgenden und übernächsten nicht. Die Strapazen einer vielstündigen Eisenbahnfahrt in den überfüllten, kleinfenstrigen, vergitterten, stickig heißen Wagenabteilen trugen mir nach zweistündigem Warten im Haushof des Weisen lediglich die Mitteilung ein, der Mahatma sei nicht zu sprechen. Es bestünde indessen die Möglichkeit, ihm in etwa einer Woche hier zu begegnen. So wiederholte ich diese Reise folgsam sieben Tage später, erfuhr jedoch nur, daß der Gesuchte eben verreist sei. In abermals einer Woche hingegen werde mich Swamiji vielleicht empfangen können. Um nicht wieder mit völlig leeren Händen nach Lucknow zurückzukehren, suchte ich noch am selben Tage einen in der Nähe hausenden Schriftgelehrten auf. Die Empfehlung eines hohen Politikers hatte mich an ihn verwiesen. Auch von manchen anderen zuverlässigen Menschen hatte ich vernommen, daß dieser Gelehrte wohl wie kein zweiter in ganz Indien das gesamte Schrifttum der hinduistischen Philosophie, Religion und Psychologie kenne. Es komme ihm denn auch der Ehrentitel eines Mahamahopadhyaya zu, der Rang also eines großmächtigen Lehrers. Zudem übe er seit seiner Jugend unter der Führung des Weisen, bei dem ich eben zum zweiten Male vergeblich angeklopft hatte, die Meditation. Deshalb könne er mir auch aus unmittelbarer, eigener Erfahrung über die darin gewonnenen Einsichten Bescheid sagen. Eine Verständigung werde mir mit ihm besonders leicht möglich sein. Denn er beherrsche nicht nur die englische Sprache vollkommen, sondern verstehe auch einigermaßen deutsch.

Endlich hatte ich in den engen, verwinkelten Straßen das hohe, kahle, steinerne Gebäude entdeckt, das mir als die Behausung dieses Gelehrten beschrieben worden war. Die scheibenlosen Fenster und die verwitterten Mauern ließen mich vermuten, der letzte Bewohner habe diese Heimstätte schon vor Jahren verlassen. Von der Straße her verbarg ein undurchdringlicher, dicht wuchernder, hochbuschiger Lebhag die unteren Geschosse jedem spähenden Blick. Das Gartentor bildeten zwei schwere, große Flügel aus dickem Eisenblech. Eine riesige Kette und ein gewaltiges Schloß waren vorgelegt. Der alte Rost, der das ganze Schließgerät in eine amorphe Masse zusammengebacken hatte, ließ wenig Hoffnung für einen Öffnungsversuch. Glücklicherweise war in einen der Türflügel ein kleines Untertor geschnitten, das nach einiger turnerischer Übung Einlaß in einen verwilderten Garten gewährte. Im Hause selbst geriet ich nach mehreren Fehlversuchen vor die offene Türe eines kleinen nacktwandigen, kellerähnlichen Raumes, im ersten Stock ganz zu hinterst an einem langen Gange gelegen. Durch ein winziges Fensterloch in der gegenüberliegenden Kalkwand des Raumes fiel ein spärliches Spätnachmittagslicht schräg auf den steinernen Fußboden. Es zeichnete einen blendend hellen Fleck dicht vor die Strohmatte, auf der in der unbeweglichen, gelassenen Haltung eines meditierenden Buddha ein ältlicher, wohlbeleibter Mann saß. Tief in das Lesen eines schweren, vergilbten Buches versunken, verbarg er mir zunächst seine Gesichtszüge ganz. Von seinem rundlichen Haupt war nur die Glatze und die sie seitlich und hinten umrahmenden, grauen, kurzgeschnittenen Haarstoppeln zu sehen. Links, rechts und hinter dem Weisen türmten sich auf dem Boden Berge von Büchern und losen, handgeschriebenen Blättern. Die Kuppen der Bücherhügel erreichten beinahe das Gesims der hohen Lichtöffnung. Weder für Tisch noch Stuhl ließen die Bücherberge Raum. Nur ein winziges Tintenfaß, ein Federhalter und ein grellweißes, unbeschriebenes Blatt Papier lagen dicht neben des Meisters linkem

Knie. Heute jedoch schienen sie vergeblich auf dessen edelgeformte, unter der Last des dicken Lesebuches leicht zitternde Hand warten zu müssen. Schon vor geraumer Zeit hatte ich, im Türrahmen stehend, ein leises Klopfen gewagt. Als sich immer noch nichts ereignete, versuchte ich es mit einem Räuspern. Jetzt hob sich der greise Kopf des sitzenden Mannes. Ein würdevolles Menschenantlitz schaute mich wortlos an, lange, doch nicht sonderlich interessiert und wie von sehr weit her, aus einer anderen Welt. Ich versuchte, sein Interesse auf das Empfehlungsschreiben des Politikers zu lenken, hielt es ihm ganz nahe vors Gesicht. Aber lange schaute er wortlos nur immer mich an. Endlich, ohne sich zu rühren, überflog er den Brief und lud mich danach mit lässiger Handbewegung zum Sitzen ein. Eine Weile ließ er mich auch jetzt noch stumm ihm gegenüber am Boden warten. Dann richtete er, eher gelangweilt, wie mir schien, in großen Abständen einige konventionelle Fragen an mich. Seit wann ich in Indien sei, was ich hier schon besichtigt hätte, wie lange ich noch zu bleiben gedächte, ob ich auch schon die Hindisprache verstünde. Erst als ich ihm diese Frage halbwegs bejahen und ihm sagen konnte, daß ich schon zuhause während geraumer Zeit Hindi zu erlernen mich bemüht hätte, wenn auch mit bedauerlich geringem Erfolg, lebten seine fernen, verschleierten Augen für eine kurze Weile auf. Sein Mund gönnte sogar meinem hindustanischen Radebrechen den Anflug eines Lächelns. Doch bald schwieg er wieder, und mir selber, der sich zuvor so viele tiefgründige Fragen zurechtgelegt hatte, wollte nichts, aber auch gar nichts einfallen. Das gegenseitige Schweigen wurde rasch unerträglich. Noch nie war ich mir in Gegenwart eines andern Menschen derart überflüssig und nichtig vorgekommen. Mir war, und fast physisch spürte ich es, als wollte mich ein unsichtbarer, machtvoller Arm wieder zur Türe hinausdrängen. Mit Mühe brachte ich den Satz zusammen, der heißen sollte, ich hätte den Eindruck, den Meister in seinem Arbeiten nur zu stören, deshalb möchte ich ihn bitten, mich zu entlassen.

Ein rasches, zufriedenes Nicken seines großen Hauptes bewies mir, daß ich ihn richtig verstanden hatte. Draußen auf der Straße wurde ich inne, daß ich mich kaum länger als zehn Minuten in diesem sonderbar ungastlichen Hause aufgehalten hatte. Mir war die Zeit meines vollkommenen geistigen Versagens als eine peinliche Ewigkeit erschienen.
Sehr beschämt und bedrückt fuhr ich anderntags zu den mir vertrauten Gemächern des Psychiatric Center und der Universität von Lucknow zurück. Doch zehn Tage später stand ich ein drittes Mal im Haushofe des heiligen Weisen, dem bereits meine beiden früheren vergeblichen Fahrten gegolten hatten. Noch verstaubter und ausgetrockneter als in den vorangegangenen Wochen war ich diesmal um halb zwei Uhr nachmittags dort angelangt. Ein Schüler und Verehrer des Weisen bat mich, auf dem Balkon eines kleinen Erkers Platz zu nehmen. Es war mir nicht verborgen geblieben, daß in Indien die Zeit unserer Uhren immer noch mancherorts eine nur sehr untergeordnete Rolle spielt, im Bereiche von Weisen aber überhaupt kein Faktor zu sein scheint. Darum richtete ich mich einmal mehr auf ein geduldiges Warten ein. Der prachtvolle Blick von meinem hohen Sitz auf den breiten, tiefblauen Strom, der in geringer Ferne seine majestätisch geschwungenen Kehren zog, ließ mir das Ausharren leicht werden. Zwei Stunden später erschien der dienstbare Geist ein zweites Mal. Er brachte mir Tee und ein Büchlein mit Versen aus der Bhagavadgita zum Zeitvertreib. Bald wurde mir das weitere Warten auch durch die nun aus dem Innern des Hauses erklingenden und nicht mehr abreißenden Melodien einer Kirtanmusik verkürzt, die zu Ehren des Heiligen von seinen Schülern angestimmt worden war. Ihr Rhythmus glich dem unermüdlich sich wiederholenden, ewigen Spiel der Wellen am Ufer des Meeres. Darum ging in ihren Klängen auch die Zeit meines Wartens unter. Unversehens brach die Dämmerung herein. Da endlich geleitete mich der Pförtner zwei schmale, wackelige, hühnerleiterähnliche Treppen hinauf vor das Zimmer sei-

nes Meisters. Wir hatten uns durch eine dichtgedrängte Menschenmenge hindurchzuwinden. Denn inzwischen war die Stunde gekommen, da der Weise Besucher aus der nahen Stadt empfing. Ausgemergelte, in dürftige Fetzen gehüllte Bettlergestalten und reiche Bürger mit stattlichen Bäuchen und mit ihren in buntseidene Sari gehüllten Frauen mischten sich in den Zug der Leute, die es allabendlich nach der Wohltat eines Blickes des Meisters verlangte. Einer nach dem andern aus diesem Pilgerzug kniete vor dem Weisen nieder, berührte mit seiner Stirne ehrfürchtig dessen bloße Füße und breitete seine kleine Opfergabe an Blumen oder Früchten vor ihm aus. Dann konnten sie alle, erfüllt mit seinem Frieden, ihren Tag beschließen. Als die Reihe an mir war, wurde ich in das Zimmer des Weisen geschoben. Ein wenig verwundert schaute dieser den weißhäutigen Eindringling an. Mein Begleiter sagte ihm ein paar Worte der Aufklärung. Augenblicklich verwandelten sich die eben noch undurchdringlichen Gesichtszüge in ein waches, liebevolles Lächeln des Willkommens. Ebenso rasch jedoch verschwand das Leuchten seiner Augen wieder. Das große und beglückende Versprechen einer Begegnung mit einem wahrhaft weisen Menschen war zum Anblick eines nichtssagenden, erloschenen Durchschnittsgesichtes erstorben. Und schon zog mich mein Betreuer wieder zur Tür hinaus, damit ich den Raum für die nachdrängenden Scharen freigäbe. Sollte dieses einzige, rasche und schon wieder verklungene Aufblitzen eines ungewöhnlichen Geistes im Augenblick der Begrüßung der einzige Lohn meiner Ausdauer, meiner dreimaligen mühseligen Reisen gewesen sein, die an Länge der Strecke von Rom nach Hamburg gleichkamen? Mit Mühe wehrte ich mich beim Verlassen des Hauses gegen Enttäuschung und Resignation. Schon spielte ich mit dem Gedanken, nach dem nunmehr sechswöchigen, ebenso beharrlichen wie vergeblichen Bemühen, einen wirklich bis auf den Grund der Wahrheit und Weisheit vorgedrungenen Menschen kennen zu lernen, Indien grollend den Rücken zu kehren und wieder ins Abendland heimzufahren.

Inzwischen war ich durch einige enge Gassen bereits bis an die abendlich belebte Hauptstraße des Ortes gelangt. Auf ihr quälten sich in völlig unübersichtlichem Gewühl und Gedränge langsame Ochsenkarren, raschere Rikshas und noch schnellere Motorfahrzeuge nebeneinander und gegeneinander durch die Enge, um dann immer wieder einträchtig vor bedächtigen, in heiliger Einfalt die Straße verstopfenden Kühen zu warten. Zwischen den Kühen, Karren und Wagen liefen kleine Kinder und größere Lausbuben mit flüchtenden Hühnern und quietschenden Ferkeln um die Wette. Gelegentlich überragte ein Kameltreiber auf dem schwankenden Rücken seines Tieres hoch und würdevoll die unter ihm brandende Menge. Da hörte ich plötzlich aus dem schmalen, dunklen Gäßchen, das mich eben auf die breitere Straße hinaus entlassen hatte, meinen Namen rufen. Kindlich eiligen Schrittes rannte eine junge Nonne in ihrem gelben, wallenden Gewande auf mich zu und stammelte außer Atem, der Meister lasse mich fragen, ob ich Lust und Zeit hätte, mit ihm und einigen wenigen seiner Vertrauten morgen für zwei, drei Wochen in sein ländliches Kloster mitzukommen. Es liege einige fünfzig Meilen von hier auf der Kante eines einsamen Plateaus. Dort fände sich wohl die Muße zu einem rechten Fragen, Antworten und Bedenken. Damit hatte mein zweites indisches Wunder seinen Anfang genommen.

ZWEITES INDISCHES WUNDER

Die unverhoffte Botschaft der kleinen Nonne ließ mich am folgenden Tage mein fürstliches Hotelzimmer in der Stadt mit der nackten, armseligen Zelle vertauschen, die mir ein Sanyasin-Mönch in des Meisters einsamem, am Rande einer bis zum Horizont sich dehnenden, unendlich weiten Heide gelegenem Zufluchtsort und Ashram anwies. Wohl traf mich am ersten Tage noch manch verwunderter Blick der Mönche und Nonnen, die dem Meister hierher gefolgt waren. Doch da ich mich in allen Dingen mühelos in das klösterliche Leben einzufügen schien und mir der Meister offenbar wohl gesinnt war, nahmen auch sie mich bald als willkommenen Gast an und ließen mich an ihrem täglichen Leben teilnehmen. Jeden Wunsch suchten sie mir von den Augen abzulesen und waren glücklich, mir kleine Gefälligkeiten erweisen zu können. Insbesondere bemühte sich der hochgewachsene junge Brahmacârin, der dienende Schüler des Meisters, um mein physisches Wohl. Mit größter Pünktlichkeit brachte er mir die kargen Mahlzeiten, wenig Milch und Tee, etwas Chapati-Brot und einige Früchte in meine Zelle. Nur einmal vergaß er meine Frühstücksmilch. Er fühlte sich elend und sein rechter Fuß schmerzte ihn sehr, weil er sich abends zuvor einen großen Dorn in die Sohle getreten hatte. Ich selbst beachtete dieses Versäumnis kaum und vergaß es nach halbstündigem Warten völlig. Der Meister jedoch erfuhr davon und nahm es so ernst, daß er den ganzen Tag über selber fastete. Schon solch eine kleine, leicht entschuldbare Vernachlässigung eines Gastes kam seinem indischen Empfinden einer Gotteslästerung gleich. Der Fuß meines Brahmacharyas heilte mit ein wenig westlicher Medizinalhilfe erstaunlich rasch. Schon am folgenden Tage konnte er sich mit mir auf den Weg machen, um mich zu dem vieltausendjährigen Durga-Tempel zu führen, der in wenigen Stunden Entfernung tief drinnen in dem die flache Heide südwestlich begrenzenden Dschungel lag. Auf der langen Wanderung war mein frommer Führer fragelustig wie ein Kind. Alles wollte er wissen, wie wir in unseren Städten des Westens lebten, was wir dort dächten, fühlten und täten. Ich schien ihn trotz besten Willens eher zu enttäuschen. Denn als ich wirklich nichts mehr zu sagen wußte, meinte er, das sei alles nicht so sehr verschieden von dem Leben in der indischen Großstadt, in der er selber bis vor fünf Jahren als Funktionär in einem Verkehrsbetriebe gearbeitet habe. Aber weil ihm dann dieses Leben so leer und schal vorgekommen sei, und er immer gespürt habe, es könne noch etwas ganz anderes geben, etwas, das wirklich lebenswert wäre, habe er sich aufgemacht, um dem Meister nachzufolgen. Seither wisse er, wozu er auf der Welt sei. Unter solchen Gesprächen hatten wir den Dschungel erreicht und waren auf schmalem, kaum erkennbarem Pfade bereits ein gutes Stück in ihn eingedrungen. Sorglos schritt mein Führer voran und achtete nicht im geringsten der Schlangen, die sich bald da, bald dort seitwärts in die Büsche verkrochen. Wohl aber machte er mich mit Begeisterung auf besonders schöne und seltsame Vogellaute aufmerksam, die aus dem allgemeinen Chorgezirpe und -gesang des Dschungelgetieres hervorstachen. Der Zeit nach konnte der Tempel nicht mehr ferne liegen. Er zeigte sich indessen, verborgen in einer kleinen Schlucht, erst im letzten Augenblick. Grell blendete mich das helle Weiß seines neuen Verputzes, als er unvermittelt mit seiner lang in die Höhe gezogenen, vierkantigen Zwiebelkuppel aus dem dämmrigen Urwaldgewirr hervorleuchtete. Scharen von Languren, diesen langschwänzigen Meisterturnern unter den Affen, tummelten sich in seiner Nähe im Geäst der Bäume. Schenkte ich diesen Tieren keine Beachtung, ließen sie auch mich in Ruhe. Schaute ich ihnen aber geradewegs ins Gesicht, fauchten sie, fletschten sie die Zähne, als könnte ihnen die Begegnung mit einem Menschen von vornherein nur Verderben bringen. Der Tempel selbst, der

Göttin der Zerstörung, Durga, geweiht, war mit Statuen und Reliefs der zähnefletschenden, rachenaufreißenden Schutzherrin geschmückt. Unersättlich waren diese üppigen, bluttriefenden, düsterfarbigen Schreckensbilder der Gottheit in ihrem gierigen Verschlingen unzähliger, zwerghafter Lebewesen. Es hätte mich keineswegs erstaunt, wäre uns ihr Diener, der Tempelpriester, in entsprechend dämonischer Wildheit und Gefährlichkeit erschienen. Statt dessen begrüßte uns freundlich ein schmächtiger, eher kleiner Yogin in mittleren Jahren, der ein lebendig gewordenes Christusbild zu sein schien, sah man von seiner Bekleidung ab. Denn diese bestand lediglich aus einem kurzen Lendenschurz und der seinen Oberkörper schmückenden Brahmanenschnur. Sein langes dunkles Haupthaar floß in weichen Wellen vom Scheitel bis auf seine Schultern, und auch der dichte Bart wiederholte das sanftmütige Fließen. Bart und Haupthaar umrahmten ein waches, kluges, feingeschnittenes, längliches Gesicht, dessen ungewöhnliche Schönheit vor allem durch die großen Augen bestimmt war. Sie strahlten eine zur großen und unzerstörbaren Ruhe gekommene innere Glückseligkeit aus. Im Unterschied zu diesen Augen, die trotz aller Wärme und Sanftmut von würdevoller Kraft und einem starken männlichen Willen zeugten, war sein Mund von einer überirdischen Lieblichkeit, als hätte das dauernde Hersagen der heiligen Mantrams seine Lippen schon entstofflicht und durchsichtig gemacht. Die Worte die dieser Mund dann äußerte, bestätigten nur die Sprache der ganzen Erscheinung dieses glücklichen Menschen. Sie faßten seine Überzeugung von der Hinfälligkeit des Leibes als einer begrenzt geformten Materie und von der Unzerstörbarkeit des Atmans, der eigentlichen Essenz des Menschenwesens als einer Teilerscheinung des großen unbegrenzten, alle Erscheinungen aus sich entlassenden, absoluten Geistes Brahmans in grammatikalische Sätze. Inzwischen hatten wir uns, der Yogin, der Brahmacharya und ich, unter einen großblättrigen, schattenspendenden Baum bei einem Glase kühlen Wassers niedergelassen, das der Yogin eben an der nebenanliegenden, gesundheitsspendenden Quelle geschöpft hatte. Wie er sich denn aber, fragte ich ihn, den schreienden Widerspruch zwischen seinem eigenen, solcher Lehre entspringenden, brüderlich fürsorglichen, liebevollen Hegen und Pflegen aller Dinge und dem scheußlichen, menschenfressenden Gewerbe seiner Göttin erkläre? Denn alle ihre Bilder erinnerten mich nur allzu deutlich an die Höllenseiten so vieler Bilder des jüngsten Gerichtes, wie sie die westliche Kunst ebenfalls in reicher Fülle kenne. Doch sei dort immer auch die andere Hälfte, die Seite der Auferstehung zu sehen. Wo aber bleibe in seinem Tempel der Himmel und die Erlösung? Nirgends werde hier doch unterschieden zwischen Bösem und Gutem, alles falle dem Untergang anheim, die Guten sowohl, wie die Sünder. «Den Himmel», antwortete der Yogin, «stellen wir uns nicht oben in irgendeiner räumlichen Entfernung vor, noch die Erlösung in einer jenseitigen, zeitlichen Ferne. Himmel und Erlösung sind immer schon da in dieser Welt. Es gilt nur, das eigene innere Wesen so lichtstark zu machen, daß seinem geistigen Blick ein Jegliches, das ist, auf diese Wahrheit hin transparent werden kann. Dann ist auch Durga's verschlingendes Wirken nicht mehr schmerzlich, noch ist es grausam. Ist doch Schmerz nie etwas anderes als die kleinliche Erfahrung einer Teilgestalt, die sich auf ihre vergänglichen Grenzen verkrampft und versteift und sich der übergreifenden, stets verwandelnden, schrankensprengenden, bildenden und wieder lösenden Macht des alles umgreifenden, grenzenlosen Einen selbstsüchtig und eigensinnig widersetzen will. Wenn bei der Geburt eines Kindes im mütterlichen Schoß Wunden gerissen werden, würden wohl die einzelnen verletzten Gewebeteile, wären sie so beschränkt in ihrem Fühlen und Denken, wie es die meisten menschlichen Individuen sind, auch jammern, verzweifeln und vom Untergang reden. Ist aber je ein Wachsen und Sich-Wandeln möglich ohne ein vorangehendes Einstürzen alter Strukturen? Deshalb wird auch einer Mutter, sobald sie sich von aller ichhaften Verkrampfung entspannt und sich aus ihrem innersten Wesen heraus dem sie weit übergreifenden, wilden Sturm des Geburtsgeschehens freudig, orgiastisch überläßt, sich ihm rückhaltlos anheimgibt, der sogenannte Geburtsschmerz zur höchsten Lust und zum tiefsten Glück über das Erscheinen eines neuen Menschenkindes. Wie sollte der göttliche Tanz des Weltreigens in Bewegung bleiben und neue Szenen erscheinen lassen können, wenn nicht nach der ihm zugemessenen Zeit auch das *gute* Alte wieder untergeht? Würde nicht auch *es* in seinem Verharren und Erstarren das Spiel stören und verwirren? War dies nicht immer so, und ist es nicht gerade bei den heutigen kulturellen und sozialen Umwälzungen wieder mit besonderer Deutlichkeit wahrzunehmen?»

Die folgenden Tage verbrachte ich fast ganz im Ashram und in der unmittelbaren Gegenwart des Meisters. Vormittags und des Nachmittags scharten sich die Schüler und Schülerinnen des Weisen für zwei, drei oder vier Stunden um ihn, huldigten ihm bald in stummer Verehrung, bald mit Gesängen und Musik. Dann wieder gab der Weise den einzelnen Jüngern seine Anregungen zur geistigen Läuterung. Nie wurde mir verwehrt, mich im geweihten Meditationsraum des Meisters zu ihnen zu setzen, obschon ihnen vermutlich der Umgang mit mir Kastenlosem nicht förderlich sein konnte. Wenn ich dann rundherum, von einem zum andern dieser frommen Gesichter blickte, wie sie in tiefer und seliger Ehrfurcht zu ihrem Herrn aufschauten, schien mir oft, als wäre ein Bild anbetender Engel und Heiliger des Fra Angelico lebendig geworden. Im Kreise lebender Menschen war ich noch nie solch vollkommener Reinheit begegnet. Viele Tage freilich sträubte sich mein kritischer Verstand dagegen, in dem Verhalten der Verehrenden etwas anderes als eine eher peinliche Vergötterung eines Menschen, und in dem Verehrten mehr als einen wohlwollenden, doch keineswegs ungewöhnlichen Mann zu sehen. Auch schien mir verdächtig, daß ein Mensch sich diese Vergötterung überhaupt gefallen ließ. Wollte nicht allein schon in diesem Zulassen doch noch ein gut Stück zurückgebliebener Eitelkeit und Machtlust auf seine Rechnung kommen? Oder wußte ein solcher Meister einfach um die Not kleinerer Seelen, die nicht anders als durch eine sinnlich faßbare Mittlergestalt hindurch einen Blick in den Bereich des Göttlichen zu tun vermögen? Setzte er sich der Anbetung wirklich nur um der anderen willen aus, die ihn brauchten, ohne sich selbst davon im geringsten eigensüchtig berühren zu lassen? Doch wohl eher dies letztere. Wie hätte ich sonst Tag für Tag immer überzeugender zu spüren bekommen, welch ungekannter, ungetrübter, beglückender Friede von der bloßen Gegenwart des Meisters ausging. Dieses aber war doch das entscheidende Kriterium, das ich immer wieder von zuverlässiger und bewanderter Seite genannt bekommen hatte, durch das allein sich rasch die wahren von den falschen Heiligen unterscheiden ließen. Das ganze Wesen dieses Meisters war unverkennbar zu einer vollkommenen Selbstlosigkeit und alles umfassenden Liebe geläutert. Kein Wort, kein Blick, keine Gebärde, keine Handlung verrieten mir während der vollen vierzehn Tage, die ich so nahe um ihn sein durfte, auch nur die leiseste Befangenheit in egoistischen Bedürfnissen, so unablässig und kritisch ich auch sein Verhalten ständig beobachtete. Auch war nicht zu übersehen, daß dieser Geist eine Kraft der Ausstrahlung besaß, die in den Menschen um ihn herum, wie ganz von selbst, alle kleinlichen Geltungsbedürfnisse und ehrgeizigen Rivalitäten, alle selbstsüchtigen Antriebe überhaupt zum Schweigen brachte. Sogar die verschiedene Geschlechtlichkeit seiner Jünger und Jüngerinnen sank in der Welt dieses Ashrams zu völliger Problemlosigkeit herab. Alles bange Sorgen um die Zukunft löste sich vor dem Wissen um letzte und tiefste Geheimnisse, das seine von innen heraus leuchtenden Augen verrieten und zugleich an sich hielten, in eine unbezwingbare Heiterkeit und Beschwingtheit auf. Selbst der physische Hunger schwieg. Ich vergaß fast ganz das Essen, so reichlich wurde mir geistige Nahrung zuteil, bald in gemeinsamen Unterweisungen, bald in langen Gesprächen zu zweit, mehr noch durch seine bloße Anwesenheit.

Eines der Gespräche mit diesem Meister blieb mir deshalb mit besonderer Deutlichkeit in Erinnerung, weil die mir dabei zuteil gewordene Lehre vor allem in des Meisters völligem Unverständnis einer meiner Fragen gegenüber bestand. Ich hatte jene Unterhaltung mit der Bemerkung begonnen, einem westlichen Menschen müsse im Grunde die indische Lehre als geradezu sündhaft und als eine Zerstörung der Schöpfung vorkommen. Denn sie behaupte ja, daß alles, was wir wahrnehmen, nur eine Illusion sei, die uns von einer Maya-Macht vorgegaukelt werde. Uns im Westen wolle es indessen eher scheinen, wir seien von Gott als denkende und wahrnehmende Wesen geschaffen, damit wir uns der ebenfalls von ihm gemachten Dinge annehmen und sie lieben sollen. Muß also die indische Maya-Lehre nicht eine Irrlehre sein? Mit einem leichten Seufzer, doch mit der Nachsicht, die ein guter Pädagoge einem schwerfälligen Kinde gegenüber aufbringt, begann der Meister seine Antwort: «Es gibt in der Tat nicht nur einen, sondern zwei Wege, auf denen die Erfahrung der Wahrheit zu erlangen ist. Der eine ist der Weg des Vedanta, des philosophischen Denkens. Dazu gehört gelegentlich auch die Auffassung von Maya, die Sie eben erwähnten, obgleich diese reine Illusionstheorie unter den höchsten indischen Denkern nicht für die maßgebliche gehalten wird. Der andere grundsätzliche Weg führt über das praktische Dienen und Verehren. Üben Sie sich darin, ein jedes, auch das kleinste und geringste Ding, das Ihnen begegnet, als Erscheinung des Göttlichen zu sehen, es entsprechend zu verehren, ihm zu dienen, es zu hegen und zu pflegen, ohne jede Selbstbezogenheit, ohne jedes Spekulieren auf Erfolg und Belohnung. Werden Sie immer vollkommener in solcher Art von alltäglichem Gottesdienst. Auch dieser Weg führt zur Erkenntnis der Wahrheit, und er wird für Sie der richtigere sein.»

«Ja, aber eine dieser zwei Ansichten», entgegnete ich, «ist

sicher falsch. Denn die beiden Einstellungen, die Sie eben erwähnten, widersprechen einander doch. Entweder ist alles, was wir sehen, nur Illusion. Dann ist es Unsinn, es verehren und ihm dienen zu wollen. Oder es sind wirkliche Dinge, die sind, so wie sie sich uns üblicherweise als Gegenstände oder als Tiere oder als Mitmenschen zeigen, sind sogar noch mehr als nur das, sind Phänomene eben von faktisch göttlicher Wirklichkeit, wie es ihr zweiter Weg lehrt. Welche der beiden Vorstellungen soll ich nun für wahr halten?»

Unbeirrt fing der Meister noch einmal von vorne an: «Beide Wege sind gleich gut, an und für sich. Der eine Weg mag sich besser für diesen, der andere für jenen Schüler eignen.» Endlich begriff ich, daß dem Meister mein Verlangen, er solle mir sagen, welches die Wahrheit über die Wirklichkeit sei, als von Grund auf absurd erscheinen mußte. Zu reden ist offenbar nie von der Wahrheit, sondern höchstens über die mögliche Methode, ihrer unmittelbaren Erfahrung näher zu kommen. Das war der Grund, warum der Meister immer nur von den *Wegen* zur Wahrheit, nicht von dieser selbst gesprochen hatte. Er hatte meine westliche Naivität gar nicht mehr für möglich gehalten, die mich dazu verleitet hatte, dies zunächst völlig zu überhören und mit lediglich begrifflicher Anstrengung die Wahrheit selbst erhaschen zu wollen.

Als der Tag des Abschieds gekommen war, versammelte uns alle ein letztes Mal die Stunde der nachmittäglichen Kirtan-Gesänge. Als geistige Wegzehrung trug mir der Meister den Hymnus vor, den Shankaracharya, der große Philosoph des neunten Jahrhunderts, dichtete. Die Verse handeln vom wahren Wesen dessen, das alles Erscheinen trägt und durchwaltet. Den Gesang, im alten Sanskrit vorgetragen, übersetzte mir einer der Mönche. Er lautet:

1. Weder die Vernunft noch der Verstand, noch das Ich bin ich, weder das Hören noch Tasten, noch das Schmecken, noch das Sehen, weder Himmel noch Erde, weder Feuer noch

Luft – beseligend erleuchtende Wahrheit ist mein Wesen, Shiva bin ich.

2. Weder der Lebensstrom noch die fünf Arten des Atmens, weder die sieben Lebenssäfte noch irgend eine der grob- und feinstofflichen Leibeshüllen, weder das Sprechen noch die Hände, noch die Füße, noch die Geschlechtsteile, noch der After – beseligend erleuchtende Wahrheit ist mein Wesen, Shiva bin ich.

3. Keine Eigenschaften besitze ich, weder Haß noch Liebe, weder Begierde noch Wünsche, weder Stolz noch Eifersucht, weder religiöse Zeremonien und Pflichten, noch Reichtum, noch Leidenschaften, noch Befreiung – beseligend erleuchtende Wahrheit ist mein Wesen, Shiva bin ich.

4. Weder Tugend noch Laster, weder Glück noch Liebe, weder Gebet, noch Pilgerschaft, weder Gott, noch Opfer bin ich, so wenig, wie ich der Esser oder Genießer von Nahrung bin – beseligend erleuchtende Wahrheit ist mein Wesen, Shiva bin ich.

5. Weder Tod noch Zweifel gehört meiner wahren Natur an, weder Mutter noch Vater, noch Geburt, weder Verwandte noch Freunde, weder Lehrer noch Schüler bin ich – beseligend erleuchtende Wahrheit ist mein Wesen, Shiva bin ich.

6. Ich bin ohne Ursache und ohne Form, und doch ist nichts ohne mich; weder die Sinne, noch das, was sie wahrnehmen. Ich bin weder abhängig, noch frei, nicht einzugrenzen bin ich – beseligend erleuchtende Wahrheit ist mein Wesen, Shiva bin ich.

Als dieser Gesang verklungen war, schüttete mir der Meister aus den mit Opfergaben reich bedachten Schalen, die seinen Sitzplatz umgaben, ein paar Fruchtkerne und einige durchsichtige Zuckerstücke in mein Taschentuch. Ich wußte schon, daß ich diese Gaben als segenspendendes «Prasad» zu würdigen hatte. Ich war entlassen. Doch auf der Türschwelle ermahnte mich der Weise, ich möge ja nicht versäumen, noch einmal zu dem

Schriftgelehrten zurückzukehren, bei dem ich es vorerst bloß knappe zehn Minuten ausgehalten hätte. Dieser Mann werde mir auf alle jene philosophischen und psychologischen Fragen erschöpfend Auskunft zu geben vermögen, deren Beantwortung er, der Meister, mir habe schuldig bleiben müssen. Er selbst sei eben nur ein ungeschulter Mann, habe seine Erkenntnisse nicht aus Büchern, sondern habe sie ausschließlich aus dem eigenen Herzen und aus der meditativen Versenkung gewonnen. Wie es denn aber komme, wollte ich ganz zum Schlusse von ihm wissen, daß alle seine Aussagen so vollkommen mit jenen übereinstimmten, die in Büchern der altindischen Rishis zu lesen stünden? Wie könnte dies anders sein, war die Antwort, gebe es doch nur *eine* letzte Wahrheit über die eigentliche Natur aller Erscheinungen. Wie sollte sie sich nicht einem angemessenen Fragen und Forschen zu allen Zeiten und überall in der selben Weise zeigen?

Mit erheblichem inneren Widerstreben befolgte ich wenige Tage später den eben gehörten Rat. Wie wunderte ich mich aber, als ich diesmal in dem ehemals so unnahbaren Schriftgelehrten einen völlig verwandelten Menschen fand. Nur der äußere Rahmen war derselbe geblieben: die sitzende Buddhafigur auf dem steinernen, nur mit dünnen Halmmatten belegten Fußboden, umrahmt von den hohen Bücherbergen. Immerhin war jetzt das kleine Tintenfaß geöffnet, und das weiße Schreibpapier nebenan bedeckten bis zur Hälfte die schönen Ornamente der indischen Devanagari-Schrift. Vor allem aber bedurfte es diesmal keines Klopfens und keines Räusperns. Noch war ich nicht bis zur Türschwelle gelangt, strahlte mich der Mann schon aus seinen großen Augen mit warmer Herzlichkeit an und lud mich liebenswürdig ein, neben ihm auf ebener Erde Platz zu nehmen. Mit einigen Sätzen ließ er mich wissen, daß er bereits genauestens über meinen Aufenthalt und mein Benehmen im Ashram des von ihm hochverehrten Meisters unterrichtet sei. Dann aber setzte er das Gespräch recht unvermittelt, ganz von sich aus mit der Erörterung genau jener bisher so sorgfältig von mir behüteten und verschwiegenen Bedenken und Zweifel fort, die mich im Grunde bis nach Indien geführt und hier hatten Hilfe suchen lassen. «Wenn einer seinen Mitmenschen wirklich sinnvoll beistehen, sie von Grund auf heilen und also ein rechter Arzt sein will», dergestalt hörte ich jetzt durch den Mund dieses Weisen meine eigenen Gedanken und Fragen laut werden, «muß natürlich allem voran er selbst einmal Klarheit darüber gewonnen haben, was der Mensch eigentlich seinem wahren Wesen nach ist, wie er ist und wozu er ist. Sonst bleibt einer auf immer ein Scharlatan und tappt mit allem Kurieren sein Leben lang hilflos im Dunkeln herum. In der Beantwortung dieser entscheidenden Fragen nach dem Grundwesen des Menschen ist nun allerdings, glaube ich sagen zu dürfen, der Osten dem Westen um vieles voraus. Denn einmal hatte das indische Denken das unschätzbare Glück, daß es sich seit Jahrtausenden ungestört und geradlinig zu seinem vollen Erblühen bringen durfte, während die abendländische Philosophie, wie sie die Griechen begonnen hatten, durch die christliche Botschaft eine lange Unterbrechung erfuhr. Denn als eine Offenbarungsreligion entzog sie jedem grundsätzlichen Denken den Boden dadurch, daß sie die fundamentale Frage aller Philosophie, die Frage nach dem Wesen des Seins, schon als bloße Frage gar nicht mehr zuließ. An ihre Stelle setzte sie vielmehr von vornherein eine nicht zu bedenkende, sondern fraglos zu glaubende Auffassung über die Geschöpflichkeit aller Dinge. So kam es, daß der Westen erst mehr als ein gutes Jahrtausend nach Indien zu den kritischen Problemen der Erkenntnismöglichkeiten des Menschen, des Kausalitäts- und Finalitätsgesetzes und der «Wirklichkeit» der Wirklichkeit kommen konnte.

Noch viel entscheidender indessen war, daß sich die westlichen Denker schon sehr früh in einer Geistesverfassung befanden, die sie den rechten Zugang zu den Grundfragen nach dem Menschsein nicht finden ließ. Wenn ich mich nicht in einem schweren Irrtum befinde, haben doch sowohl *Platon* als auch *Aristoteles* für wahr gehalten, daß seit je das Staunen oder das Sich-wundern diejenige menschliche Stimmung oder Einstellung sei, der jeweils allein die Anlässe und die Motive zu jeglichem Philosophieren entspringen könnten. Glaubt man dies aber: staunt man nur und wundert sich bloß darüber, daß etwas ist, was es ist und wie es ist, so ist in solchem Staunen und Wundern immer schon ein gewisses Stutzen und Zurücktreten vor dem Bestaunten enthalten. Doch ist dieses Sich-distanzieren dann immer von solcher Art, daß man sogleich wieder auf das Staunen erregende Gegenüber zu stürzen und es auf seine verwunderliche Natur hin zu untersuchen sich anschickt. Steckt in jedem Staunen schon das Sich-wundern und die Neugier, ist auch der Zweifel nicht weit, ob das, was man sieht, nicht nur unwirkliches Blendwerk des Teufels sei. In solchem Zweifel jedoch, den im Westen zum erstenmal *Descartes* laut werden ließ, kommt ein Vertrauensbruch allem gegenüber, was überhaupt ist, zum Vorschein, der den Samen einer Gegnerschaft aller gegen alle und alles in sich trägt. Nichts kann mehr geheuer und unmittelbar gewiß sein, außer dem einen, dem Ich. Wäre dieses nicht, wer vermöchte überhaupt zu zweifeln, zu denken, zu erkennen? Cogito ergo sum. Um dieses einzig Gewisse indessen wirklich ganz sicherzustellen und mächtig zu machen, treibt es die westlichen Menschen seither in immer stärkerem Maße dazu, der dem Ich sich gegnerisch entgegenstellenden Erscheinungen Herr zu werden. Ist es ein Zufall, daß sich die westlichen Menschen selbst in ihrer Religion von ihrem Gotte so sehr die Herrschaft über alle Dinge und alles Getier der Welt bestätigen lassen? Der sicherste Weg zur Beherrschung ist ohne Zweifel die Einverleibung des zu Bewältigenden. Darum verschlang schließlich im Westen das Ich als denkendes Subjekt die ganze Welt, degradierte sie zu bloßen subjektiven Objektvorstellungen im Inneren des menschlichen Geistes, wo sie dann durch rationale Begriffe in Besitz genommen und in ihrem Verhalten berechnet und vorausbestimmt werden konnten. So glaubte der menschliche Verstand mit den Dingen und aus den Dingen einmal machen zu können, was er wolle. In einem gewissen, äußerlichen Sinne ist auch faktisch dem Westen eine ungeahnte Weltbeherrschung gelungen. Und doch ist der Westen und mit ihm heute die ganze Welt mit solchem Denken auf einem Irrweg. Es muß schief gehen mit diesem allmächtigen, seiner selbst so gewissen menschlichen Ich. Denn eigentlich liegt seiner Existenz nichts als ein fundamentaler gedanklicher Kurzschluß zugrunde. Wohl ist nicht zu leugnen, daß gedacht, wahrgenommen und gezweifelt wird. Was aber zwingt uns, aus diesem Tatbestand das Vorhandensein eines menschlichen Ichs abzuleiten und das Denken, Wahrnehmen und Zweifeln als dessen Machenschaften anzusehen? Warum soll nicht das Denken selber denken und zweifeln können? Darum ist *Descartes*' «Beweis» der Existenz eines eigenständigen Ego, einer von allem anderen abgesonderten, menschlichen res cogitans kein notwendiger Schluß, sondern reine Behauptung. Das scheinbar so selbstherrliche Ich des Menschen erweist sich denn auch in Wirklichkeit als ein überaus zerbrechliches und fragwürdiges Ding. Ist doch aus dem ursprünglich griechischen Staunen über das Seiende und dessen Seinkönnen ein Verfallen des Menschen an das Bestaunte geworden, ein sich selbst vergessendes Hereingerissenwerden in die Gegenstände. Deshalb gleichen die westlichen Menschen und gleicht der verwestlichte Osten den zehn Kaufleuten, von denen eine altindische Geschichte berichtet. Diese Kaufleute waren an einen breiten Strom gekommen. Die Regenzeit hatte ihn so hoch anschwellen lassen, daß er die Brücke überschwemmt und mit sich gerissen hatte. Doch die Geschäfte drängten. Darum entschlossen sich die Kaufleute, den Strom schwimmend zu überqueren. Am andern Ufer angelangt, begann einer von ihnen die Schar zu zählen. Er wollte sich vergewissern, daß unterwegs keiner ertrunken sei. Zu seinem Entsetzen zählte er jedoch immer nur neun statt zehn, so oft er das Rechnen wiederholte. Auch die andern begannen zu zählen. Doch keiner kam höher als neun. Ein Einsiedler, der des Weges kam, rettete sie aus ihrer Not und ihren Zweifeln. Hellauf lachte er, zählte die Kaufleute und fand richtig alle zehn beisammen. Erst jetzt merkten sie, daß zuvor ein jeder beim Zählen sich selbst übersehen hatte.

Das bloße Bestehen dieser vielerzählten indischen Geschichte beweist allerdings zugleich, daß die indischen Menschen geistig nicht von Grund auf anders gebaut sind, als der sich selbst vergessende Westen. Zehn von elf indischen Leuten haben in dieser Geschichte ebenfalls nur nach außen schauend gerechnet und die ruhige Besinnung auf sich selbst beiseite gelassen. Die Inder haben schon zu einer Zeit so intensiv und so naturwissenschaftlich nach außen geforscht, daß sie bereits raffinierte Städtebauer und vielwissende Chirurgen waren, Mathematiker, die das Dezimalsystem und die Null erfanden, Astronomen, die in der Genauigkeit ihrer Mondberechnung die späteren Griechen übertrafen, als die Menschen Mittel- und Nordeuropas noch lange in Bärenfellen auf die Jagd gingen. Inzwischen sind die indischen Denker freilich weit über das wissenschaftliche Berechnen der Außenwelt hinausgekommen, haben dieses bald nicht mehr für vordringlich und besonders bedeutungsvoll erachtet, hielten die Suche nach dem eigentlichen Wesen und Geheimnis des Menschseins und dessen Welterfahrung für wichtiger.»

Durch solche Aussagen in meiner westlichen Berufsehre nicht unerheblich verletzt, wandte ich ein: «Ich kann nicht leugnen, Meister, daß Sie mich durch Ihr Wissen über die westliche Philosophie und durch ihre Bibelkenntnisse in großes Erstaunen versetzen. Aber so ganz stimmt vielleicht doch nicht alles, was Sie eben sagten. Seit dem Altertum nämlich beschäftigt sich die westliche Philosophie ebenfalls mit einer Innenschau, mit einer Seelenkunde, und die Neuzeit erlebt sogar eine ungeheure Entfaltung der psychologischen Wissenschaft.»

«Gerne gebe ich das zu», besänftigte mich der weise Mann.

«Allein, der Ansatzpunkt der westlichen Seelenkunde und Psychologie ist nicht gut gewählt. Er war und ist immer «draußen». Schon die Titel Eurer Menschenkunde beweisen das, die ja das Vorhandensein so dinghafter und objektiv zu beobachtender Gegenstände wie einer Psyche oder einer Seele immer bereits voraussetzen. Darum blieb dem Westen gar nichts anderes übrig, als auch die Essenz des Menschenwesens in den rasenden Vergegenständlichungsprozeß seines Denkens einzubeziehen, sie ständig weiter und immer differenzierter zu objektivieren. Immer zahlreichere psychologische Objekte gab es deshalb innerhalb der westlichen Seelenkunde, das Ich, das Es, das Über-Ich, das Unbewußte, die Libido usw. Doch wo bleibt die wahrnehmende und verstehende Wesenheit Mensch? Gegenständen, auch psychologischen Dingen, kann doch nie ein Verstehen und Wahrnehmen eigen sein. Wohl hat jetzt die neuzeitliche Atomphysik entdeckt, daß sich nicht einmal die sogenannten toten Dinge vollständig objektivieren lassen, geschweige denn der Mensch. Beobachter und Beobachtetes, sagt sie, seien nie unabhängig voneinander, ließen sich nicht radikal in ein ganz für sich bestehendes Objekt und ein davon unabhängiges Subjekt trennen. Doch wirklich denken wird die westliche Physik diese sonderbare und unlösbare Subjekt- und Objektbeziehung und Verhaftung nie können. Die Kluft zwischen Subjekt und Objekt wird in ihrer Betrachtung stets aufgerissen bleiben, es sei denn, der Westen drehe sein Denken um hundertachtzig Grad und besinne sich erst einmal so auf des Menschen Wesen, daß er es nicht von vornherein als ein wie immer geartetes Objektsein oder Subjektsein verkennt. Wohl ist die moderne westliche Psychologie dazu gelangt, die hochmütige Illusion eines souveränen Ichs aufzugeben und an seine Stelle bescheidener ein «Es» zu setzen. Allein, auch wenn sie damit das eigentlich treibende Agens des Vernehmens und Zweifelns, des Cogitare, noch so sehr in einer es-haften sachlichen Anonymität und Unbestimmtheit aufgehen läßt, ein Subjekt ist und bleibt es, und als

solches ist es nicht weniger als ein Ich Objekten gegenüber gestellt und von ihnen unüberbrückbar getrennt.
Es gibt indessen noch ein weiteres wesentliches Motiv, das die westliche Psychologie mit der indischen Menschenkunde nicht Schritt halten und in ihren Erkenntnisversuchen über den Menschen immer zu kurz greifen läßt. Auch dieses Motiv hat seinen tiefsten Grund in der philosophischen Einstellung *Descartes*' und des seinem Zweifel entspringenden Sicherungs- und begrifflichen Bemächtigungsbedürfnisses des westlichen Menschen. Die westliche Philosophie und Psychologie nämlich beschäftigt sich immer nur mit einem Teilphänomen des Menschenwesens. Wie soll aber je die volle Wahrheit über irgend eine Wesenheit herausspringen, solange man nicht deren sämtliche Erscheinungen bedacht hat? Die westliche Wissenschaft untersuchte im Grunde einzig und allein den *Wachzustand* des menschlichen Lebens und interessierte sich lediglich für die in dieser Verfassung beobachtbaren Phänomene. Zum ganzen Bereich Mensch jedoch gehören genau so gut noch zwei andere Zustände. Das sind die beiden Verfassungen des Träumens und des traumlosen Tiefschlafes. Wohl nahm man sich in der westlichen Psychologie neuerdings auch des Träumens wissenschaftlich an. Doch ließ man es von vornherein nie so recht als das gelten, was es eigentlich ist. Stets beurteilte man den träumenden Menschen nur vom Wachen her und verurteilte damit seine Traumwelt ganz unbedacht zu etwas vom Wachen Abgeleiteten, zu dessen bloß mehr oder weniger vollkommenem Abbild oder gar zu unwirklichen Sinnestäuschungen. Erfährt sich aber der Träumer, solange er träumt, nicht im Grund immer als ein durchaus Wachender? Nur gelegentlich vermag man quälende Träume noch unmittelbar vor dem vollen Erwachen durch die Einsicht zu verscheuchen, Gott sei Dank, es war ja nur ein Traum. Für gewöhnlich ist dem Träumer seine Traumwelt genau so wirklich wie dem Wachenden seine Wachwelt. Sonst könnte es sich nicht ereignen, daß einer träumt, er habe Illusionen oder Sinnes-

täuschungen, die er auch träumend als solche von den «wirklichen» Dingen seiner Traumwelt wohl zu unterscheiden vermag. Es könnte auch keiner im Traume träumen, er versinke in einen traumlosen Tiefschlaf und erwache später daraus wieder zu den selben Dingen seiner früheren Traumwelt zurück; grundsätzlich genau so, wie solches im Wachen sich zu ereignen pflegt. Es ist auch eine Täuschung, zu denken, nur Dinge der Wachwelt könnten sinnlich wahrgenommen werden. Wie oft sieht, hört, riecht, tastet, schmeckt ein Träumer seine Dinge bis in die feinsten Empfindungseinzelheiten hinein. Ebenso ist es ein waches Vorurteil, zu behaupten, die Traumerfahrungen gehörten der sogenannten subjektiven Privatwelt des Träumers allein an, während im Wachen eine allen Menschen gemeinsame Welt vorhanden sei. Das Universum des Träumers kennt nicht weniger wirkliche Sonnen, Monde und Sterne als die Welt des Wachenden. Sie ist aber auch voll von Tieren und Mitmenschen, mit denen der Träumer umgeht, die ihn, den Träumer, wahrnehmen und ihn als einen Bürger der ihnen gemeinsamen Traumwelt ansprechen.»

In dieser Berichtigung westlicher Vorurteile über den träumenden Menschen vernahm ich von dem indischen Gelehrten Punkt für Punkt die Tatbestände, die ich vor wenigen Jahren in eigenen mühsamen Traumuntersuchungen glaubte entdeckt zu haben. Jetzt erfuhr ich, daß dies alles schon vor über tausend Jahren dem indischen Philosophen *Shankaracharya* bekannt war, ja, daß Traumbestimmungen ähnlicher Art bereits in den noch viel älteren Upanishaden zu finden sind.

Noch nachteiliger für eine Menschenkunde, als es eine unzureichende Würdigung der Traumverfassung sei, wollte dem Gelehrten die westliche Vernachlässigung des traumlosen Tiefschlafes, vorsichtiger ausgedrückt: des erinnerungslosen Tiefschlafes erscheinen. «Warum aber», fragte er, «übersieht die westliche Menschenkunde den traum- oder erinnerungslosen Tiefschlaf so geflissentlich, obgleich ein normaler Mensch doch gut ein Drittel seines Daseins darin verbringt? Vermutlich deshalb, weil hier das Begreifen des diskursiven, begrifflichen Denkens aufhört, der Westen jedoch kein anderes kennt und deshalb glaubt, der Wahrheit über den Menschen und seine Welt allein mit dem verstandesmäßigen Rechnen und dem logischen Schlußfolgern auf den Sprung kommen zu können. Allein, in dieser Meinung verbirgt sich ein weiterer großer Mangel des neuzeitlich-westlichen Denkens. Mit dieser Methode dem Menschenwesen gerecht werden wollen, ist ein genau so von vornherein zum Scheitern verurteiltes Unterfangen, wie es etwa der Versuch eines Chirurgen wäre, mit einer Pinzette zwischen seinem rechten Zeigefinger und Daumen diese selben Finger mit dem Instrument, das sie halten, fassen und greifen zu wollen. Warum spreche ich als Mensch von *meinem* Verstande, von *meinen* Gedanken, von *meinen* Wahrnehmungen und Gefühlen, von *meinem* Leib, ebenso wie ich diesen Federhalter hier den meinen nenne? Zwar haben schon die altindischen Materialisten vor Beginn der christlichen Zeitrechnung die hohe Bedeutung dieser Redeweise dadurch vernichten wollen, daß sie sie zu einer rein «bildlichen» Ausdrucksweise stempelten. Kein Mensch von Rang jedoch fiel auf diese Leichtfertigkeit herein. Vielmehr ist den indischen Denkern von jeher klar gewesen, daß der Mensch seine geistigen Vermögen nur deshalb als die *seinen* erfahren kann, weil sich das Wesen, das er im Grunde ist, durch alles so rasch sich wandelnde, wache und träumende Wahrnehmen, Denken, Fühlen, Handeln, wie durch die leiblichen Abläufe hindurch als ein Selbiges durchhält. So wenig wie in meinen materiellen Besitztümern erschöpft es sich in den psychischen und physischen Funktionen. In die Herkunft und die eigentliche Natur dieses durchhaltenden, umgreifenden und tragenden Grundwesens des Menschen vermag nun selbst der Alltagsverstand ein Stück weit vorzudringen, gerade dann, wenn er auch den dritten menschlichen Zustand, den traumlosen oder erinnerungslosen Tiefschlaf ein wenig näher bedenkt. Schon unsere uralten *Brihadaranyaka-* und *Kanshitaki*-Upanishaden zum Beispiel, vor allem aber wiederum *Shankara* weisen mit allem Nachdruck darauf hin, daß der traumlose Tiefschlaf unserem Denken als erstes einmal das große Rätsel aufgibt, wohin denn eigentlich jeweils in dieser Verfassung mein Wissen um mich selbst, die Wahrnehmungen des eigenen Leibes, wie das Bedenken und Fühlen aller anderen Dinge der Welt verschwunden sein mögen? Schon unser übliches Denken kann und muß uns darauf zum mindesten die eine negative Antwort erteilen: in nichts jedenfalls, oder in die bloße, bewußtlose Stofflichkeit eines körperlichen Organismus kann sich unsere Bewußtheit nicht aufgelöst haben. Aus nichts nämlich oder aus bewußtloser körperlicher Materie könnte doch unser Wissen um uns und um die Dinge unserer Welt beim morgendlichen Erwachen unmöglich immer wieder erstehen und stets von neuem da sein. Wie sollte ich mich beim Wiedererwachen im Nu und in voller Helligkeit daran zu erinnern vermögen, daß ich derselbe bin wie vor dem Einschlafen, und daß mich auch dieselben Dinge wie zuvor umgeben, wenn jedes Wissen um mich während meines Tiefschlafes wirklich ausgelöscht und unterbrochen oder auch nur gestört gewesen wäre? Also muß die Wesensverfassung dessen, in das im traumlosen Tiefschlaf alle Erscheinungen des Wachens und des Träumens einzugehen pflegen, das sie aber auch wieder aus sich heraus in die Erscheinungen unseres wachenden oder träumenden, ichhaften Wissens zu entlassen vermag, sicher umfassender und zugleich noch wacher sein, als es unsere Bewußtheit im allnächtlichen Träumen und im alltäglichen Wachen ist. Und warum eigentlich sollte es nicht ein noch viel wacheres Wachen geben können, als unser übliches Tageswissen eines ist? Ein vielleicht so waches Wachen, daß es dem Alltagswachen zum mindesten um ebenso viele Helligkeitsgrade überlegen ist, um die dieses unser träumendes Verstehen überragt?

Damit freilich dürfte die Weisheit des üblicherweise wachen

Denkens ihre Grenze erreicht haben. Weiter in der Sprache und auf der Bewußtseinsstufe dieser Art von Philosophie und Psychologie über die tiefere Wahrheit des Menschenwesens reden zu wollen, käme dem Versuche gleich, sexuelle Eheprobleme mit kleinen Kindern zu diskutieren, lange bevor sie ihre Pubertät erreicht haben. Darüber ist sich die indische Philosophie bereits vor mehr als zweitausend Jahren klar geworden. Sie gab deshalb schon längst die Absicht auf, die wesentliche Wahrheit über den Menschen und seine Welt begrifflich in Besitz zu nehmen, sie dann in Büchern ablegen und aus solchen erlernen zu wollen. Wie wenig so etwas auf solche Weise faktisch gelingen kann, zeigt allein schon die große Angst, die so viele westliche Philosophen befällt. Entweder zeigt sich diese Philosophenangst ganz explizit in den Denksystemen selbst, oder sie verbirgt sich mehr oder weniger geschickt im praktischen Alltagsleben dieser Menschen. Wie anders ließe sich diese Angst verstehen, als daß ein viel zu enges Denksystem die Dimensionen des Menschenwesens einfangen will. Diese aber entsprechen einem Bereich, der ein solches Denken durch seine Weite und Tiefe schwindeln machen muß und durch die Fülle seines Reichtums zu sprengen droht.

Vielleicht hängt mit dem bloßen Erdenkenwollen der Wahrheit die in Indien unvorstellbare Diskrepanz zwischen dem Inhalt der Bücher und dem faktischen Leben vieler westlicher Philosophen zusammen. Der Denker, der nicht auch seinen Einsichten gemäß im Alltag handelt, der nicht das Opfer zu bringen bereit ist, sich ihnen mit seinem ganzen Wesen zu unterstellen, der nimmt nach indischer Ansicht seine Philosophie selber nicht ernst genug, als daß er hoffen dürfte, mit seinen Schriften und Worten auch nur einen Hund von seinem Schattenplatz weglocken zu können. Wer von der Wahrheit, von der Liebe und Fürsorge, von der Askese schreibt und den Mut predigt, sich den Anforderungen des Lebens zu stellen, in seinem alltäglichen Umgang mit seinen Mitmenschen jedoch der Lüge fähig ist, Freunde sitzen läßt und sie quält, genießerisch lebt und vor den

Schwierigkeiten seiner Umwelts-Situation auskneift, der würde in Indien seiner schönen und gescheiten Reden zum Trotz zu den leichtfertigen Taschenspielern gerechnet werden, über die man auf Jahrmärkten zu lachen pflegt.

Damit wir aber, Sie und ich, dem Phänomen des traumlosen Tiefschlafs gerechter werden können, ist es zunächst einmal höchste Zeit, daß wir uns ihm nicht denkerisch nähern, sondern so, daß wir uns von ihm übermannen lassen.» Dabei deutete der Weise mit seinem rechten Daumen rückwärts zum kleinen Fenster hinauf. Seit geraumer Weile bereits kiebitzte durch diese Luke der Mond in seiner ganzen Rundlichkeit zu uns herein. Mit nicht geringem Schrecken wurde ich gewahr, daß das Gespräch schon nahezu fünf Stunden gewährt hatte. Das war eine lange Zeit, und doch standen wir erst am Beginn der Unterweisung. Denn gerne war der Meister meinem Vorschlag nachgekommen, ganz langsam und vorsichtig ans Werk zu gehen, jedes der Grundworte seinem Gehalte nach sorgfältig zu prüfen, erst seinen Sanskritwurzeln nachzugehen, es darauf in seiner Hindi-Variante hören zu lassen, dann eine englische Übersetzung aus dem Zusammenhange heraus zu wagen, um gelegentlich noch mit deutschem Denken nachzuhelfen. Der Meister, der die Hauptlast dieser schweren und langen Arbeit getragen hatte, zeigte nicht das leiseste Zeichen der Ermüdung. Ich wußte, er entließ mich jetzt nur, weil er vor dem Schlafen noch für Stunden zu meditieren gedachte. Mich dagegen hielt draußen auf den Treppenstufen vor der Haustüre des Meisters für eine weitere gute Stunde der Versuch wach, das eben Gehörte aufzuzeichnen. Ich wollte es so wortgetreu wie möglich meinem Gedächtnis einprägen. Der Mond lieh mir dazu sein silbernes Licht in einer Fülle, wie er sie nur den Nächten Indiens gönnt; zum Dank vielleicht für die beherrschende Rolle, die ihn von alters her die Himmelskundigen dieses Landes in allen ihren astrologischen Berechnungen spielen lassen.

Der Aufforderung des Meisters gemäß stellte ich mich die folgenden vier Tage, die mir noch vor der Rückkehr nach Lucknow zur Verfügung standen, stets zur selben Stunde bei ihm ein. Jedesmal wurde es später, bevor ich mich von ihm losreißen konnte, so energisch ich mir auch zuvor immer vornahm, meine Aufdringlichkeit nicht auf die Spitze zu treiben. Als ich mich zum zweiten Male zu meinem Lehrer setzte, beging ich als erstes einen Taktfehler. Verstieß ich schon dadurch gegen die indische Sitte, daß ich in Gegenwart des Älteren nicht die ganze Zeit über vor ihm stehen blieb, hätte ich wenigstens warten sollen, bis der Meister mich ansprach, ehe ich den Mund auftat. Die große Zuneigung indessen, die mir der Weise das vorige Mal erwiesen hatte, ließ mich vorlaut werden und gleich mit der Frage losstürmen: «Wie nun also ist nach indischer Auffassung der Mensch und seine Welt gemacht, daß er in traumlosen Tiefschlaf versinken und doch wieder als derselbe und solches von sich wissend aus ihm erwachen kann?» Die Strafe folgte auf dem Fuße. Augenblicklich beschämte mich die Gegenfrage: «Woher wissen Sie denn, daß Sie und Ihre Welt überhaupt *gemacht* sind? Dies müßte doch wohl erst entschieden sein, bevor man nach der besonderen «Beschaffenheit» des Menschen fragt. Die Vorstellung des Gemachtseins des Menschen und seiner Welt, wie die eines dazugehörigen Machers will dem indischen Denken seit seiner höchsten Blütezeit als eine unzulässige Anthropomorphisierung erscheinen. Eine Vermenschlichung des Seins, nachgebildet der Meinung und Empfindung jener Leute, die glauben, alles hänge von ihrem Bemühen, Tun und Befehlen ab. Vermutlich ist der westliche Mensch ein solcher Homo Faber in besonders ausgeprägtem Sinne und bildet sich ein, die ganze Welt gehe in Stücke, wenn er nicht dauernd etwas zu ihrer Rettung unternehme, sie zusammenhalte und immer neu zusammensetze. Darum kann er's sich gar nicht anders denken, als daß es nicht nur zum Hervorbringen alles dessen, was um ihn herum ist, sondern auch für das Erscheinen seiner selbst stets des Konstruierens und eines Konstrukteurs bedürfe.

Könnte es aber nicht so sein, daß überhaupt nichts *gemacht* wird, in Wirklichkeit selbst das nicht, was der Mensch mit Hilfe seiner Technik zu erschaffen wähnt? Wie, wenn nicht alles, was ist, das Licht der Welt nur *so* erblicken würde, wie aus dem Nichts eines Samenkorns ein gewaltiger Baum zu erscheinen und zu wachsen vermag?»

Durch diesen Hinweis des Meisters auf den Unterschied zwischen dem westlichen Vorstellen eines Machen- und Konstruierenmüssens, eines Zusammensetzens von außen her und dem indischen Erscheinen- und Wachsenlassen von innen heraus, glaubte ich, mit einem Male auch die Kluft zwischen indischer und westlicher Kunst besser begreifen zu können. Ich verstand damit auch eher den heftigen Ärger unserer westlichen Klassiker, der sie die Werke der indischen Kunst entweder geflissentlich übersehen und sie totschweigen ließ, oder etwa Goethe in seinen «Zahmen Xenien» zu so ausfälligen Versen verleitete wie:

«Und so will ich, ein- für allemal,
Keine Bestien in dem Götter-Saal!
Die leidigen Elefanten-Rüssel,
Das umgeschlungene Schlangen-Genüssel,
Tief Ur-Schildkröt im Welten-Sumpf,
Viel Königs-Köpf' auf *einem* Rumpf,
Die müssen uns zur Verzweiflung bringen,
Wird sie nicht reiner Ost verschlingen ...
In Indien möcht ich selber leben,
Hätt' es nur keine Steinhauer gegeben ...»

Vor mir sah ich jetzt im Geiste den Petersdom in Rom und neben ihm den Kailasa-Tempel in Ellora aufsteigen: Jener ein Werk, errichtet und aufgebaut aus tausenden von Bausteinen auf einem der großartigsten Grundrisse der westlichen Renaissance mit ihrer Neigung zu mathematisch-abstrakten Konstruktionen. Dieser eine Skulptur, herausgeschält aus dem Innenleib eines ungeheuren Felsens und bis in seine üppigen Reliefs hinein der Wachstumsordnung der Natur gehorchend. Ich mußte auch an die Strukturen westlicher Musik denken und an die Ragas und Raginis, die den indischen Komponisten als Grundlage dienen: jene bestimmt, durch die Kunst ihrer in sich geschlossenen und fest gefügten Gestalten zu sprechen, diese gespielt und gesungen, um das Gemüt des Hörers den Gestimmtheiten des jeweiligen Naturgeschehens entsprechen zu lassen. Der Meister gab seine lebhafte Zustimmung kund, als ich diese Gedanken äußerte, ließ mich jedoch bedenken, daß dessen ungeachtet das scheinbar rein westliche Konstruierenkönnen von außen her, von einem als Ich-Zentrum sich verstehenden Menschsein aus, als Möglichkeit zum mindesten, durchaus auch dem indischen Menschen zugehöre. Ich brauche mir ja nur, um dies einzusehen, noch einmal die alten Fresken von Ajanta zu vergegenwärtigen, die ich selbst gestern in einem etwas anderen Zusammenhange erwähnt hätte.

In der Tat war ich auf diese Gemälde zu sprechen gekommen, weil sie mich beim Besuch jener gewaltigen Felsentempel im zentralindischen Dekkan-Plateau so erstaunlich «westlich» angemutet hatten. Noch heute lassen mich in der Erinnerung manche von ihnen in ihrer Gegenständlichkeit, in ihrer Form-Farb- und Schattengebung immerzu an Bilder Giottos, Botticellis und Leonardo da Vincis denken. Auch zeigt ein Fresko Yasôdhara, die um den Verlust des Gatten und Vaters ihres Neugeborenen trauert, der eben auszieht, um einst Buddha zu werden. Ihre innere Gemütsverfassung ist mit einer Kraft an menschlicher Innigkeit gemalt, daß sich mir das Bild in meinen Gedanken stets an die Seite Rembrandt'scher Gemälde stellt. Vor allem aber war ich bei der Begegnung mit den anderthalb Jahrtausend alten Ajanta-Fresken durch deren perspektivische Zeichnung überrascht worden. Bisher nämlich hatte mich die Kunstgeschichte gelehrt, ausschließlich die abendländischen Menschen, und auch sie nur während zweier kurzer Epochen, hätten die Welt perspektivisch zu sehen vermocht. Erstmals, so hatte ich vernommen, habe die Perspektive von ihren unsicheren und stückhaften Anfängen im griechischen Altertum Platos bis in die Tage des römischen Pompeji gedauert. Zum zweiten Mal habe sie erst wieder im Verlaufe der letzten vier Jahrhunderte zur Macht kommen und die Malerei des Westens mit Beschlag belegen können. Indessen befreie sich die moderne Kunst der letzten Jahrzehnte bereits wieder vollkommen aus dem Gefängnis perspektivischer Sehweise.

Wo immer jedoch Perspektive ist, sind alle Dinge der Welt auf die Subjektivität eines in eben diesem Augenblicke existierenden und an einem ganz bestimmten Raumpunkte sich befindenden Ichs bezogen und darauf zentriert. Des Betrachters jeweilige leibhafte Position bestimmt den «Fluchtpunkt» aller Gegenstände, nach dem sie ihre Gestalt auszurichten haben. Ein solch ichhaftes Sehen, darin hatte der Meister offensichtlich recht, war nun keineswegs den westlichen Menschen vorbehalten. Ein für allemal hatten die Ajanta-Fresken mit diesem meinem kunstgeschichtlichen Irrtum aufgeräumt. Sie ließen nicht den geringsten Zweifel mehr darüber bestehen, daß spätestens schon um die Mitte des ersten Jahrtausends herum auch die indischen Maler die Perspektive nicht nur «konnten», sie beherrschten oder von ihr beherrscht wurden, sondern sie bis zur Virtuosität zu steigern wußten. Davon zeugen in Ajanta insbesondere die Darstellung der tausend Buddhas mit ihrer raffinierten Sitzordnung und ein Pferdebild mit einer dreigestaffelten perspektivischen Tiefe. Auf der einzigen, unserer üblichen Sicht widersprechenden Ausnahme, die ich unter den vielen Dutzend Ajantabildern entdecken konnte, ist ein Palast in «verkehrter» Perspektive gezeichnet, so daß die Parallelen der Deckenbalken nach hinten auseinander streben. Mag man darin einen noch mißlungenen Anfang oder eine Spielerei oder bereits eine bedeutungsvolle Überwindung der Perspektive erblicken, die Überzeugungskraft aller anderen Fresken wird durch dieses eine Bild nicht beeinträchtigt.

Indessen ließ es der Meister nicht bei dem nochmaligen Kommentieren meiner «perspektivischen Überraschung» in Ajanta bewenden. Um seine Behauptung von der den Indern und den westlichen Menschen grundsätzlich gleicherweise eigenen egozentrischen Einstellung noch besser zu belegen, bedeutete er mir, daß die indischen Weisen gewiß nicht durch Jahrhunderte hindurch und mit solcher Intensität die Überwindung der kleinmenschlichen Ichhaftigkeit hätten predigen müssen, wenn die egoistische Beschränktheit nicht auch in Indien das große Übel wäre. Die Legende von einer Ich-Schwäche des indischen Menschen sei deshalb genau so unwahr wie das oft gehörte westliche Vorurteil, daß sich das indische Ideal einer Loslösung von aller gierigen Verhaftung an die vergänglichen Dinge der materiellen Welt zugunsten einer steten Besinnung auf den geheimnisvollen geistigen Hintergrund aller Erscheinungen aus einer Fluchttendenz vor dem übergroßen Elend des indischen Alltags erklären lasse. Eine derartige Begründung nämlich vergesse völlig den Umstand, daß sich diese Einstellung gebildet habe, als die Inder alles andere als arm gewesen seien, als vielmehr die maßgebliche Bevölkerungsschicht in reichen, blühenden und höchst luxuriösen Städten gelebt hätte. Doch ganz abgesehen davon übersehe eine solche Fluchttheorie der indischen Besinnlichkeit auch die Größe der Anstrengung, die eine jede geistige Zuwendung zum wesenhaften Inneren aller Dinge zu ihrer Voraussetzung habe. Sicher sei diese nicht geringer als jene Mühe, die irgend ein moderner Wissenschaftler auf sich nehme, um auf seine Weise die Welt zu begreifen. Im Laufe der Jahrtausende sei nur von den Indern der Blick in die Innerlichkeit immer mehr als die allein zu den wahren und wesentlichen Einsichten führende Denkrichtung erkannt worden, als jenes Forschen und Suchen mithin, das einem wirklich reifen Menschen das einzig gemäße sei.

«Aber so schweifen wir ab, lieber Freund, und greifen vor», unterbrach sich der Meister selbst. «Lassen Sie uns jetzt der Grundhaltung nachsinnen, welche die indischen Denker von alters her alles Seiende nicht als etwas von außen her Gemachtes, sondern als ein von innen heraus Erscheinendes, Aufgehendes, Wachsendes, nicht als ein von einem ichhaften menschlichen Subjekt Vorzustellendes, sondern als ein sich dem Menschenwesen Zeigendes erfahren ließ. Diese Einstellung kann nicht ein bloßes Staunen und ein Sich-wundern sein darüber, daß etwas ist, und wie es ist, schon gar nicht ein Zweifeln an der Wirklichkeit der Welt. Nur ein von Ehrfurcht ergriffenes und in Ehrfurcht verweilendes Menschenwesen verfällt nicht in ein Untersuchen- und Beherrschenwollen dessen, was sich ihm zeigt, sondern bleibt ganz Ohr und Auge für den Zuspruch der ehrfurchtgebietenden Erscheinungen. Der ehrfürchtige Mensch will nicht das Verehrte mit Hilfe seiner Begriffe in den Griff bekommen, es besitzen. Er will sich nur in die dem Verehrten gemäße Verfassung bringen, die ihn hellhörig sein läßt für dessen Zuspruch und hellsichtig für dessen Winke. Er weiß: vermag er dem Verehrungswürdigen so vollkommen zu entsprechen, daß er seiner ganzen Wahrheit ansichtig wird, ist ihm auch schon die Erlösung aus der Wirrnis aller Verblendung geglückt. Mit Ausnahme des stets verachteten, philosophischen Materialismus richten sich alle indischen Philosophiesysteme auf dieses Erlösungsziel der wahren Erkenntnis aus. Selbst die altindische Sankhya-Philosophie, so nahe sie dem Denken der neuzeitlichen, westlichen Naturwissenschaft kommt, tut dies, weil sie nicht wie die neuzeitliche Technik das geistige Grundwesen aller Erscheinungen, den «Purusha», vergißt. Darum brauchen sich die sechs großen philosophischen Lehren der indischen Geistesgeschichte keineswegs als einander feindliche Philosophien zu betrachten, die sich, so sehr sie sich in Einzelheiten und im Methodischen voneinander unterscheiden mögen, gegenseitig den Besitz der einzig richtigen Wahrheit streitig machen müßten, wie die westlichen

Systeme es tun. Vielmehr wissen sich alle indischen Philosophiesysteme als bloße Stufen auf dem Wege der Wahrheitserkenntnis, eher noch als Lehren, die die verschiedenen Aspekte der Wahrheit sehen lassen. Denn die Wahrheit, sagen sie, sei ohnehin zu groß, als daß ein einzelner Mensch oder eine einzelne Betrachtungsweise auf einmal und im ganzen sie zu sehen vermöchte. Das Erste und Wichtigste ist und bleibt deshalb, daß stets alles Denken, Meditieren und Tun der indischen Weisen und Gottsucher auf das Erreichen einer wahrheitswürdigen inneren Verfassung abzielt. Dies wiederum ist der Grund dafür, daß indische Weisheit nie bloß aus Büchern erlernt und durch sie vermittelt werden kann. Jeder Einzelne hat in unablässigem Bemühen den entsprechenden Wissenszustand zu erreichen, in dem sich ihm das wahre Wesen der Welt zeigt. Der erste Schritt auf diesem Wege ist immer das, was Ihr im Westen vermutlich die moralische Reinigung des Gemütes nennen würdet. Darin unterscheidet sich auch der Buddhismus in keiner Weise vom Hinduismus. Recht, das heißt, wahrheitsgemäß denken wird keiner je vermögen, der nicht zunächst diese allererste Stufe des indischen Heilsweges erklommen hat. Sie besteht in einer vollkommenen Ausrichtung des alltäglichen Lebens auf Gewaltlosigkeit, Begierdelosigkeit, Ehrlichkeit und Reinheit. Dann folgt das richtige Meditieren, in welchem sich das Einswerden des Meditierenden mit der letzten Wahrheit ereignet. Denn solches wissen nun auch alle großen Künstler des Westens, denke ich, daß sie ihr Gegenüber weder erfaßt, verstanden und wirklich gesehen haben, noch dessen vollen Gehalt wiedergeben können, bevor sie nicht innerlich mit ihm eins geworden sind. Nicht ein begriffliches Besitzergreifen, ein In-den-Griff-bekommen, ein Habenwollen der Wahrheit, sondern ein Sich-erfüllenlassen von ihr, ein Hören auf sie, ein Aufgehen in ihr wird von Indiens besten Denkern als der gemäße Weg zur Wahrheitserkenntnis gelehrt. Eine jahrtausendealte Erfahrung hat sie zur Einsicht geführt, daß nur dem ehrfürchtig Meditierenden unmittelbares

und erlösendes Wissen von der tiefsten Grundnatur aller Erscheinungen geschenkt wird, während sich die Wahrheit über das, was wirklich ist, jedem ehrfurchtslosen, zweckgerichteten, begierigen und berechnenden Forschen immer mehr entzieht. Darum müssen sich vielleicht die modernen Physiker bereits selber eingestehen, daß sie mit ihren mathematisch formulierten Naturgesetzen ihre Untersuchungsgegenstände selbst schon gar nicht mehr erreichen können, mit ihnen bloß etwas über den Umfang ihrer Kenntnisse über sie auszusagen vermögen und gleichsam nur noch ihre eigenen Berechnungen berechnen.
Schon unsere Sprache legt für diese geistige Grundhaltung ein beredtes Zeugnis ab; kennt doch das Hindi, wie Sie wissen, weder die Worte noch die grammatikalischen Strukturen, um im Sinne des Westens von einem «Haben» und «Besitzen» von etwas zu reden.»
Damit erinnerte mich der Meister an ein Phänomen, das mir schon ganz zu Beginn meines Hindi-Unterrichtes aufgefallen war und mich seither immer mehr fasziniert. Mein indischer Sprachlehrer, ein profunder Kenner der alten und neuen Idiome seines Landes, hatte mir seinerzeit nur mit Mühe beibringen können, daß in der Hindi-Sprache der Mensch faktisch nicht nur nicht als ein Subjekt einen Gegenstand besitzt und ihn in den Akkusativ versetzt, sondern daß in ihr die Objekte der germanischen und romanischen Sprachen den Rang eigentlicher Subjekte einnehmen, die ihrerseits geruhen, in die «Nähe» des Menschen zu kommen, «bei ihm» zu sein. «Ich habe ein Buch» heißt auf Hindi «Mere pas kitab hai»: «Das Buch ist *bei* mir» oder «in der Nähe von mir». So, wie ich ein Buch in Besitz nehmen kann, vermag ich im Grunde nur Dinge zu halten und zu «haben», die ich unter Umständen auch verlieren oder deren ich mich nach Belieben entäußern könnte, Sachen also, die ich als tote, bewegliche Gegenstände auffasse und denen ich kein eigenes Lebens- und Bestimmungsrecht zubillige. Selbst wenn ich aber von so Eigenem reden und sagen möchte, «Ich *habe* eine Tochter» oder

«Ich *habe* Fieber» und dergleichen, bin ich, wenn ich Hindi spreche, nie das habende Subjekt. Subjekt ist vielmehr wiederum stets die Tochter oder das Fieber, aber auch sie nicht etwa als solche, die mich nun ihrerseits als ihr Objekt *haben* könnten. Immer ist auch bei ihnen nur von ihrem *Sein* die Rede. Die Tochter *ist* von der Art, sagt der Hindi-Satz, daß sie zu mir als zu ihrem Herkunftsort in Beziehung steht: «Meri ek bethi hai.» So setzt mich die Hindi-Sprache in den Wesfall. Dieser jedoch gilt als der «Ursprungsfall». Erst wenn wir lateinisch lernen, müssen wir ihn den Genitivus possessoris nennen. Wenn ich anderseits etwa «Fieber *habe*», sagt Hindi wiederum bloß, das Fieber *sei* solcher Art, daß es für mich da ist, mir zugesellt sein kann: «Mujhe buchar hai.» Erst seit ganz kurzer Zeit und deutlich unter dem Einfluß der englischen Sprache wird hie und da auch im Hindi eine unseren westlichen Satzgebilden verwandte Struktur mit menschlichem Subjekt und gegenständlichem Objekt gebraucht: «Mae kitab rakhti hoon.» Doch von allen Indern, denen das Sprachgefühl noch nicht völlig abhanden gekommen ist, wird diese Formulierung als falsch empfunden. Das alte Sanskrit zwar, dem das heutige Hindi entstammt, kannte in einem Satze wie «Ich *habe* ein Buch» das Verbum «dhyami» oder «dhareami»: «Aham pustakam dhyami» oder «dhareami». Wenn dann aber moderne Übersetzer daraus ein «Ich habe», «Ich besitze» zu machen pflegen, verfälschen und verwestlichen sie seinen ursprünglichen Sinngehalt. Es sei doch leicht zu merken, hatte ich in meinem Unterricht vernommen, daß dieses alte «dhyami» mit dem heutigen Hindi-Wort «dhyan» zusammenhänge. Und «dhyan» bedeute nichts anderes als «Aufmerksamkeit», «Beobachtung». «Dhyan dena» besage: etwas im Blick behalten, ihm die Aufmerksamkeit schenken. Dementsprechend sei auch der wirkliche Sinn des alten Sanskrit-Ausdruckes «dhyami» nie ein «Haben» sondern ein «Sich-konzentrieren», ein «Meditieren», ein «Vernehmen». Ebenso wenig wohne aber auch dem «Dhareami» die Bedeutung eines «Habens» inne.

Vielmehr meine dieses ein «Tragen», ein «Etwas in einer Beziehung zu einem halten», «durch eine geistige Bewegung auf etwas zu mit diesem verbunden sein». Deshalb sei dem Sanskrit-Satz: «Aham pustakam dhyami» oder «dhareami» viel angemessener als die Redewendung: «Ich *habe* ein Buch» die Übersetzung: «Ich trage eine Beziehung zu dem Buche aus», «Ich stelle das Buch in den Kreis meiner Aufmerksamkeit», «Ich halte es in meinem Blickfeld».

Alle diese sprachlichen Überlegungen hatte ich schon so oft in mir bewegt und mit indischen Fachleuten durchgesprochen, daß sie mir auch jetzt im Nu gegenwärtig waren. Allein, der Meister ließ mir keine Zeit, sie vor ihm auszubreiten und sein Urteil darüber zu erfragen. Unverzüglich griff er auf sein Lieblingsthema zurück und fuhr fort: «In der rechten inneren Verfassung – darin sind sich die großen Weisen aller Zeiten einig – gewahrt sich der Mensch immer als ein Wesen geistig-lichthafter Natur. Wie durch dieses Fenster hier», und dabei zeigte der Gelehrte auf die kleine Öffnung in der Rückwand des Raumes, «Licht von der Sonne hereinscheint, sich selbst erhellt und in seinem Scheinen zugleich alle die Dinge da auf dem Fußboden, Sie und mich zum Erscheinen bringt, so ist der Mensch als das ganze essentiell geistige Wesen, das er ist, ebenfalls ein Erhellen, dem die Wahrheit über alles Seiende sich enthüllen kann. Das eigentliche Wesen des Menschen wird deshalb als «Prakasa» und als «Chit» bezeichnet. Beides meint ein Lichten, dem «Vimarsa», das heißt ein Wahrnehmen und Vernehmen in einem ganz besonderen Sinne eigen ist. «Marsa» kommt vom Stamme «mrs» und dies sagt: «berühren». Doch das «vi» fügt hinzu, daß es ein «Berühren» in einer so ausgezeichneten, geistig-lichthaften Weise ist, daß es allen sinnlichen Berührungen und Wahrnehmungen, dem leibhaftigen Sehen, Hören, Tasten, Schmecken, Riechen zugrundeliegt und sich in ihnen austrägt. Unter allen diesen konkreten Möglichkeiten des Vernehmens hat aber das *Sehen* insofern den Primat, als der indische Name für wahre Erkenntnis und Weisheit «Vidya» heißt. In der Wurzel «Vid» klingt jedoch immer noch das augenhafte Sehen an. Deshalb weist die «Weisheit» selbst, «Vidya», ein weiteres Mal auf die Grundverfassung des Menschen hin, die ein geistiges Erhellen ist, setzt doch jedes Sehen stets Helligkeit voraus. Nie darf indessen das erhellende Berühren und Erleuchtenkönnen, das die eigentliche Essenz des Menschenwesens ausmacht, als das Tun eines menschlichen Subjektes, einer menschlichen Person mißverstanden werden. Menschsein ist vielmehr lediglich ein bloßes Teilphänomen, das als «Atman» dem einen großen Erhellen und Aufgehen, dem «Brahman» zugehört.

An dieser Stelle muß ich Sie vor einigen großen Mißverständnissen warnen, bevor wir weitergehen können. Dadurch, daß die erste Übersetzung altindischer Schriften aus dem Sanskrit ins Englische durch westliche Missionare versucht wurde, sind die entscheidenden Erfahrungen der indischen Denker in deren Schriften in eine ganz fremde Vorstellungswelt hineingepreßt worden. Viele von diesen Verfälschungen werden nun immer weiter geschleppt und selbst von manchen indischen Übersetzern der Neuzeit beibehalten; namentlich von solchen, die glauben, Indien und dem Westen einen Dienst zu erweisen, wenn sie eine Identität zwischen altindischer Tradition und neuzeitlichen Vorstellungen des Abendlandes zu konstruieren versuchen. Lassen Sie mich ein paar solch höchst irreführender westlicher Begriffe nennen, wie sie mir gerade einfallen. «Brahman» wird zum Beispiel als das «All-Eine» oder als «Weltgeist», «Atman» mit «Menschengeist», «Subjekt», «Seele», «Psyche» oder mit «Selbst» übersetzt; «Chit» mit «Bewußtsein», «Sat» mit «das Sein» oder «das Seiende». Die höchste Blüte der indischen Philosophie, die «Advaita-Lehre» des «Vedanta» wird als «Monismus» und als «Idealismus» gekennzeichnet. Damit ist aber jede Möglichkeit eines sachgemäßen Verstehens des indischen Gehaltes dieser Worte von vornherein verdorben.

Vielleicht ist Ihnen selber schon aufgefallen, daß ich Grundworte wie «Atman» und «Brahman», «Chit», «Prakasa» und «Vimarsa», nie als Substantiva im Sinne einer Gegenstandsbezeichnung brauche. Ich vermeide dies mit allem Vorbedacht, um anzuzeigen, daß sie mit Substantiven wie zum Beispiel «der Geist», «die Seele», «das Bewußtsein», «das Selbst», «das Sein» oder «der Seinsgrund» überhaupt nicht auf eine Stufe gestellt werden können.

Jeder Übersetzung eines Wortes sollte nämlich der entscheidende Tatbestand zugrunde gelegt werden, daß im Sanskrit alle Substantive in erster Linie das Verbale anzeigen. Das Verbale macht immerzu das Wesen der sanskritischen Substantive aus. Mit andern Worten: das sich Ereignen, das Erscheinen des jeweiligen Seienden bleibt in den Substantiven stets das Primäre und die Hauptsache. Nicht nur im Sanskrit übrigens, sondern der Sache selbst nach ebenfalls! Machen Sie doch einmal rasch eine Faust mit ihrer rechten Hand. Nun öffnen Sie die Hand wieder. Wo ist jetzt dieses Ding, die Faust, hingekommen? Einzig wichtig und wirklich war also wohl «das Fausten» und nicht «die Faust».

Im besonderen kommt hinzu, daß sich das höchste Wort «Brahman» vom Stamme «Braha» herleitet. «Braha» aber heißt «wachsen» und «immer mehr Aufgehendes umfassen». Darum ist es so gefährlich, «Brahman» mit «Geist» zu übersetzen. Denn «Geist» wird doch heute immer als eine Bezeichnung für das dem «Physischen», dem sinnlich Wahrnehmbaren Entgegengesetzte gehört, während es dem indischen Denken mit dem Sagen von «Brahman» gerade entscheidend darauf ankommt, keine derartige metaphysische Zweiteilung der Wirklichkeit aufkommen zu lassen. Aber auch die Vorstellung des «All-Einen» setzt bereits eine Zerteilung voraus, die dem wahren Bedeutungsgehalt von «Brahman» zuwider läuft. Denn ein «All-Eines» kann es immer nur in Abhebung gegen ein «Nichts» oder eine «Zweiheit» oder eine «Vielheit» geben. Von «Brahman» jedoch läßt sich nichts abheben. Deshalb wäre wohl die einzig gemäße Übersetzung von «Brahman»: «das Sich-entfaltende Wachsenlassen» oder «das ursprüngliche, alles tragende Aufgehenlassen», oder «das Ins-Sein-kommen-lassen». Jede Vereinfachung oder Abkürzung dieser umschreibenden Übersetzungen von «Brahman» vergewaltigt und verfälscht dessen wahren Sinn. Dafür spricht auch, daß nahezu synonym mit «Brahman» das Wort «Sat» gebraucht wird. «Sat» ist das Partizipium präsens für «As», das dasselbe bedeutet, wie lateinisch «esse» und deutsch «sein». Wörtlich übersetzt heißt deshalb «Sat»: «das Seiende». Doch sinngemäß ist auch «das Seiende» in erster Linie verbal zu verstehen und meint: «das-Sich-ereignen-von-Sein». Als dieses Geschehen ist es ein Übergang vom Nichtsein ins Sein; umfaßt somit als solcher Übergang notwendigerweise und immer schon beides, nämlich das Nichtsein sowohl wie das Sein. So wahr es das tut, ist «Sat» auf der andern Seite nie objektivisch als «das Sein», als das letzte, allgemeinste oder oberste Ding aller Dinge zu mißverstehen, das «hinter» allen andern Sachen wäre. Sonst müßte man ja immer weiter auch nach dem «ist», dem Sein «des Seins», nach dessen «Seinkönnen» fragen und wäre damit in den berühmten Regressus ad infinitum geraten. Selbst ein Gott könnte solch unübersehbarem Rückgreifen nicht Einhalt gebieten. Denn insofern auch Gott ein Seiendes ist, kann das Denken auch mit seinem Erscheinen noch nicht Ruhe geben, muß bei ihm ebenfalls nach seinem Seinkönnen schlechthin forschen, nach dem Sein, das auch Gottes Existenz ermöglicht. Halten wir uns deshalb streng daran, «Brahman» sowohl wie «Sat» nie anders denn als das schlichte «Aufgehenlassen von Sein» aus dem «Nichtsein» zu verstehen, das als dieses Aufgehen-lassen notwendigerweise beides, sowohl Sein wie Nichtsein umgreift und in sich versammelt hält. Als solches wird «Brahman» schon im dreitausend Jahre alten Rigveda mit den Versen 10, 129 besungen: «Nicht war Nichtseiendes noch war Seiendes damals. Nicht war der Luftraum, noch der Himmel darüber. Wie geschah das Aufgehen von etwas, wo war es und in wessen Hut?»

Nur einem in begrifflich-diskursivem, eindimensionalem Denken befangenen Menschen kann der logische Grundsatz vom ausgeschlossenen Dritten das Verstehen dieses Sein und Nichtsein übergreifenden «Brahman» verhindern.
Erliegen Sie, lieber Freund, nie der Versuchung, dieses «Brahman» oder «Sat» begrifflich in Besitz nehmen, es schichtenhaft verdinglichen, es als ein «Es» oder als das «kollektive Unbewußte» auffassen und es mit Abstraktionen von Bildern und Ordnungskräften strukturieren zu wollen. Dies alles sind Bestimmungen aus der Froschperspektive eines zerstückelnden, rechnenden und vergegenständlichenden Verstandes. Nur für diesen ist die letzte Wirklichkeit des Menschen etwas aus einzelnen Individuen oder Psychen Zusammengelesenes, etwas Kollektives und etwas, von dem er nichts wissen kann, das ihm unbewußt ist. Wenn schon, wäre dem Tatbestand viel gemäßer als die Rede von einem «kollektiven Unbewußten» die Bezeichnung eines ungeteilten, nichts ausschließenden *Wissens*. Doch lassen wir alle Namengebung, befleißigen wir uns nicht bloß der Hegel'schen Anstrengung des Begriffes, sondern nehmen wir jene noch viel größere und weisere Leistung auf uns, die uns Indiens beste Geister so oft vorgelebt haben. Gewinnen wir die Selbstüberwindung, einmal nichts in Besitz nehmen zu wollen, vielmehr «Brahman» in der Unberührtheit seines Geheimnisses sein zu lassen, es als solches auszustehen und uns ihm offen zu halten. Denn von vornherein ist schon alles verspielt, wenn man mit «Brahman» gedanklich manipulieren will. Nicht mit ihm, sondern mit uns selbst hat etwas zu geschehen. Wir haben unser Wesen so weit aufzutun und hellsichtig werden zu lassen, daß unsere Geistesverfassung des «Brahman»-Wesens wahrhaft würdig wird und ihm entspricht. Dann ist es «Brahman» oder «Sat» seinerseits, das uns ohne unser weiteres Zutun mit der Wahrheit seiner ganzen Wirklichkeit anspricht und beschenkt. Darum haben die indischen Denker nie versucht, «Brahman» oder «Sat» eigenschaftlich zu definieren. Immer betonten sie, es

sei höchstens auf dem «Neti-Neti-Weg» zu umkreisen, auf dem Wege also der Negation seiner Dinglichkeit und Eigenschaftlichkeit, mit dem Sagen: Es ist nicht das, nicht dieses und nicht jenes. Das Äußerste, was sie darüber zu sagen wagten, war das bloße Hinweisefürwort «tat», welches «das» oder «jenes» heißt. Das eigentliche und ihm gemäße Entsprechen des Menschen jedoch ist einzig und allein das große Schweigen, das zu «hören» bereit ist. *Buddha* hat uns dieses große Schweigen schon vor zweieinhalb Jahrtausenden als das der eigentlichen Wahrheit allein würdige Verhalten am eindrücklichsten vorgelebt. Doch auch heute noch wird jeder geistige Lehrer Indiens seinem Schüler als erstes einmal die Geschwätzigkeit austreiben, damit er «Brahman», das «Sein», nicht von vornherein schon zerredet.

«Brahman» oder «Sat» lassen das geheimnisvolle Aufgehen von Sein aus dem Nichtsein zu. Es ereignet sich ursprünglich stets als ein Erhellen. Dafür hat Indien den Namen «Chit». Ermessen Sie nun nicht selbst, wie verheerend für das Verständnis der indischen Menschenkunde dessen Übersetzung mit dem neuzeitlichen Worte «das Bewußtsein» ist? Denn sagt die neuzeitliche Psychologie «bewußt», fragt sie immer auch schon nach dem «Wer», nach einem Subjekt, welches ein «Bewußtsein» hat, dem «Bewußtsein» als Eigenschaft zugehört, wenn sie sich «Bewußtsein» nicht gar als eine Art von geistigem Behälter denkt, in dem ein menschliches Subjekt seine Vorstellungen, die es sich von sich selbst und von den Objekten einer Außenwelt macht, als dessen Inhalte aufbewahrt. Das indische Grundwort «Chit» hat jedoch weder mit einem Subjekt noch mit einem Objekt etwas zu tun. Es ist auch nicht auf einen Vorstellungsinhalt, noch auf ein Ding überhaupt angewiesen. Indischer Einsicht gemäß ist «Chit» das ungegenständliche Ereignis des ursprünglichen, aufgehenden Erhellens, das als solches geschehen kann, ohne notwendigerweise auch nur des geringsten Dinges zu bedürfen. Kann nicht das Sonnenlicht scheinen, selbst wenn nichts im Raume ist? Freilich gab es auch in Indien eine Vorstufe dieser

Einsicht, jene nämlich, die sich das ursprüngliche Erhellen immer nur als ein Vernehmen von etwas im Lichte des Menschenwesens vorstellen konnte. Diese Lehre benützte denn auch gerne das alte Gleichnis, daß Sein und Denken so zusammengehören, wie zwei sich gegenseitig stützende Rohrbündel. Wenn man das eine Bündel wegnehme, falle auch das andere dahin, sagt die betreffende Upanishade. Das reifere indische Denken indessen hält diese Auffassung noch für unentwickelt. Es erfährt die letzte Wahrheit über die Wirklichkeit stets als ein zunächst «inhaltsloses» Lichten.

Zugleich ist dieses aufgehende Erhellen ein «freies» und «erlösendes» Öffnen. Darum heißt es von ihm auch, es sei «Ananda». «Satchitananda» ist darum der altindische Name, der in der Richtung der wahrhaft enthüllten, letzten Wirklichkeit weist. Ich hoffe, bei Ihnen nicht mehr befürchten zu müssen, daß Sie dieses «Satchitananda» substantivisch mißverstehen. Ebensowenig ist es aber auch attributiv gemeint als Bezeichnung von Eigenschaften, die ein Ding qualitativ definieren wollen.

Das «Brahman» als das reine, aufgehende, öffnende Erhellen liebt aber, sich in tausenderlei stets sich wandelnde Gestalten auszugliedern und darin sich zu verdichten. Die anfänglichste seiner Gestalten ist das Wort. Am Anfang war und ist das Wort, weil in der Sprache die höchste Erfüllung des Erhellens möglich ist. Wort und Sprache natürlich nicht im niederen Verstande eines bloßen lautlichen Ausdrucks- und Verständigungsmittels begriffen. Vielmehr wurde von den Grammatikern schon im vierten Jahrhundert schriftlich niedergelegt, was an Wissen bereits Jahrhunderte zuvor durch mündliche Überlieferung weitergetragen worden war, daß nämlich mindestens vier Stufen der Sprache unterschieden werden müssen. Jedesmal ist dabei die nächstfolgende Stufe ein Abfall von der höheren, eine verdunkeltere und geschrumpftere Erscheinung. Die oberste Sprachform, «Para-Vak» enthält noch Wort und Sinn als ungeschiedenes Wissen in sich. Auf der zweiten, der «Pasyanti»-Stufe ist das

Wissen bereits in das Wort und in seine Bedeutung zerfallen. In der dritten, «mittleren» Sprachform, «Madhyama-Vak» genannt, hat sich die Sprache noch weiter in die grammatikalisch gebauten Satzgebilde auseinandergelegt. «Vaikhan-Vak» schließlich ist die in lautsprachlicher Form sich zeigende vierte Stufe des «Wortes».

Das «Wort» in seinem höchsten Sinne entläßt als nächstes das Menschenwesen aus sich und nimmt es in Anspruch. Im Grunde gehören «Wort» und «Mensch» im selben ursprünglichen Erhellen zusammen, insofern als nur im menschlichen Vernehmen- und Sprechenkönnen das vollkommene Enthüllen dessen möglich wird, das ist. Darum hat der Mensch unmittelbar Anteil an «Brahman», ist jenes Teilphänomen von ihm, das «Atman» geheißen wird. «Atman» bedeutet «hauchen» und «atmen». Zweierlei können die Alten mit diesem Namen gemeint haben: Der Mensch ist seiner erhellenden Kraft nach nur ein Hauch der großen «Brahman»-Helle, oder der «Atman» wird im Schlafen und Wachen rhythmisch wie der Atem eingezogen und wieder herausgelassen. Eingezogen, zurückgezogen in «Brahman» wäre er jeweils im Tiefschlaf, wenn der Mensch von seiner üblichen Verfassung nichts mehr weiß, und in der tiefen Meditation, wenn der menschliche Geist wissend in die große Helle eingegangen ist. Wie dem auch sei, immer tut man dem «Atman» unrecht, wenn man dieses Wort als «Geist», als «Seele» oder als «Selbst» übersetzt. Mit der ersten Bezeichnung sondert man «Atman» in unzulässiger Weise von etwas «Ungeistigem» ab, als welches der Westen die Körperlichkeit versteht. Mit dem zweiten Namen, mit «Seele» substanzialisiert man «Atman», was ebenso wenig erlaubt ist. Mit dem dritten Ausdruck, mit «das Selbst» substantiviert man «Atman» und verhüllt dessen lichtendes Wesen, das ihm als «Hauch» des Brahman eigen ist, schneidet «Atman» geradewegs von seinem Grunde «Brahman» ab, insofern das Wort «Selbst» nur allzu leicht die Bedeutung von etwas «für-sich-*selbst*-Bestehendes» aufkommen läßt.

Indessen ist nicht nur der Mensch, sondern alles was ist, auch alle Tiere, Pflanzen und Dinge, ihrer eigentlichen Natur nach des selben Ursprungs. Wäre nämlich das Erhellen, das mein Wesen ausmacht, wäre mein verstehendes Wissen um die Dinge von diesen durch eine radikale Kluft zwischen mir und ihnen, zwischen meiner und ihrer Grundnatur getrennt, könnte es überhaupt nicht zu einem wirklichen Berühren, auch nicht zu einem Wissen von ihnen kommen. Ist aber keine wesensmäßige Verschiedenheit möglich, dann muß die Natur des von mir verstehbaren Anderen immer ebenfalls lichtender Art sein, wie ich es selber bin. Wäre ein Jegliches, auch ich, nur von der Art bewußtloser Objekthaftigkeit, was die einzig mögliche, andere Eventualität sein könnte, gäbe es wiederum kein Vernehmen und Wissen von etwas, weil pure Dinge von nicht erhellender Grundnatur keine Erkenntnisse haben können. Ist dem aber so, dann gründet das wahre Wesen alles dessen, was überhaupt ist, im Erscheinen «Brahman's» oder entspricht, wie die Buddhisten sagen, der Erleuchtungsnatur «Buddha's».

Nur erscheint diese Wahrheit und Wirklichkeit in den Augen des alltäglich wachen Menschen in um so stärkerer Verhüllung, je weiter wir unsere Betrachtung von den Göttern und Engeln auf die Menschen, Tiere, Pflanzen und schließlich auf die «unbelebten» Dinge übergehen lassen. Wenn aber in dieser selben Skala die westliche Naturwissenschaft eine Evolution sieht, in ihr eine aufsteigende Entwicklungsreihe zu erkennen glaubt, die aus einfachsten Molekülansammlungen heraus sich zu immer komplizierteren und höheren Lebewesen emporgeschafft habe, dank vielerlei Ursachen des Zufalles, so vermag der indische Denker solchen abenteuerlichen Vorstellungen keineswegs zu folgen. Für ihn ist eine kausal-genetische Evolutionstheorie reinste Magie und Mystik. Ihm sind Götter, Menschen, Tiere, Pflanzen, Sachen eher umgekehrt Zeugen eines Abstieges, einer Art zunehmender Ausflockung aus der geistigen Grundwirklichkeit. So wenig indessen der unsichtbare, gasförmige Wasserdampf beim Übergang in flüssiges Wasser, oder bei dessen Erstarren zu Eis seine wesensmäßige Verfassung ändert, sondern lediglich seine oberflächliche Erscheinungsform, seinen Aggregatszustand, büßt auch auf dem großen «Abstieg» der Erscheinungen aus hellster Geistigkeit bis zum Erscheinen als Stein zum Beispiel kein Ding seine eigentliche «Brahman»-Natur auch nur im geringsten ein. Deshalb ist der «Aufstieg» der Erscheinungsformen in umgekehrter Richtung immer wieder möglich. Doch wird selbst mit der Rede von einem Auf- oder Abstieg noch immer nur vordergründig gesprochen. Weder geschieht faktisch eine Entwicklung in jener, noch ein Herunterkommen in dieser Richtung. Dem erleuchteten Wissen ist alles zumal auf seine unveränderliche «Brahman»-Natur hin transparent. Wo aber in Wahrheit in keiner Richtung sich etwas bewegt, ist weder Raum noch Zeit. Darum gibt es im höchsten Wissen weder Endlichkeit noch Unendlichkeit, noch Ewigkeit, sind doch sie alle auf Zeitlichkeit und Bewegung bezogen. Der Weise weiß, daß die Meinung von einem Eintritt in Raum und Zeit nur Folge einer Sichttrübung ist.

«Mir fällt hierzu», unterbrach ich den Meister, «ein Brief Mozarts ein, darin der Künstler, so will mir scheinen, gleichsam eine westliche Annäherung an das beschreibt, was ich eben von Ihnen hörte. Er berichtet von gelegentlichen Erfahrungen, die ihn jenseits aller zeitlichen Ablaufvorstellungen mit einem Male der gesamten Komposition von ihrem Anfang bis zu ihrem Ende innewerden lassen. Das war jeweils für ihn eine unvergleichlich glückhaftere Erfahrung, als wenn er seine Musik nur in alltäglicher, verengter Geistesverfassung in zeitlicher Erstreckung vernehmen konnte.»

Mit lebhafter Gebärde dankte der Meister für meine kleine Illustration und fuhr fort: «Was sich hier offenbar zur Verwunderung des Genius selbst und zum Erstaunen der Briefleser ab und zu bei ihm ereignete, ist den indischen Weisen eine ganz geläufige Erscheinung. Zu der Klarsicht indessen, von der ich Ihnen eben sprach, führt zumeist allein eine lange und richtig geübte meditative Schulung in geistiger Konzentration und Versenkung, die die höchsten menschlichen Denkmöglichkeiten befreit. Denn das Denken, das die indische Sprache «man» nennt, kennt vielerlei Stufen von Leuchtkraft. Nur werden diese Stufen vom neuen Westen und vom alten Osten sehr ungleichartig bewertet. Das bloße Rechnen nach logischen Denkgesetzen, das die westliche Wissenschaft so hoch hält, gilt bei den indischen Philosophen als die beschränkteste Form des Denkens. Nicht, daß sie den Indern unbekannt wäre. Im Gegenteil, indische Logiker haben zum Beispiel schon vor den alten Griechen den Syllogismus zu hoher Blüte gebracht. Das logische, deduktive und induktive Schlußfolgern heißt jedoch in Indien bezeichnenderweise von altersher «Tarka», wörtlich übersetzt: «Gabeln», «Probieren». Deshalb gehört auch alle Dialektik mit ihrer Gabelung in These und Antithese zu dieser niedersten Denkstufe. Die nächsthöhere ist das Wahrnehmenkönnen der Dinge in ihrem Bedeutungsgehalt und Verweisungszusammenhang. Höher ist dies schon, weil solches Wahrnehmenkönnen im logischen Rechnen bereits wissentlich oder unwissentlich immer vorausgesetzt werden muß und durch Logik selbst nicht zu begreifen ist. Aber auch das Wahrnehmenkönnen eines Dinges als dieses bestimmte Etwas setzt eine noch einmal höhere, dritte Denkmöglichkeit voraus, nämlich das Verstehenkönnen dessen, *daß* überhaupt etwas ist, das heißt: ein Verstehen von Sein schlechthin. Und dieses seinerseits gründet in dem primordialen Lichtungscharakter des Menschenwesens, der ihm als einem Teilphänomen «Brahman's» eigen ist und seine Natur ausmacht. Dieses tiefste, hellste, alles erleuchtende Denkvermögen freizusetzen, ist der Sinn des indischen Meditierens. Die darin mögliche Schau indessen «Intuition» zu nennen, ist wieder eine subjektivistische Verdrehung des Tatbestandes. Denn dabei geschieht gerade kein Intuieren, kein «Hineindringen» in die Dinge, sondern umgekehrt ein Hell*hörig*-werden für das, was sie von sich zu sagen haben, ein sich von ihrem Zuspruch Erfüllen-lassen. Mit irgendwelchen geistigen oder körperlichen Künstlichkeiten oder Verrenkungen hat Meditation jedoch nichts zu tun, wie Sie, lieber Freund, inzwischen ja selbst erfahren haben. Sie verlangt nur dieselbe rückhaltlose Hingabe an die Sache und die unablässige Übung in der geistigen Konzentration, die die Menschen des Westens nach außen wenden, ohne die Eure Physiker zum Beispiel sicher nie auf die Entdeckung der Atomkräfte gekommen wären.

Unbegreiflich ist mir allerdings, wie dem zum Trotz so viele Bücher angeblicher Indienkenner die in tiefer Meditation erreichbare geistige Helle, «Samadhi» genannt, die äußerste Stufe einer langen Reihe von Abstraktionen nennen können, die der indische Denker mit sich und in sich vorzunehmen habe. Solche Aussagen beweisen lediglich, daß der Schreiber sich nicht die geringste Mühe gegeben hat, auch nur den ersten Schritt der Meditation selbst zu üben. Was aber «Samadhi» ist, bleibt einzig und allein der eigenen Erfahrung jedes einzelnen Menschen vorenthalten, der sich unter kundiger Führung auf den Weg der Erleuchtung gemacht hat. Sagen läßt sich nur, daß «Samadhi» schon deshalb keine Abstraktion sein kann, weil es nicht das geringste mit einer gedanklichen Operation zu tun hat. Samadhi ist vielmehr der Name für einen Zustand, für eine geistige Verfassung nämlich, die in höchster Konzentration auf das Konkreteste alles Konkreten, auf die alles tragende, unverhüllte Wirklichkeit besteht. In dieser Verfassung wird das Menschenwesen in vollem Maße jener Erhellung teilhaftig, die das Denken eines sich als ichhaftes Subjekt verstehenden Menschen unaussprechlich weit überragt, so weit, daß mittels menschlicher Alltagssprache nur ein Hinweis auf die in ihr sich darbietende unverhüllte Wahrheit aller Wirklichkeit möglich ist. Dieser Fingerzeig lautet, noch einmal gesagt, «tat», und deutet jenes Unaussprechliche an, welches nicht gesagt, sondern nur unmittelbar erfahren werden kann. Erreicht aber ein Mensch die höchste Versammlung seiner Denkmöglichkeiten, dann lassen sie ihn auch die

Auffassung vom Menschen als einer begrenzten, nur für sich bestehenden, ichhaften Subjektivität oder Persönlichkeit als eine beengende, die Wirklichkeit verfälschende, mayahafte Verzeichnung der Wahrheit erkennen. Die indische Weisheit hat von alters her der besonderen Tendenz, das menschliche Dasein auf das Bild eines gegenständlichen Ichs, eines Subjektes oder einer eigenschaftlich begrenzten Person einzuengen, einen eigenen Namen gegeben. Sie hat sie «Ahamkara», den «Ich-Macher» genannt. Als eine solche sichtverdüsternde Kraft gehört dieser Ahamkara der «Maya», der großen Täuscherin und Verhüllerin der Wahrheit an. «Maya» aber kommt von der Wortwurzel «Ma» und «Matr», was Messen und Abmessen heißt. Aus der selben Wurzel erwuchs auch im Deutschen der Begriff des Meters. Wo jedoch ein Messen stattfindet, wird geteilt und unterteilt, zerstückelt, «Maya» – Täuschung ereignet sich also immer dort, wo die Welt nur als ein Zusammenhang von meßbaren Teilen gesehen werden kann.

Doch all dieser trübenden Einflüsse der mächtigen «Maya» ungeachtet, sind die Mitmenschen, Tiere, Pflanzen und Dinge, die wir alltäglicher und allnächtlich-träumender Weise wahrnehmen, nicht einfach Nichts, sind keineswegs bloße, leere Illusionen oder Sinnestäuschungen. Alle wirklich weisen Denker Indiens haben eine derart nihilistische Auffassung stets mit aller Schärfe von sich gewiesen und betonen, daß alles, was wir an Seiendem vernehmen, ganz im Gegenteil viel mehr sei als die Dinge und Gegensätze, für die wir es zunächst halten. Für den wirklich wachgewordenen Menschen werden sie nämlich alle auf ihre wahre Essenz hin transparent und geben sich ihm als Erscheinungen im Licht und aus dem Lichte «Brahman's», des uranfänglichen, großen Aufgehens zu erkennen. Ebenso irrig ist die im Westen so verbreitete Befürchtung, in höchster indischer Sicht würde der Mensch weniger als ein Ich, weniger als ein Subjekt oder als eine Person. Der Mensch wird bei hellhörigem Denken dessen inne, daß er seiner wahren Natur nach viel mehr ist, als er in seiner alltäglichen Verdunkelung von sich weiß. Wenn deshalb viele westliche Schriftsteller immer wieder hartnäckig behaupten, in östlicher Sicht löse sich alles, Mensch und Welt in einen verschwommenen, anonymen, es-haften Nebel, in eine amorphe, gallertartige Masse auf, und in der indischen Philosophie gelte die endgültige Zerstörung und Vernichtung, das absolut Negative als höchstes Glück, so können sie wohl den indischen Denkern kein größeres Unrecht tun und sie nicht radikaler mißverstehen als mit solchem Gerede. Sie stellen damit die wirklichen Tatbestände der indischen Philosophie genau so auf den Kopf, wie sie es mit der Vorstellung tun, «Samadhi» sei eine Abstraktion. Die große «Leere», deren der Meditierende ansichtig und teilhaftig wird, ist vielmehr das Gegenteil des Nichts eines jeden Nihilismus. Sie ist die höchste Fülle. Wie könnte sie sonst alles, was sich zeigt, aus sich entlassen; wie könnte in ihr ursprünglich sogar Sein und Nichtsein zusammengehören? «Anuttara» wird deshalb im Indischen auch diese tiefste Wahrheit genannt. «Anuttara» aber heißt wörtlich «keine Antwort». Dies will besagen, daß das Letztwirkliche seiner Natur nach vom menschlichen Alltagsdenken nicht gehört werden kann, weil dieses jenem nicht zureichend entspricht. Indessen heißt «Anuttara» auch «nicht – jenseits». Der Sanskritgrammatik entsprechend schließt aber diese zweite Bedeutung von «Anuttara» noch einmal zwei ganz unterschiedliche Hinweise auf die wahre und eigentliche Natur alles Seienden und dessen Sein in sich. Sie besagt, daß es nichts jenseits dieser letzten Wirklichkeit gibt, und zugleich läßt sie deutlich werden, daß diese Wirklichkeit nichts Jenseitiges ist, nicht jenseits der Erscheinungen, nicht in einem von diesen gesonderten, metaphysischen Bereiche liegt, wie zum Beispiel die platonischen Ideen. Die letzte Wahrheit und Wirklichkeit waltet vielmehr von vornherein schon immer jetzt und da. Es gilt nur, sich selbst in jene wachere Verfassung zu bringen, in der die Dinge auf diese unaussprechliche «Essenz» hin transparent werden. Wenn die indischen Denker deshalb von relativen Wahrheiten sprechen, meinen sie nicht Grade der Wirklichkeit des Seienden selbst, meinen zum Beispiel nie ein «ens realissimum», das wirklicher wäre als die von diesem geschaffenen Geschöpfe, auch nicht die höhere Wirklichkeit der platonischen Ideen gegenüber der geringeren Realität der faktischen Dinge. Sie meinen damit immer nur Grade der menschlichen Einsicht, die mit allen Nuancen von Verdunkelungen geschlagen sein kann. Immer besser die Wahrheit erkennen, heißt in Indien, ein immer vollkommeneres Enthüllen und umfassenderes Aufhellen von Verdeckungen, durch die die menschliche Sicht auf die Wirklichkeit zunächst verdunkelt ist, ein Aufheben der «Samvriti», der Verborgenheit, der zudeckenden Mächte. Dies ist auch der tiefste Sinn von *Krishna's* Geburtsdarstellung, die mit der viel späteren Geburtsgeschichte Christi so manchen Zug gemeinsam hat. *Krishna* kam als ein erhellendes Licht in die Dunkelheit der verblendeten Menschheit. Weil aber die eigentliche Wahrheit und Wirklichkeit nichts Jenseitiges ist, kann sie durch zureichende Bemühungen schon im Verlaufe eines einzigen Menschenlebens errungen und erreicht werden. Meist braucht es dazu allerdings sehr viele Wiedergeburten. Die höchste Stufe der Weisheit und das endgültige Eingehen in sie ist jedoch nur von Menschen und nur von jedem Einzelnen auf seinem ihm eigenen Wege zu erreichen, nicht aber von Tieren und nicht von Göttern. In dieser Auszeichnung liegt die Würde des Menschseins. Gilt indessen solche Auffassung, ist es überaus töricht, der indischen Philosophie eine Mißachtung des einzelnen Menschenlebens, eine Verurteilung des Individuums zur absoluten Bedeutungslosigkeit nachzusagen. Alles kommt dem wahrheitssuchenden Inder sogar auf die Reifung jedes einzelnen Menschen an, viel weniger auf die Verbesserung der äußeren Institutionen. Nur wird unter menschlicher Reife und Stärke nicht eine Verhärtung zu einer welterobernden, besitzergreifenden, sich selbst behauptenden Persönlichkeit verstanden, sondern die innere Läuterung und Erhellung des Daseins, damit es der letzten Wahrheit und Wirklichkeit entsprechen und beides, menschliches Dasein und Wahrheit ineinander aufgehen lassen kann.»

Unterdessen war die Stunde gekommen, da, wie bei den früheren Besuchen, auch dieser letzte beim Meister durch eine kurze, schweigsame Teepause unterbrochen wurde. Als sie beendet war, und der Diener sich anschickte, die wenigen, übrig gebliebenen Süßigkeiten in den glitzernden Silberfolien wegzuschaffen, bat mich der weise Mann, ich möge jetzt noch allen meinen Fragen freien Lauf lassen. Er selbst hätte nun die ersten fünfzehn Stunden unseres Gesprächs allein bestritten, und morgen schon müßte ich ja weiter ziehen. Zunächst lag mir das Problem der Wahrheit auf der Zunge. Denn in allen Zusammenhängen hatte der Meister das Wort Wahrheit gleichbedeutend mit Wirklichkeit gebraucht. Er konnte deshalb mit Wahrheit durchaus nicht die Aequatio, die richtige Übereinstimmung unserer innerseelischen Vorstellungen über die Dinge mit der äußeren Wirklichkeit gemeint haben, wie der Westen den Begriff der Wahrheit zu definieren pflegt.

«Gewiß nicht», war die Antwort auf die entsprechende Frage. «Denn eine derartige Auffassung setzt einen Subjektivismus und damit eine Subjekt-Objekttrennung voraus, die Indien nicht kennt. Die indischen Denker haben das menschliche Dasein nie als eine von der physischen Außenwelt radikal gesonderte geistige Immanenz gesehen, in die auf eine unvorstellbare Weise Abbildungen von außen herein kommen könnten, um dann in einem menschlichen Geiste zu Bedeutungsinhalten umgeformt und schließlich irgendwo in ihr als Vorstellungen über die äußere Wirklichkeit abzulaufen. Nur wenn so kompliziert und künstlich gedacht wird, kann «Wahrheit» die richtige Repräsentation der Außenwelt in einem inneren Vorstellungsbehälter, im Bewußtsein eines menschlichen Subjektes nämlich, oder korrekter, eine brauchbare Gedanken-Außenweltsangleichung meinen. Nicht, daß ähnliche Gedankengänge im Laufe der Zeiten nicht auch in Indien aufgetaucht wären. Aber sie wurden schon lange als Auffassungen erkannt, die einer noch verhältnismäßig primitiven, menschlichen Helligkeitsverfassung angehören. Sie brauchen nur einmal etwa die Schriften der für alle späteren indischen Denker von Rang maßgeblich gewordenen Weisen *Nagarjuna* aus dem zweiten und *Shankara* aus dem neunten Jahrhundert zu lesen, um zu erfahren, daß und warum eine derartige Auffassung über die Subjekthaftigkeit des Menschen und die dazugehörige Wahrheitsvorstellung nicht haltbar sind. Was der Mensch statt dessen seiner eigentlichen Natur nach ist, haben wir nun schon des öfteren besprochen und von ihm ausgesagt, daß sein Wesen in nichts anderem als einem Erhellen besteht, in dessen Licht sich die sogenannte Außenwelt unmittelbar zeigt; sich je nach der Leucht- und Durchdringungskraft des einzelnen menschlichen Wesens bald klar und deutlich bis in ihren letzten Kern hinein eröffnet, bald nur schattenhaft ihre oberflächlichen Umrisse hervortreten läßt. In dieser Sicht kann es weder wahre, den sogenannten äußeren Objekten richtig entsprechende, noch falsche, der Außenwelt nicht angeglichene Vorstellungen über die Dinge geben. Es kann in ihr überhaupt nicht die Rede von mehr oder weniger entsprechenden und angeglichenen Vorstellungen sein, die als Produkte eines subjektiven Geistes immer grundsätzlich von einer im letzten unerkennbaren Wirklichkeit draußen getrennt eine Sonderexistenz innerhalb eines Ichs, eines Bewußtseins oder einer Psyche führen würden. Wenn aber das, was wir *unser* Wahrnehmen nennen, in Wirklichkeit das unmittelbare Zur-Erscheinung-kommen der Dinge in der Helligkeit des menschlichen Daseins selbst ist, dann sind die mehr oder weniger erhellte und enthüllte Wahrheit und die sogenannte Wirklichkeit ein und dasselbe. Zugleich fallen damit auch schon von vornherein alle sogenannten erkenntnistheoretischen Probleme dahin.»

Als der Meister von den erkenntnisstörenden westlichen Begriffen eines Ichs, eines Subjektes, einer Person sprach, war mir aufgefallen, daß er in eine Reihe mit ihnen auch die Vorstellung einer «Psyche» setzte. Darum unterbrach ich ihn jetzt mit der Frage: «Wenn Sie dies tun, wenn Sie «Psyche» ebenfalls nur für ein die Wahrheit verschleierndes Gedankenprodukt halten, wie können Sie denn überhaupt von einer indischen Psychologie, also doch von einer Lehre von der Psyche sprechen?» Der Meister lachte und versicherte mir: «Das tut denn auch kein wahrer indischer Philosoph. Denn wie sollte ein solcher «Psyche»-Gegenstand besser zum Verstehen des Menschseins und der Verfassung seiner Welt taugen, als die Vorstellungen eines Ichs oder Subjektes? Ich kenne darum wirklich keine Psychologie, nur einfach eine Menschenkunde, die zugleich Weltkunde ist und immer auch schon nach der Wesensherkunft von Mensch und Welt fragt.»

Ich entgegnete ihm: «Wenn der Subjektivismus mit seiner ganzen Subjekt-Objektspaltung nur eine Vorstufe eines geklärten Denkens ist, wie Sie sagen, wie können dann aber berühmte indische Philosophen noch heute die Vedanta-Philosophie, die doch als die höchste Stufe des indischen Denkens gilt, als einen Idealismus kennzeichnen? Denn das, was man erkenntnistheoretischen Idealismus nennt, gipfelt doch in der Meinung, daß die Welt nur aus subjektiven Vorstellungen besteht und daß letzten Endes alles, was ist, in der Vorstellung des Menschen hergestellt wird. Die Annahme von der Subjektivität des Menschen ist also der Grund und Boden eines jeden Idealismus. Doch vielleicht täusche ich mich, und die modernen indischen Schriftsteller beziehen sich mit ihrem Idealismusbegriff mehr auf Platos Ideenlehre? Diese aber mit ihren unterschiedlichen Graden von Wirklichkeit haben Sie mir bereits selbst schon als unvereinbar mit dem Denken des Vedanta dargestellt.»

«Sie haben vollkommen recht», erwiderte der Meister, «weder mit der altgriechischen Ideenlehre noch mit dem neuzeitlichen deutschen Idealismus hat der indische Vedanta etwas zu schaffen. Schon gar nicht ist er ein idealistischer Monismus. Denn in jedem Monismus liegt die Betonung auf dem Einen und Einzigen, weshalb gegen diese Bezeichnung das Nämliche einzuwenden ist, das ich bereits an der Übersetzung von «Brahman» durch den Begriff des «All-Einen» auszusetzen hatte. Eines, so sagte ich, sei immer nur möglich in der Gegenstellung entweder zu einer Zweiheit oder Vielheit oder gegenüber einem Nichts. Die im Vedanta erkannte letzte und unverhüllte, wahre Wirklichkeit übersteige jedoch bei weitem sowohl das Eine, wie das Viele, wie das Nichts. Man muß es schon bei der negativen Kennzeichnung des Vedanta als der «Advaita»-Lehre, der Lehre von der nichtzweiheitlichen, der nichtsausschließenden Wahrheit belassen. Eine jede positive Bestimmung wird ihr immer eine ungemäße Begrenzung setzen.»

«Doch wie wäre es», wandte ich ein, «wenn man die Subjektivität als die das Menschenwesen und die Welt tragende Wesenheit nicht auf den einzelnen Menschen beschränken, sondern das Subjekt zu einer allgemeinen, alles umfassenden Weltseele, zu einem absoluten Weltgeist oder gar zu einer göttlichen Persönlichkeit erweitern und den absoluten Geist in den vielfältigen Erscheinungen unserer Welt zu sich selber, zum Wissen seiner selbst kommen lassen, in Gottes Persönlichkeit aber den Schöpfer aller Dinge sehen würde?»

Der Meister erwiderte: «Ob großes oder kleines Subjekt, die Denkschwierigkeiten bleiben für jeden Subjektivismus grundsätzlich die gleichen. Wohl wäre auch im einzelnen gegen jeden Ihrer Vorschläge viel einzuwenden. Bleiben wir aber bei der alle drei ohne weiteres zu etwas bloß Vorletztem verurteilenden Frage: wie steht es mit dem Seinkönnen schlechthin, ohne das es doch selbst Weltgeist und Gott nicht geben könnte, sind sie doch beides etwas Seiendes. Folgerichtig sind denn auch im indischen Denken der Weltgeist und Gott als etwas Seiendes dem unabdingbar dazugehörigen Nicht-Sein verhaftet und werden als vergänglich vorgestellt. Von Sterblichkeit und Unsterblichkeit kann nur dort nicht mehr die Rede sein, wo Sein und Nicht-Sein noch ungeschieden zusammengehören, das heißt bei «Brahman». Daraus ersehen Sie zugleich, wie irreführend es ist, das indische Denken als einen Pantheismus oder als einen Pan-en-theismus zu bezeichnen. Weder ist die Welt das Sichtbarwerden des ganzen Gottes, noch ist sie als Teil eines Gottes in diesem enthalten. «Brahman» oder «Sat» ist kein seiender Gott. Also kann das Denken des «Brahman» überhaupt zu keiner Art von Theismus führen.»

«Immerhin habe ich auch von mächtigen monotheistischen Bewegungen in Indien gehört», war hierauf meine Gegenfrage, «die schon einige Jahrhunderte vor Christi Geburt eingesetzt haben sollen. Ihre Anhänger glauben an einen persönlichen Gott. Sie behaupten, dieses persönlichen Gottes durch dessen herniedersteigende Gnade und durch die eigene, völlig selbstlose Liebeshingabe an ihn gewiß werden zu können, dies bedeute, noch eine Stufe über die Erfahrung des unsagbaren «Brahman» in «Samadhi» hinaus zu gehen. Sie begründen ihre Überlegenheit damit, daß in solcher Gottesliebe die Selbstsüchtigkeit noch vollkommener überwunden sei als beim Vedantin. Denn der Gott Liebende wolle gar nichts mehr für sich, nicht einmal mehr die eigene Erlösung, während der Vedantin immerhin noch die *eine* Selbstsucht habe, den Wunsch nämlich, von allen Täuschungen befreit zu werden.»

«Das ist ein kleiner Irrtum», entgegnete der Meister. «Erstens wollen die indischen Gottgläubigen ebenfalls etwas, nämlich durch ihre Hingabe Gott zur Freude gereichen. Zweitens ist im «Samadhi» des Vedantin die Klarsicht so vollendet und zur Ruhe gekommen, daß jedes ichhafte Etwas-haben- und Erlangenwollen schon längst abfiel. Zudem läßt sich der Einengungscharakter jedes Glaubens an einen persönlichen Gott als letzte Wirklichkeit mit einem tragischen weltgeschichtlichen Tatbestand beweisen. Alle derartigen Glaubensbekenntnisse nämlich kennzeichnen sich durch eine Intoleranz und eine Aggressivität aus, die einem echten Vedantin oder Buddhisten fremd sind. Das kommt daher, daß die Bestimmung des letzten Ermöglichungsgrundes des Seins und alles Seienden zu einem persönlichen Gott immer notwendigerweise der Setzung einer Grenze gleichkommt, weil jede De-finition notwendigerweise einschränkt. Diese Grenze muß dann natürlich verteidigt werden. Mehr als das, das außerhalb ihrer Liegende soll, wenn möglich, vernichtet werden, weil schon das bloße Vorhandensein von Anderem die Allmacht des eigenen Gottes in Frage stellt.»

«Ich kann mir nicht helfen», ließ ich an dieser Stelle meinen Einfall laut werden, «aber ich muß dabei an die Parallele der Aggressivität und der Streitigkeiten der modernen tiefenpsychologischen Schulen untereinander denken, die wohl aus analogen Gründen so intolerant sind.»

Als hätte jedoch der Meister meine Bemerkung überhört, fuhr er fort: «Alle ernstzunehmenden Denker der entfalteten indischen Philosophie halten deshalb dafür, daß die Annahme eines persönlichen Gottes als Seinsgrund und Weltenschöpfer bereits das Zeichen der ersten Stufe der Verdunkelung und Einengung jener größtmöglichen Sicht ist, die unmittelbar das große Erhellen «Brahman's» wahrnimmt und die Gott noch übersteigende, ihn in keiner Weise vernichtende, wohl aber ihn umfassende Wahrheit zu erkennen erlaubt. Denken Sie doch nur daran, wie verschwommen und unbestimmt die Natur und die Wesensverfassung des *Personalen* des persönlichen Gottes in allen diesen Glaubensbekenntnissen gelassen werden muß. Ist es nicht angemessener, auf alle Definitionen des Letztwirklichen zu verzichten und ihm mit einem ehrfürchtigen Schweigen zu begegnen?»

Bei diesen Worten des Meisters fühlte ich mich in eigentümlicher Weise unruhig werden. Mein Partner nahm sofort wahr, daß er an den Fundamenten meiner abendländischen Existenz gerüttelt hatte und lenkte ein: «Doch lassen wir das. Es gibt ein altindisches Sprichwort, das sagt: Jener, der die volle Wahrheit den geistig noch unzureichend vorbereiteten Menschen beibringen will, ist ein Lügner gegen seinen Willen. Wir kommen so auch zu weit ab in das Gebiet der Religion. Sie aber wollen doch Einsichten gewinnen, die Ihrer menschenkundlichen Wissenschaft und Ihrer ärztlichen Praxis helfen können. Haben Sie mir darüber noch eine Frage zu stellen?»

«In dieser Richtung eigentlich nicht», erwiderte ich, «denn zunächst ist es Ihre frühere Bemerkung über das Kausalitätsgesetz, die mir nicht mehr aus dem Kopfe will. Zwar haben bereits unsere eigenen neuzeitlichen Physiker diese bisherige westliche Denkstütze durch ihren Begriff der «Akausalität» durchlöchert. Doch haben sie natürlich durch eine solche rein negative Vorstellung nicht in eine neue und überlegenere Denkdimension hineinführen können. Wenn Sie das Kausalitätsgesetz aber einen magischen oder mythischen Glauben nennen, bringen Sie unsere Weltanschauung völlig ins Wanken.»

Mit dem sichtlichen Bemühen, fortan möglichst schonend mit mir umzugehen, begann der Meister seine Antwort: «Ich bin sehr froh, daß Sie noch auf das sogenannte Kausalitätsgesetz zu sprechen kommen. Denn soweit wir die indische Philosophie zurückverfolgen können, ist der Kausalitäts-Begriff ihr zentrales Anliegen, seit den Zeiten von *Gautama* und *Kanada*, die beide lange vor *Aristoteles* lebten. Zunächst freilich wurde auch in Indien dieses Kausalitätsgesetz ganz naiv für eine Ordnung gehalten, die der Wirklichkeit der Dinge selbst innewohnt. Darum war zu Anfang auch Gott die letzte Ursache, die alles zu bewirken vermochte. Dann aber, als die Buddhisten *Nagarjuna* und *Chandrakirti* zu Beginn unserer Zeitrechnung und wenige Jahrhunderte später der Vedanta-Lehrer *Shankara* zu denken begonnen hatten, entdeckten sie, daß dieses scheinbar so zuverlässige Gesetz lediglich eine gedankliche Konstruktion des Menschenverstandes ist, «Vikalpa», die dieser dem Weltgeschehen aufstülpt, ganz und gar jedoch nicht der Wirklichkeit selbst zugehören muß. Sie fingen zum Beispiel zu fragen an: Wenn Gott die Ursache und der Schöpfer von allem ist, muß nicht auch er eine Ursache und einen Bewirker haben? Sie fragten aber vor allem nach der gegenseitigen Beziehung von Ursache und Wirkung. Ändert sich beim Eintreten der Wirkung der Stoff oder die Form? Wenn die Form sich wandelt, wo kommt die neue Form her? Hat diese neue Form keine Ursache? Dabei entdeckten sie zugleich, daß diese Frage an sich schon falsch gestellt ist, weil eine Trennung von Stoff und Form nie in den Dingen selbst, sondern immer nur in den gedanklichen Überbauten des menschlichen Verstandes zu finden ist. Darum sind sowohl der Begriff Form, wie die Vorstellung Stoff im Grunde bloß denkerische Abstraktionen. Also muß die Frage richtiger lauten: ist der ganze Effekt bereits in der Ursache enthalten? Wäre es aber so, antworteten sie, so ließe sich von einer Kausalbeziehung zwischen Ursache und Wirkung im Sinne eines Hervorbringens von etwas Neuem überhaupt nicht mehr sprechen. Ist indessen der einer Ursache folgende Effekt in der Natur und im zeitlichen Auftreten von ihr verschieden, an welchem Punkte des Geschehens findet dann der Übergang aus der Ursache ins Bewirkte statt? Ist dann nicht Ursache und Bewirktes so getrennt voneinander, daß die Ursache einer Nicht-Ursache, einem Etwas gleichzusetzen ist, das das Effizierte überhaupt nicht berühren kann? Wäre solches der Fall, würde also das scheinbar Bewirkte in Wirklichkeit von nirgends her auftauchen und wäre im Grunde etwas Unbewirktes. Es kann also Kausalität und eine Verursachung im Sinne des Hervorbringens und des faktischen Bewirkens weder zwischen Wesenheiten geben, die miteinander identisch oder ineinander bereits enthalten, noch zwischen solchen, die voneinander verschieden sind; mit andern Worten: überhaupt nicht. Die Unmöglichkeit, Zeitpunkt und Natur des Bewirktwerdens irgend eines Effektes aus einer Ursache heraus zu bestimmen, führte die indischen Weisen schon vor nahezu zweitausend Jahren zu «Ajati», zu der Verneinung jeglicher Verursachung. «Ajati», diese Einsicht in die Unmöglichkeit, das Erscheinen der Dinge mit Hilfe von Kausalitätsvorstellungen erklären und «begründen» zu können, ist noch heute im philosophischen Denken

Indiens eines der wichtigsten Worte. Darum sagte ich auch von der Vorstellung der kausalgenetischen Entwicklungstheorie des Westens, sie sei ein magisch-mystischer Aberglaube. Käme es doch reiner Zauberei gleich, wenn Etwas ein von ihm verschiedenes Anderes, gar wenn etwas Einfacheres etwas Komplizierteres ganz alleine aus sich heraus hervorbringen könnte.»

Ich glaubte nun meinerseits, diese Bedenken des Meisters über westliche Gedankenzauberei zerstreuen zu dürfen. Darum erinnerte ich zuerst an die Kritik *Kants*, der die Kausalität ebenfalls, wenn auch erst sehr viel später als *Nagarjuna* und *Shankara*, als eine bloß subjektive Denkkategorie erkannte. Vor allem aber berichtete ich ihm von den Fortschritten im Denken der Kausalität, die namentlich im Verlaufe der letzten Jahrzehnte die Neo-Empiristen zustande gebracht hätten und damit die Weltanschauung immer größerer Kreise zu beherrschen sich anschikken würden. «Ich glaube, von diesem modernen «logischen Empirismus» so viel begriffen zu haben», erläuterte ich dem indischen Weisen, «daß auch er durch Kausalzusammenhänge nicht mehr irgend ein notwendiges, gesetzmäßiges Hervorbringen von Etwas aus etwas Anderem erklären oder seine wahre Wirklichkeit beweisen will. Vielmehr reduzieren die Neo-Empiristen den Sinn dieses Begriffes Kausalität bis auf die Vorstellung eines bloßen «Wenn-dann-immer-bis-jetzt». Die Neo-Empiristen können und wollen nicht mehr behaupten, es habe noch nie ein der so verstandenen Kausalität widersprechendes Vorkommnis in *un*beobachteten Dingen und Situationen stattgefunden, oder es bestehe für die beobachteten Dinge der geringste beweisbare Grund dafür, in alle Zukunft hinein das bisherige «Wenn-dann-immer-bis-jetzt-Verhalten» zu wiederholen. Daß die induktive Logik der Naturwissenschaften mit dieser steten Wiederholung rechnet, wird vom modernen Empirismus selbst als eine bloße Setzung und Wahrscheinlichkeitshypothese bezeichnet. Doch darf der logische Empirismus mit Stolz sagen, daß ein solches Setzen immerhin der bestmögliche Berater für ein erfolgversprechendes, zielgerichtetes Handeln ist, weil es die wahrscheinlichste Zukunft vorauszusagen und vorauszuberechnen gestattet.»

Der Meister fragte mich dagegen: «Wohnt der Lehre eines solchen «logischen Empirismus», die schon von vornherein jeden Wahrheitsanspruch aufgegeben hat, sich auf das Gewinnen möglichst großer physikalischer Erfolge beschränkt und das Bedenken ihrer Voraussetzungen, nämlich der Beobachtungs- und Wahrnehmungsmöglichkeiten des Menschenwesens ganz beiseite läßt, überhaupt noch eine Liebe zu wahrhaftem Wissen, zu einer Wesenserkenntnis inne, so daß sie sich noch mit Recht «Philosophie» nennen darf? Sagen Sie selbst, ist nicht der Kausalitätsbegriff dieses logischen Empirismus vom philosophischen Standpunkt aus völlig leer und nichtssagend geworden? Wenn immer man mit der Vorstellung einer Kausalgenese oder auch mit ihrem Spiegelbilde, der teleologischen Betrachtungsweise, etwas über die Wirklichkeit ausgesagt zu haben glaubt, ist und bleibt man ein Magier. Wer sich aber magischer Manipulationen bedient, das gilt unter den wahren Weisen Indiens seit je, schließt sich damit selbst von jeder höheren Erkenntnis der vorliegenden Tatbestände aus. Ich möchte deshalb diesen sogenannten logischen Empirismus eine nur sehr beschränkte Erfahrungswissenschaft nennen, die sich den Kreis ihrer Erfahrungsmöglichkeiten selber von vornherein sehr eng begrenzt hat.»

«Dem gegenüber würde der «logische Empirismus» des modernen Westens erwidern», meinte ich, mich des entsprechenden Kapitels eines amerikanischen Buches erinnernd, das sehr weitherum als eines der wichtigsten Werke unserer zeitgenössischen Philosophie gefeiert wird, «Sie, verehrter Meister, würden mit der Frage nach dem Wahrnehmungsvermögen des Menschen ein Pseudoproblem aufwerfen. Wenn nämlich Lichtstrahlen einer bestimmten Art das menschliche Auge treffen und Nervenimpulse von der Netzhaut zum Gehirn ausgehen würden, geschähe gar nie eine Umwandlung dieser Impulse in die Wahrnehmung «blau» zum Beispiel. Die Idee einer solchen Verwandlung von

Nervenimpulsen in eine Wahrnehmung entspräche vielmehr einer falschen Voraussetzung. Die Licht- und Nervenimpulse brächten lediglich einen physiologischen Zustand des Gehirnes hervor. Der Mensch, dessen Gehirn dann in einem solchen Zustande wäre, sähe bloß «*blau*», aber das «Blau» sei weder im Gehirn noch sonst irgendwo im Körper. Blau-sehen sei lediglich eine indirekte Beschreibung eines körperlichen Zustandes. Dieser Gehirnzustand allein sei das Kausalprodukt der Lichtstrahlen und der darauf folgenden Nervenimpulse; nicht aber gäbe es ein kausales Ergebnis «blau». Und nicht nur die Wahrnehmungen, der ganze Geist eines Menschen sei überhaupt im Grunde dasselbe, wie die jeweilige Körperstruktur zu der gegebenen Zeit.»

Nicht einer Sekunde des Nachdenkens bedurfte der Meister, um mir zu antworten: «Sicher ist das Blau weder im Gehirn noch sonst irgendwo im Körper eines Menschen vorhanden. Das tut indessen in unserem Zusammenhang nichts zur Sache. Wichtig ist allein, daß ein Mensch, der «empiristisch» auf diese Weise spricht, doch nicht um das Sehenkönnen des Menschen herumkommt. Sie sagten ja als Wortführer des logischen Empirismus ausdrücklich: ein Mensch *sehe* blau. Selbst wenn die Empiristen mit ihrer Behauptung recht hätten, er tue dies *bloß*, weil sich sein Gehirn in einem bestimmten Zustand befinde, und er mit seinem «Blau-sagen» darüber eine «indirekte Beschreibung» geben wolle, so setzt doch auch ein solch bloß indirektes Beschreiben ein Sehen und Wahrnehmen des Beschriebenen voraus. Das heißt aber, daß das menschliche Sehen- und Wahrnehmenkönnen auch im Neo-Empirismus immer noch mit dabei ist. Nicht nur dabei ist es, sondern unbemerkterweise wird es auch hier als der eigentliche Ermöglichungsgrund des wissenschaftlichen Arbeitens und Aussagens vorausgesetzt. Deshalb können alle wissenschaftlichen Einzeluntersuchungen zusammen nie und nimmer erklären, wieso und weshalb ein Mensch etwas Blaues oder überhaupt etwas zu *sehen* vermag. Weder die exaktesten anatomischen Untersuchungen des Auges, noch irgendwelche physikalischoptischen Experimente, noch die Registrierung aller Netzhaut-, Nerven- und Gehirnprozesse, die während des Sehens vor sich gehen, noch sämtliche Ergebnisse psychologischer Methoden lassen das Wahrnehmenkönnen des Menschen wirklich begreifen. Wie soll denn auch je ein solcher Erfahrungsakt plötzlich aus derartigen Abläufen hervorspringen können? Wohl aber sind umgekehrt alle diese physischen und psychischen Daten als die in den verschiedenen Lebensbereichen sich abspielenden Teilphänomene eines sich ereignenden menschlichen Sehenkönnens von etwas zu verstehen, welche Möglichkeit ihrerseits ein erhellendes, sehendes und hörendes Grundwesen zu seiner unerläßlichen Bedingung hat.

Wenn des weiteren Geistiges im menschlichen Leben sich nicht losgelöst von einer jeweils bestimmten Körperverfassung zeigt, ist es doch alles andere als «logisch», damit bereits beweisen zu wollen, daß jenes nichts als diese Körperverfassung selbst sein könne. Wie vielmehr die Beziehung zwischen Körperlichem und Geistigem, besser: wie deren Zusammengehörigkeit in einem wirklich wachen Denken zu erfahren ist, darauf brauche ich jetzt nach allem, was ich Ihnen früher schon über die umfassendere «Empirie» der indischen Weisen sagte, nicht mehr zurückzukommen.»

«Dürfen sich aber», wandte ich ein, «unsere Spezialwissenschaften nicht von einer solch philosophisch umgreifenden Auffassung fernhalten und sich auf die Untersuchung des partikular Richtigen, auf die Feststellung einzelner Tatsachen an und für sich beschränken? Ist andernfalls nicht die Gefahr viel zu groß, daß sich Wissenschaft und Philosophie in unheilvoller Weise vermengen, wie Sie es mir eben im Falle des modernen «logischen Empirismus» aufzeigten?»

«Leider nein», bekam ich zur Antwort, «und zwar aus dem zwingenden Grunde nicht, weil es prinzipiell nicht möglich ist, Wissenschaft ohne eine ihr zugrundeliegende Philosophie zu betreiben. Denn es gibt überhaupt nichts Partikulares in dem

Sinne, daß man von einer isolierten Tatsache sprechen dürfte, die an und für sich «richtig» wäre. Jede noch so kleine Teilwahrnehmung ist immer schon von einer je bestimmten, alles umgreifenden, ihr vorgeordneten philosophischen Grundanschauung über die allgemeine Natur aller Dinge und der Menschen getragen, mag man sich dessen bewußt sein oder nicht. Deshalb ist auch eine naturwissenschaftliche Partikularität immer nur «richtig» innerhalb der besonderen, die Naturwissenschaft fundierenden philosophischen «Wirklichkeitskonzeption» und «beweisbar» bloß auf Grund der von dieser gesetzten, vorwissenschaftlichen, durch die Wissenschaft selbst nie «beweisbaren» gedanklichen Voraussetzungen.

Würde sich die Naturwissenschaft dessen bewußt, sähe sie auch schon den Weg vor sich, der sie aus ihrer gegenwärtigen Desorientierung herausführen könnte. Seitdem der alles beherrschende Vorrang der physikalischen Erkenntnisse durch die moderne Physik selbst gebrochen wurde, zerfällt die *eine* Wirklichkeit: ich sehe eine blaue Farbe zum Beispiel in der Vorstellungswelt der neuzeitlichen Forscher noch heillos in ganz verschiedene «Teilwirklichkeiten» zerfallen und sich in eine Menge unvereinbarer «Teilqualitäten» verwandeln, je nach den einzelnen naturwissenschaftlichen Untersuchungsmethoden. Dem Physiker wird sie zu einem Korpuskelstrahl oder zu einer elektromagnetischen Schwingung von bestimmter Wellenlänge; dem Sinnesphysiologen zu einem elektromagnetischen Vorgang in den Zapfen und Stäbchen der Netzhaut; dem Psychologen zur seelischen Empfindung eines Subjektes. Jede dieser Feststellungen ist in chaotischer Weise gleich richtig und gleich unbefriedigend. Denn das eigentliche Faktum des menschlichen Sehens einer blauen Farbe ist dabei ganz abhanden gekommen, und niemand kann aus den qualitativ so unterschiedlichen naturwissenschaftlichen «Teilaspekten» diese Wirklichkeit zusammensetzen. Deshalb werden sich wohl oder übel auch die Naturwissenschaften darauf zu besinnen haben, daß allen wissenschaftlichen Untersuchungsbefunden schon immer und notwendigerweise eine je bestimmte philosophische «Wirklichkeitskonzeption» *vorgegeben* ist. Diese Einsicht würde sie dann von selbst an Stelle der früheren, irrtümlichen Bevorzugung der physikalischen Daten, auf die man alle Erscheinungen zurück zu führen trachtete, der jeweils vorgelagerten philosophischen Grundauffassung über die Natur der gesehenen Dinge und des sehenden Menschenwesens den ihr gebührenden *Vorrang* geben, sie angemessen, wissentlich bedenken und sie so weiten lassen, daß sie ein Verstehen der Wirklichkeit faktisch tragen könnte.»

Nun wußte ich zum Schluß erst recht nicht mehr, wo mir der Kopf stand. Werden die indischen Weisen, weil sie meditieren, nicht von den meisten Vertretern unserer westlichen Wissenschaften als «Mystiker» abgetan, wobei jeweils «mystisch» so viel wie «magisch» und beides zusammen eine verschwommene, dunkle, rauschhafte Geistestätigkeit bedeuten soll? Jetzt hatte ich umgekehrt einen indischen Weisen das übliche Denken des Westens als ein magisches Vorgehen bezeichnen hören und war zugleich bei diesem indischen «Mystiker» einer Schärfe und Nüchternheit des Denkens begegnet, einem Denken, das sich so wenig mit dunklen, ungeklärten Grundbegriffen abfand, wie ich es noch nie zuvor bei einem Wissenschaftler des Westens angetroffen hatte. Auf welch verhülltem, vagem Grunde bewegt sich im Vergleich zum Denken dieses Meisters zum Beispiel unsere sogenannte exakte Naturkunde. Benützt sie bei ihrem gedanklichen Hantieren nicht etwa mit Vorliebe den Fundamentalbegriff «Energie», ohne im geringsten zu wissen, was das ist? Ich ließ mir jedoch meine Verwirrung nicht anmerken, fand es eher schicklich, vom Meister endlich Abschied zu nehmen, da wiederum Mitternacht vor der Tür stand. Der Lehrer begleitete mich diesmal durch den langen Korridor und das Treppenhaus bis zur Gartentüre. So nebenbei bemerkte ich im Gehen: «Noch etwas las ich in einigen Büchern über indische Philosophie, was mir Sorge macht. Nicht selten stand geschrieben, die Inder hätten keine Ethik und ihre Übungen in geistiger Selbstdisziplin, Besinnung und Konzentration, wie das damit verbundene Aufgeben aller besitzergreifenden, inneren Verhaftung an die Dinge und Mitmenschen seien bloß egozentrische, unsoziale Praktiken.»

«Ich sagte Ihnen schon», entgegnete der Meister, «daß die Schulung aller Hindus wie aller Buddhisten zu allererst die Läuterung der eigenen Lebenshaltung verlangt. Keiner kommt in seiner Wahrheitserkenntnis weiter, der nicht mit der ersten Stufe des achtgliedrigen hinduistischen Yogaweges oder des achtfachen buddhistischen Pfades beginnt. Hier wie dort heißt diese Stufe aber: unablässige Übung und vollkommene Beherrschung der Gewaltlosigkeit, der Ehrlichkeit, der Begierdelosigkeit, der Reinheit. Wem dann schließlich die Erfahrung der vollen Wahrheit über alle Erscheinungen gelungen ist, der kann aus diesem Wissen selbst heraus gar nicht mehr anders, als Jeglichem mit selbstloser, hegender und pflegender Liebe und Mitleid, mit «Mahakaruna», zu begegnen. Die strengen, «ethischen» Vorschriften der Vorstufen des indischen Heilsweges entspringen so selbstverständlicherweise und unmittelbar dem eigentlichen Sinngehalt der indischen Philosophie, daß sie nicht noch eigens auf irgendwo von außen her bezogene «ethische Werte» abgestützt und unter den auffälligen Titel einer besondern Ethik gebracht zu werden brauchen.»

Warum er denn selber, wollte ich ganz zum Schluß noch wissen, sich mir gegenüber gar nicht sonderlich liebevoll erwiesen hätte, als ich das erstemal bei ihm erschienen sei? Warum auch sein eigener Lehrer mich später zwar in seinen Ashram aufgenommen, zuerst jedoch dreimal recht grausam habe zurückweisen lassen? Gerade sie beide hätten sich dadurch in einen recht unvorteilhaften Gegensatz zu allen meinen andern indischen Bekannten gebracht, die sich in Gastfreundschaft kaum hätten genugtun können. Ob ich es ihnen nicht zugestehen wolle, war die Gegenfrage, ihre Besucher erst auf die Redlichkeit und

Ernsthaftigkeit ihres Wissensbedürfnisses prüfen und dies um so härter tun zu dürfen, je mehr sie im Bewährungsfalle zu geben bereit seien?

Heute verband der «großmächtige Lehrer» den Abschiedsgruß nicht nur mit der Bitte, ihm zu schreiben oder wiederzukommen, wenn immer mich neue Fragen beunruhigen würden, sondern auch mit der Prophezeihung, ich werde bald noch manchen von Indiens besten Denkern treffen, brauchte jedoch von nun an keine neuen Zurückweisungen und Probezeiten mehr zu befürchten. So unwahrscheinlich diese Voraussage nach meinen bisherigen Erfahrungen klang, bewahrheitete sie sich doch aufs Wort. Vielleicht war daran die Veränderung schuld, die ich dank des Umganges mit dem Heiligen und dem Schriftgelehrten in mir und mit mir vorgehen fühlte. Aus dem Westen hatte ich die Überzeugung mitgebracht, ich müßte bei der verhältnismäßig kurzen Zeit, die mir zur Verfügung stand, alles genau vorausplanen, wenn ich nicht mein Ziel verpassen wollte. Wer sollte denn dieses Planen sonst für mich tun? Inzwischen war ich jedoch in eine Gemütsverfassung geraten, die mit größter Selbstverständlichkeit und Gewißheit annahm, alles sei bereits vorausgesehen, ich hätte nur darauf zu warten, was auf mich zukomme. In der Tat erreichte mich schon eine Woche später ein Brief des geistigen Führers, des «Guru» eines meiner indischen Freunde, den ich schon seit langem erwartet hatte. Er bestimmte Datum und Stunde einer Begegnung in Bombay. Am folgenden Tage traf ein weiterer Brief ein und ließ mich wissen, daß einer der bekanntesten Lehrer indischer Weisheit mich um die selbe Zeit wie der Verfasser des ersten Briefes ebenfalls in Bombay sehen und sprechen möchte. So ließ ich mich bestellen, gab alles eigene Organisieren auf und begegnete auf diese Weise im Verlaufe der nächsten Monate noch sechs nicht weniger bewunderungswürdigen Weisen und Heiligen Indiens; unter ihnen auch einer weisen Frau, die von zehntausenden indischer Menschen als eine wahre Gotteserscheinung verehrt wird, und einem dem islamischen Kulturkreis angehörigen Sufi-Weisen. Wo immer ich diese Menschen traf, ganz im Süden Indiens oder, noch südlicher, auf Ceylon, im Osten oder Westen oder gar im nördlichen Kaschmir hinter dem riesigen Himalayawall des Banihal-Passes, stets empfingen sie mich mit offenen Armen. Sie alle wiederholten die Erfahrungen und Belehrungen, die mir meine beiden ersten guten Berater hatten zuteil werden lassen, vermehrten sie auch um manchen neuen und wertvollen Hinweis. Bei der einen dieser Begegnungen mußte ich mich freilich mit einem einzigen zweistündigen Gespräch begnügen, aber zweimal noch durfte ich Gast eines Ashrams sein, wie es mir eben meine Zeit und meine akademischen Verpflichtungen gerade erlaubten. Nachdem ich meine Studenten in die Sommerferien hatte entlassen können, fand ich sogar noch während insgesamt sieben Wochen in den Himalaya-Verstecken zweier Einsiedler Unterschlupf.

Der zweite Ashram, der mich aufnahm, hatte zu seinem Mittelpunkt einen nahezu achtzigjährigen Heiligen mit Namen Vishnudas, «Diener des Gottes Vishnu». Vom ersten Augenblick an ließ er mich immer aufs neue an das bedeutende Gespräch denken, das einst *Kleist* mit einem Tänzer über das Marionettentheater führte. Und wirklich: dieser indische Weise erzählte mir bald auf ausgedehnten abendlichen Spaziergängen entlang den Ufern eines großen, hochgelegenen Stausees, wie er im Alter von wenigen Jahren durch die Ohrfeige eines Lehrers plötzlich aus der träumerischen Vertrauensseligkeit seines Kinderparadieses erwacht sei. Zutiefst in seinem Stolze gekränkt und bis unter die Haarwurzeln angefüllt mit Rachegelüsten, habe er sich vorgenommen, größer und mächtiger als dieser Lehrer zu werden, um ihm einmal «den Meister zeigen» zu können. Er sei ein glänzender Schüler geworden, habe studiert, sei durch England und Amerika gereist, um sich alles anzueignen, was die Wissenschaft an Machtmitteln zur Verfügung stelle. Je mehr er sich auf diesem Wege seiner selbst bewußt und dessen inne geworden sei, wie er gierig in der Welt herumrenne, um so lächerlicher sei er sich vorgekommen, als eine unwürdige Kasperlfigur. Dieses Gefühl hätte ihn immer unsicherer werden lassen, hätte ihn schließlich so gehemmt und ungeschickt in allem Tun gemacht, daß er sich im Alter von zweiundzwanzig Jahren entschloß, dem Weltgetriebe Valet zu sagen und sich in den indischen Dschungel zurückzuziehen. Er mußte einmal Zeit gewinnen, um sich besinnen zu können, was er eigentlich sei und wozu er da sei. Die folgende, zwanzigjährige Einsamkeit im Urwald hätte damit begonnen, daß er von Gott aufgerufen worden sei, sich ihm mit allem, was er sei und habe, hinzugeben, nie mehr sich selbst, sondern nur noch Gott zu dienen. Diese Berufung habe ihn mit unsäglichem Glück erfüllt, das ihn seither keinen Augenblick mehr verlassen habe. Er hätte gelernt, sein eigenes Ich abzulegen und zum bloßen Sprachrohr Gottes zu werden. Immer klarer habe er zu sehen bekommen, daß es nichts außer Gott gebe, daß selbst jene Ohrfeige des Lehrers, die ihn so maßlos empört hatte, nichts anderes als eine Handbewegung Vishnus gewesen sei. Gebe es aber nichts außer Gott selbst, könne man nie aus ihm herausfallen. Man sei selbst nur ein Ton in der Sprache Gottes, wie auch ich, sein Gast, ein anderer Klang Gottes sei. Auch was schmerze, der Stich der Moskitos oder die von einem verrosteten Nagel in seinen Fuß gerissene Wunde, seien für ihn die nämlichen Beweise des göttlichen Spieles, wie das Gelingen des Spitalbaues, den wir eben hätten einweihen können, oder die ihm von seinen Verehrern unermüdlich angebotenen Dienste. Einem aber, der so in Gott ruht – das sah ich nun mit eigenen Augen – konnten weder Alter noch Arbeit etwas anhaben. Immer war das greise Männchen frisch und munter, als wäre es eben erst aus erquickendem Schlafe aufgewacht. Nie sah ich einen Schatten die frohen Augen verdunkeln. Bis in die tiefste Nacht hinein strahlte sein Antlitz ein unentwegtes Glück aus, wie es sonst nur bei ganz kleinen zufriedenen Kindern anzutreffen ist, die noch nie einer Enttäuschung ausgesetzt waren. Das Wesen dieses heiligen Mannes war ein einziger, ununterbrochener Preisgesang zu Ehren Vishnus, seines Gottes. Dies Lied sang er in Worten, Gebärden und Taten von solch selbstverständlicher Anmut und Grazie, wie einer jener göttlichen Tänzer *Kleists*, die an ihrem richtigen, inneren Schwerpunkt hängen. Die erste träumende, unwissende Anmut der physischen Kindheit hatte er zwar längst verlassen, schien jedoch die Begrenztheiten und Ungeschicklichkeiten ichhaft beschränkter Bewußtheit bis ins Unendliche hinein durchmessen und soviel vom Baum der Erkenntnis gekostet zu haben, daß sich ihm der große Kreis schloß und er in den Zustand neuer kindlich-göttlicher Unschuld hatte einkehren können.

Was mich indessen an diesem ungewöhnlichen Manne am allermeisten in Erstaunen setzte, war seine unerhörte Schlagfertigkeit. Auf jede meiner Fragen ließ sie ihn unfehlbar und blitzartig eine kluge Antwort heraussprudeln. Wie er sich denn diese unglaubliche Promptheit zugelegt hätte, wollte ich als erstes von ihm wissen. Er habe sich gar nichts zugelegt, meinte er treuherzig. Da er sich völlig als Gottes Sprachrohr habe in Anspruch nehmen lassen, brauche er nurmehr den Mund aufzutun, und die Antworten kämen von selbst heraus, wie aus einem Automaten, ohne daß irgend ein Ich dabei etwas zu denken brauche. Ob er aus diesem Grunde von sich selber immer nur in der dritten Person spreche, fragte ich ihn als zweites. «Selbstverständlich», gab er mir zur Antwort. «Denn der Glaube, dieses Tun und Reden da, das Sie jetzt wahrnehmen, seien die Machenschaften eines menschlichen Ichs von 1,65 Meter leiblicher Größe, genannt Vishnudas, ist doch Unsinn.» Ebenso prompt wußte der heilige Mann aber auch zu reagieren, als ich ihn um die Klärung einiger der geläufigen Vorurteile über indische Philosophie bat. Ich sagte ihm zum Beispiel, wie viele der westlichen Indologen das indische Denken als ein Stehenbleiben auf primitiver, magischer, animistischer, archaischer Stufe verurteilten, weil es noch nicht die exakte Begrifflichkeit unserer modernen Wissenschaften durchzuhalten vermöge und demzufolge auch noch keine scharfen Grenzen zwischen Gott und Mensch, zwischen Subjekt und Objekt, zwischen Belebtem und Unbelebtem, zwischen Geist und Stofflichem, zwischen Seele und Leib zu ziehen wüßte.

Im Nu hatte der heilige Mann die schwache Stelle meines Berichtes erspäht und dort eingehakt. «Mit welchem Recht», fragte er zurück, «sagen Sie, das indische Denken hätte die exakte Begrifflichkeit *noch* nicht erreicht? Wenn Sie an die altindischen Erkenntnisse in der Logik und in den naturwissenschaftlichen Disziplinen der Astronomie, Physik, Mathematik, Geometrie und Heilkunde denken, die bereits ein bis zwei Jahrtausende vor Beginn der neuzeitlichen Technik errungen worden waren, kehrt sich wohl von selbst dieses «noch nicht» in ein «nicht mehr nur» um. Wäre die indische Vergangenheit im Westen besser bekannt, die modernen Techniker würden staunen über die Industrie und den Handel, über die Kunstschulen und Spitäler, die bereits in vorchristlicher Zeit namentlich unter den Regierungen der großen südindischen Völker der Cholas, der Pandyas, der Cheras, der Andhras und vor allem unter Ashokas geistlichem Szepter blühten.

Im Verlaufe der folgenden Jahrhunderte erkannte die indische Weisheit jedoch immer deutlicher die Begrenztheiten des bloß logisch-begrifflichen, diskursiven Denkens als Mittel der Wahrheitserkenntnis. Sie wußte von alters her von Zuständen des Menschenwesens, in denen sich eine tiefere Wahrheit enthüllte. Darum ersannen die indischen Weisen und übten vor allem die Wege ein, auf denen die menschliche Verfassung zu einer der tiefsten Wahrheit würdigen und ihr entsprechenden Helligkeit gebracht werden konnte. Wie Sie ja schon lange wissen, wurden dabei die besten unter ihnen «Brahman's» inne, und diese Erfahrung war es, nicht irgend eine Unreife oder eine Defekthaftigkeit der indischen Denkens, welche sie den unwirklichen Abstraktionscharakter der von Ihnen erwähnten scharfen Trennungen erkennen ließ. Denn ist alles desselben lichthaften Ursprungs, kann ineins damit nichts in seinem Grundwesen sich von etwas anderem unterscheiden. Ein jedes Ding ist Teilphänomen desselben großen Anfanges und sämtliche Erscheinungen sind lediglich verschiedene Parallelaspekte derselben Wirklichkeit. Es wäre ein Verrat an dieser Grundeinsicht Indiens und ein Rückfall in unreifere Denkformen, wollte man die Sachen dieser Welt grundsätzlich wieder voneinander trennen. Wenn Ihr im Westen unseren ein-, zweitausendjährigen Denkvorsprung eingeholt haben werdet, wird Euch unsere Auffassung nicht mehr so fremd sein. Bereits machen ja Eure Physik und Biologie die ersten Vorstöße in der nämlichen Richtung, wenn ich Sie an die dort neu entdeckte prinzipielle Unablösbarkeit von Beobachter und Beobachtetem, an die Überführung von Materie in Energie und umgekehrt, an die Virenforschung mit ihren immer unschärfer werdenden Grenzen zwischen belebten und toten Dingen und an die neuzeitliche Medizin erinnern darf, die sich je länger je deutlicher des grundsätzlichen Irrtums einer prinzipiellen Trennung von Leiblichem und Geistigem bewußt wird.»

An einem der nächsten Abende befragte ich den heiligen Mann über den Mangel an geschichtlichem Denken, den der Westen den Indern in dauernder Wiederholung zum Vorwurf mache. Darauf hörte ich: «Der indische Geist lebt in einer mindestens ebenso strengen Geschichtlichkeit wie der Westen, freilich in einer ganz anderen Art von Geschichtlichkeit. Aus der Andersartigkeit immer schon von vornherein einen Mangel des Nachbarn zu konstruieren, ist nicht gerade ein Zeichen von Überlegenheit. Zum mindesten zeugt es nicht von der Bescheidenheit wahrhaft reifer Menschen, die das ihre nicht ohne ernsthafte Prüfung zum Besseren und einzig Richtigen zu erklären pflegen. Geschichte kommt von Geschehen, Sich-ereignen, wenn ich nicht irre. Die westliche Auffassung von Geschichtlichkeit glaubt nun an die unbewiesene Meinung, das Weltgeschehen schreite geradewegs oder in dialektischen Pendelbewegungen auf ein bestimmtes Ziel zu und werde auf dieser ein für alle Male vorbestimmten Bahn von einem Gott oder von irgend welchen Naturgesetzen unbekannter Herkunft gelenkt. Daraus ergibt sich die Vorstellung einer Zeitlichkeit, die aus einer Abfolge von einander jagenden Gegenwartspunkten bestehen soll. An der Kette dieser Jetzt-Glieder werden dann die einzelnen Ereignisse aufgereiht, wie ein Goldschmied die Anhänger an den einzelnen Gliedern einer Halskette zu befestigen pflegt. Unter dem Zwang der Annahme eines bestimmten Entwicklungszieles wird nun die chronologische Aufzeichnung der bisherigen, sogenannten historischen Abfolgen des Geschehens ungeheuer wichtig, sei es, um den bereits zurückgelegten Erfolgsweg überblicken, sei es, um die Zukunft daraus berechnen zu können. Bleibt der Inder indessen der Geschehens- oder Geschichtsauffassung seiner Tradition treu, dann ist weder von einer derartigen für sich bestehenden, von den Ereignissen selbst losgelösten, abstrakten Zeit, noch von der «in» ihr ablaufenden Entwicklung auf ein bestimmtes Ziel zu die Rede. Das Weltgeschehen ist dem indischen Denker «Lila»: ein Tanzspiel Gottes, in dem sich das Göttliche die Erscheinungen seiner selbst nach freiem Ermessen zuspielt. Die «Zeit» aber ist immer nur die konkrete Zeit des Aufgehens, Dauerns und Untergehens eines jeweiligen Dinges oder Menschenlebens. Wichtig ist dem Inder deshalb nicht der Blick auf die allgemeine Historie, auf die Entwicklung der Gesellschaftsordnung zum Beispiel, weil es eine solche Historie im westlichen Sinne für ihn gar nicht gibt. Wichtig für ihn ist allein der Blick auf die Freiheit und den Spielraum, die dem einzelnen Menschen innerhalb dieses Gottesspieles gewährt sind, die Freiheit nämlich zur vollkommenen Wahrheitserkenntnis und ineins damit zur Erlösung aus beengender Finsternis.»

Ein folgendes Gespräch bezog sich auf den Vorwurf eines primitiven Polytheismus, der sowohl von christlicher wie von mohammedanischer Seite gegen den Hinduismus laut zu werden pflegt. Des Heiligen Erklärungen gingen aus von meiner Bemerkung, daß ich ihn als einen Bhakta, einen Yogi also, der seine Erlösung auf dem Pfade eines völligen Aufgehens in der Liebe zum Göttlichen gefunden habe, nie von Göttern in der Mehrzahl hätte reden hören. Ich hätte indessen die Gläubigen aus dem Volke in den indischen Tempeln eine Vielzahl von Statuen verehren sehen, die immer wieder andere Götter verkörperten. «Ja, wenn Sie natürlich an die Gläubigkeit der einfachen Inder denken, dann werden Sie allerdings finden, daß die große Masse nicht ohne die Vermittlung mannigfaltiger, leibhaftiger Konkretisierungen und Personifizierungen auskommt. Ist dies jedoch nicht ganz ebenso im katholischen Christentum der Fall, das ebenfalls einer Vielzahl von Heiligen bedarf?» Ich konnte nicht umhin, meinem Partner zuzugeben, daß die Art der Verehrung, die ich von den einfachen Frauen und Männern in den Tempeln den vielen indischen Steinbildern habe erweisen sehen, sehr genau der Anbetung der verschiedenen Heiligen in ländlichen katholischen Kirchen glich: dieselbe ergreifend innige Atmosphäre des Zwiegespräches zwischen den Gläubigen und den Heiligen oder Göttern, dieselbe Frömmigkeit des Gesichtsausdruckes und die gleichen Gebärden rückhaltloser Unterwerfung der Frommen, dieselbe rührende Darbringung von Blumen, Kerzen und andern kleinen Opfergaben.

«Das einfache Volk der Hindus, der Jainas und der Buddhisten», so nahm der fromme Mann die Unterweisung wieder auf, «hatte es wie die Christen und die Mohammedaner nötig, an Bestrafung und Belohnung durch Hölle und Himmel, durch «Illiyyun» und «Sijjin» zu glauben, um auf dem rechten Weg zu bleiben. Schon im nahezu viertausend Jahre alten «Rigveda», dem ältesten Zeugnis unseres indogermanischen Sprachraumes, darf nach dem Tode nur die rechtschaffene Seele in Yamas Himmel eintreten. Dieser rigvedische Himmel ist ein Ort der Seligen, wo Ströme von Nektar, Honig und Milch fließen, wo unaufhörlich Musik ertönt, und wo auch die üppigsten Freuden der sinnlichen Liebe auf den Glücklichen warten. Die Hölle ist zunächst noch unbestimmt gelassen. Beide Aufenthaltsorte sind als Ewigkeiten gedacht, weil in vedischen Zeiten die Idee der Seelenwanderung und der Wiedergeburt noch keine wesentliche Rolle gespielt zu haben scheint. Doch schon im «Atharvaveda» und in den «Brahmanas» finden wir exakte Beschreibungen der Hölle, und in den «Dharma Sastras» und einigen «Puranas», wie in den späteren buddhistischen Schriften differenzieren sie sich immer mehr. Die Zahl der Himmel schwankt nun im populären Buddhismus, Jainismus und Hinduismus zwischen siebzehn und einer unbestimmt großen Menge, die der Höllen zwischen sieben und hundertsechsunddreißig. Wie in *Dantes* Inferno hat jeder Übeltäter seine besondere Höllenstufe. Ein eigenes Höllenlokal zum Beispiel gibt es für Diebe, ein anderes für selbstsüchtige Menschen. Bösartige Leute werden im «Kundhipaka» in heißem Öl gebraten, Ketzer wieder im «Kumbhîpâka» gefoltert. Hingegen sind nunmehr alle diese Höllenqualen nicht mehr für die Ewigkeit gemeint, auch nicht bis zu einem Tage des allgemeinen jüngsten Gerichtes, sondern sind lediglich vorübergehende Stufen, auf welchen böses Karma, die Sündenlast aus früheren Leben, abgetragen werden kann, damit in den folgenden Wiedergeburten der Weg rascher aufwärts, der Erlösung entgegen führt. Außerdem waren die Höllenqualen verhältnismäßig leicht zu umgehen. Man brauchte bloß einen Priester an sein Totenbett zu bestellen und von ihm noch vor dem Sterben und gegen angemessene Bezahlung eine Ablaßzeremonie durchführen zu lassen.

Die gebildeten Hindus jedoch sehen seit je durch alle Götter, durch Himmel und Höllen die jenseits aller derartigen Gegenständlichkeit liegende eine Gottheit, die Jnana-Yogins und die Buddhisten sogar das Übergöttliche, nicht mehr begrifflich faßbare «Brahman» oder «Nirwana». Schon die tausend und mehr Hymnen des uralten Rigveda weisen mit aller Deutlichkeit auf eine einzige göttliche Grundwesenheit hin. Darum ist es eine arge Verkennung, wenn diese Hymnen zu Zeugnissen einer ursprünglich primitiven Naturreligion mißbraucht werden, nur deshalb, weil darin von Feuer, Wasser, Donner und Sonne die Rede ist. Nicht diese Dinge oder gar einzelne Eigenschaften von ihnen werden zu Göttern personifiziert. Gerade umgekehrt, diese Naturdinge sind nur gewisse Aspekte der Götter Agni, Soma, Indra oder Savitar, in denen sich diese den Menschen teilweise zu zeigen belieben. Weil auf der andern Seite die Dinge nicht in unserem neuzeitlichen, technischen Verstande als für sich bestehende, materielle Objekte gedacht wurden, sondern bloß als ein sinnliches Wahrnehmbarwerden göttlicher Kräfte, konnte bei den verschiedenen Eigenschaften eines Dinges auch mehr als ein Gott mit im Spiele sein. Doch sie alle, das ist der unverkennbare Grundzug des Rigveda, gehörten ihrerseits als Teilerscheinungen einer einzigen göttlichen Wesenheit an. Deshalb konnte das religiöse Opfern jener Menschen nie eine naive Beschwörung der verschiedenen Götter bedeuten. Klar genug wird gesagt, daß der Opfernde in und durch seine Zeremonien sich lediglich in Einklang mit der Gottheit bringen will. Im Entflammen des Altarfeuers zum Beispiel versucht er, dem im Sonnenaufgang sich zeigenden Gotte Agni zu entsprechen und seiner würdig zu sein. Wer aber wagt angesichts solcher Zeugnisse aus einer Zeit, da der Westen noch in geschichtslosem Dunkel lag, von einem primitiven Polytheismus Indiens zu sprechen?»

Am frühen Morgen des Tages, an dem es für mich wiederum von einem wahrhaft weise gewordenen Menschen Abschied zu nehmen galt, hatte mich dieser heilige Mann in den kleinen Raum seines Ashrams kommen lassen, der den Hausaltar beherbergte. Auf diesem Altar nahm eine kleine Statue des Gottes Vishnu den Hauptsitz ein. Aber an der Wand hinter dem Altar hingen in friedlicher Eintracht, gleichrangig nebeneinander, die vielfarbigen Bildnisse von Vishnu, von Christus und von der Göttin Kali. Ich erinnerte mich jenes sonderbaren Eindruckes in Delhi aus den ersten Tagen meines Indienaufenthaltes, als ich vom hervorragendsten Redner der dortigen Ramakrishna-Mission Ausführungen über den Hinduismus erwartet hatte, dann aber zwei Stunden lang über Christus, über den heiligen Antonius aus Ägypten und über Franz von Assisi belehrt worden war. Schon damals hatte ich zu hören bekommen, daß diese christlichen Gestalten alle dem indischen Gotte Krishna als ebenbürtige «Avatars» zur Seite zu stellen seien, weil sie die einander folgenden Erscheinungen der einen unergründlichen Gottheit bedeuteten, wie sie jeweils zu Zeiten besonderer Not in die Welt der Menschen herab zu steigen pflegen. Nun sah ich hinter dem Altar dieses heiligen Mannes die nämliche Auffassung bildlich illustriert. Ich konnte die Bemerkung nicht unterdrükken, daß ein gläubiger Christ eine solche Darstellung als Blasphemie erleben müsse. Denn er habe gelernt, in Christus eine einmalige Offenbarung Gottes ganz besonderer und unvergleichlicher Art zu sehen. «Wissen Sie, lieber Freund», entgegnete der Weise, «diese christliche Behauptung von ihrem alleinseligmachenden Gotte und seinem Sohne Christus erinnert die kulturell so viel älteren Inder immer ein wenig an die Rivalitätskämpfe von kleinen Jungen, von denen auch jeder mit seinem Vater als dem besten und stärksten aufzutrumpfen pflegt, oder auch an die Kriege der nur äußerlich erwachsenen, menschlich ebenso unreifen Imperialisten. Der Hinduismus aber hat nie ein in sich abgeschlossenes, fest gefügtes Dogma entwickelt, das so etwas wie eine Kirchenorganisation ermöglicht hätte, und das er als die allein wahre, für alle verbindliche Verkündigung hätte ausgeben wollen. Deshalb können die der Überlieferung der indischen Weisheit auch nur halbwegs teilhaftig gewordenen Menschen derartige Herrschaftsansprüche eines ausländischen Gottes nicht ernst nehmen. Das ist einer der Gründe, warum die zum Christentum bekehrten Inder zahlenmäßig einen so verschwindend kleinen Prozentsatz, nur etwas über zwei Prozent der Gesamtbevölkerung, ausmachen, und weshalb diese indischen Christen vorwiegend den niedersten Kasten angehören. Daß bei deren Übertritt in die christliche Religionsgemeinschaft nur allzuoft weniger echte religiöse Bedürfnisse, als die Aussicht auf eine Verbesserung ihrer materiellen und sozialen Verhältnisse ausschlaggebend sind, wissen Sie ja so gut wie Vishnudas. Zeit zur Ausbreitung hätte die christliche Religion in Indien reichlich gehabt, kamen die ersten Christen doch bereits kurz nach Christi Tod nach Indien. Der Legende nach soll der Apostel Thomas die christliche Heilsbotschaft zu uns herübergebracht haben. Allerdings war es gewiß später der Überzeugungskraft der christlichen Lehre auch nicht gerade förderlich, daß sie im 16. Jahrhundert von den westlichen Wiederentdeckern Indiens zunächst mit dem Schlachtruf propagiert wurde: «Wir suchen Christen und Gewürze.» Auch haben in der Folgezeit diese angeblichen Christen aus dem Westen nicht nur den Indern gegenüber zumeist alles andere als Liebe gezeigt, wir mußten auch zusehen, wie sie sich selbst untereinander gegenseitig mit einer Intoleranz vergewaltigten, die uns nur Schrecken einflößen konnte. Damit sollen aber in keiner Weise die vielen hervorragenden humanitären Werke herabgewürdigt werden, die die Missionare beider christlicher Konfessionen in Indien vollbrachten und noch immer vollbringen. Im Gegenteil, solch tätige christliche Liebe bewundert jeder Inder zutiefst, und sie allein ist es, die ihn den Wert des Christentums erkennen läßt. Sie darf ihm nur nicht durch aufdringliche theologische Kindereien ungenießbar gemacht werden. Als eine der Erscheinungsmöglichkeiten göttlicher Liebe sind den Indern die Werke christlicher Missionare sogar heilig und verehrungswürdig, ist doch auch im Hinduglauben die Liebe das höchste Gut. Wäre es nicht so, wie könnte die indische Sprache für «Liebe» mehr als ein Dutzend verschiedener Bezeichnungen besitzen, je nach dem Reife- und Reinheitsgrad ihrer Erscheinungsformen? Können Sie jetzt, lieber Freund, die Inder ein wenig besser verstehen, wenn sie, sofern sie ernsthaft sind und selber denken, auf die spätere Begegnung mit Christus nicht anders als auf die frühere mit Krishna und allen andern indischen Gottheiten antworten können?»

Mit dieser Frage und einem «Gott segne Sie» wollte mich mein frommer und weiser Gastgeber entlassen.
Noch brannte mir aber eine Frage auf der Zunge, die ich die ganzen Tage über nicht vorzubringen gewagt hatte. Nun, zwischen Tür und Angel entwischte sie mir doch noch. «Wie kommt es eigentlich, Swamiji», versuchte ich mein Anliegen vorzubringen, «daß Sie aus Ihrer Urwaldeinsamkeit, in der Sie doch Ihr vollkommenes Glück gefunden hatten, wieder zu den Menschen zurückkehrten und sich nun bis in Ihre alten Tage hinein so viel Mühe mit ihnen machen?» Anstelle einer persönlichen Antwort begann mir der Weise jene Legende von einer Gruppe indischer Menschen zu erzählen, die sich einst auf den Weg der Erlösung begeben hatten. Zwanzig Jahre lang waren sie schon auf der Suche, hatten die größten Entbehrungen auf sich genommen, hatten sich unter Lebensgefahr durch viele unwegsame Dschungel geschlagen, dutzende von unwirtlichen Gebirgen bezwungen, und immer noch gaben sie ihr Vorhaben nicht auf. Endlich erhielt ihre Ausdauer die erhoffte Belohnung. Sie fanden die Pforte des Paradiesgartens. Die meisten der Erlösungsdurstigen ließen sich rückhaltlos in die Seligkeit jenes Ortes ein, konnten sich nicht sattsehen an der beglückenden Schönheit der vielen Lotusblüten, die die Wasser zierten, und an der Farbenpracht der buntschillernden Vögel und genossen nach Herzenslust die Wonnen des Wohlklanges göttlicher Gesänge, die die Luft erfüllten. Einige der Gottsucher vergaßen jedoch ob ihres eigenen Glückes nicht ihre Menschenbrüder, die sich seinerzeit nicht mit auf den Weg gemacht hatten. Darum kehrten die Besonnenen unter den endlich Erlösten bald wieder zu diesen unwissend im Weltgetriebe weiter Darbenden zurück, um ihnen von der Wirklichkeit des eben Geschauten zu berichten, damit immer mehr Menschen sich zum rechten Ziele aufmachten. Auch Sie selbst, lieber Freund», so schloß der Weise seine Legende, «würden sich ja schwerlich auf die Reise nach Indien begeben haben, wenn nicht andere zuvor dieses Land mit

eigenen Augen gesehen hätten und Ihnen darum die Sicherheit geben konnten, daß es wirklich existiert. Erst solch unmittelbare und mittelbare Augenzeugen gaben Ihnen das zureichende Vertrauen, das Sie glauben ließ, der Sprung Ihrer Reise werde nicht in einem leeren Nichts oder im Trugbild einer Fata morgana enden.»

Von ganz anderer Art als Vishnudas, dieser südindische Diener Vishnus, war der stämmige Riese von einem Heiligen, den ich bald darauf in dem großen nördlichen Sammelbecken indischer Weisheitssucher, in Rishikesh, traf. Rishikesh, das von indischen Klöstern und Sanyasins übervoll ist, liegt am Oberlauf des heiligen Stromes Ganges, dort wo er aus dem mächtigen Vorgebirge des Himalayas in eine lieblichere Hügelgegend fließt. Der Heilige selbst, bei dem ich hier für einige Tage zu Gast sein durfte, ein Vertreter jener Weisheitssucher, die die Erleuchtung auf dem Wege unermüdlicher, selbstloser Arbeit zu erlangen trachten. Sein Ashram ist so hervorragend organisiert, daß sein Büchervertrieb, sein Photoatelier und seine anderen Publikationsabteilungen es an Produktivität mit vielen westlichen Geschäften aufnehmen könnten, mit dem einzigen Unterschied, daß in diesem Ashram alles verschenkt und nichts verdient werden will.

Den tiefsten Eindruck meines dortigen Aufenthaltes verdanke ich jedoch nicht dem Meister selbst, sondern einem seiner Mönche, der ein Thaan-Yogin ist. Er und sein Begleiter wußten uns jeden Abend auf der Vina, dieser lang ausgezogenen indischen Laute, auf einem Paar Kürbis-Trommeln und mit einem harmoniumähnlichen Instrument Musik zu machen, die an Leidenschaftlichkeit, Sinnlichkeit und feurigem Rhythmus den modernsten und besten Jazz-Klängen unseres Westens in nichts nachstand. Diese frommen indischen Musikanten spielten indessen mit vollem Wissen zu Ehren und aus der Kraft des Göttlichen. Darum lehrten sie mich, denselben Ursprung plötzlich auch im westlichen Jazz und in seinen, den religiösen Riten des afrikanischen Urwaldes entstammenden Rhythmen wahrzunehmen. Was

kann der Jazz dafür, daß die Geiger, Saxophonisten, Trompeter und Schlagzeuger unserer Nachtkaffees zumeist von seinem Hintergrund so viel weniger wissen als die Spielleute des Himalaya? Am Tatbestand der göttlichen Wesensherkunft auch des Jazz ändert die Unkenntnis der Musikanten nicht das Geringste. War ich aber durch das großartige Spiel des indischen Thaan-Yogin erst einmal hierüber aufgeklärt, vermochte ich mit einem Male auf keinem Gebiet unserer westlichen Moderne mehr an die so viel beklagte Seinsferne und an den sogenannten Verlust der Mitte zu glauben. Sind und bleiben Zentrum und Ursprung jedweder Erscheinungen nicht unverrückbar dieselben und das Nächste, wie vergeßlich und schwachsichtig die jeweiligen menschlichen «Kulturträger» auch immer sein mögen?
In Rishikesh erreichte mich die Einladung eines schwer zugänglichen Einsiedlers, der sich etwa vierzig Kilometer flußaufwärts vor dreißig Jahren in eine abgelegene Felsenhöhle eines steil abfallenden Berges, nahe am Ufer des jungen Ganges zurückgezogen hatte. Er forderte mich zu einem einwöchigen Verweilen in seinem Reiche auf und überließ mir als Schlafgemach eine nachbarliche Felsenhöhle. Viel lernte ich in dem meist schweigsamen Beisammensitzen mit diesem greisen, abgeklärten Weisen, den in seiner steten, unmittelbaren Teilhabe an glückhafter Gottesnähe weder die Tiger noch die Schlangen des ihn umgebenden Dschungels, noch die Überschwemmungen der Monsunzeiten je hatten schrecken können. An gesprochener Sprache ist mir indessen nur jener Vers des indischen mittelalterlichen Dichters *Kabir* in Erinnerung, den mir der Heilige anstelle einer eigenen Antwort auf die Frage nach der Unerschütterlichkeit seines Gottvertrauens sang. Dem Sinne nach lautete er: «Ich muß lachen, wenn ich höre, der Fisch im Wasser dürste. Ebenso unsinnig ist auch die Rede von Menschen, die glauben, in allen Wäldern herumrennen zu müssen, um das Göttliche zu suchen. Stehen sie doch schon immer mitten in ihm, sind von ihm durchwaltet, sind Teil von ihm.» Wie aber kam es nur, daß um

diesen «untätigen» Heiligen, der die meisten Stunden der Tage und der Nächte in tiefer Meditation verbrachte, daß um diesen «Nichtstuer» herum eine Schule für die Kinder dieser unwirtlichen Gegend aus der Erde sproßten, von der indischen Regierung ein eigenes Postbüro in seiner Nähe eingerichtet wurde, daß sich tüchtige Lehrer und Diener aus allen Gegenden Indiens fanden, um diese Schule zu leiten und in Ordnung zu halten, ja daß seine Kräfte über viele hunderte von Meilen hinweg befruchtend zu wirken schienen? Denn später hörte ich in drei weit auseinanderliegenden Städten Männer an verantwortungsvollsten Stellen diesen heiligen Mann rühmen und sagen, sie verdankten die Möglichkeit ihrer schöpferischen Arbeit nur einer Wallfahrt zu diesem kleinen hinkenden Einsiedler in seiner Himalayahöhle.

Nur ungern nahm ich nach einer Woche Abschied von dem glücklichen Frieden dieser Einsiedelei. Von nun an würde ich nicht nur auf die wortlose meditative Hilfe des Weisen verzichten müssen, ich würde auch die Fröhlichkeit der kärglichen Mahlzeiten nicht mehr mit ihm und seinem Koch-Diener teilen dürfen. Das waren die zwei halben Stunden im Tage, vormittags und abends, da wir uns vor der Höhle des Heiligen im Schneidersitz auf den nackten Erdboden setzten, jeder einen großen, glänzenden, kreisrunden Messingteller vor sich, als Unterlage ein Riesenblatt des nahen Baumes, und neben diesem Teller einen ebenso leuchtenden Metallbecher mit frischem, aus dem nahen Flusse geschöpftem, kühlem Wasser. Das Eßgeschirr hatte der Koch mit einer Handvoll guten Reises und einem halben Dutzend Proben von Gemüse und Saucen bedacht. Leicht erlangte ich nach den vorangegangenen Übungen eine gewisse Fertigkeit, den Reis und die Zutaten nach indischer Sitte mit den Fingern der rechten Hand durchzukneten und mir dann die körnigbreiige Masse auch mittels derselben Knetfinger einzuverleiben, ohne auf dem Weg zum Munde große Verluste zu erleiden. Die linke Hand hatte im Gegensatz zu der geschäftigen Rechten das ganze Essen über untätig im Schoße zu ruhen und durfte sich nicht bemerkbar machen. Denn ihr ist in Indien nicht die Nahrungszufuhr, sondern eher das Gegenteil zugedacht. Nach dem kurzen Essen spülte ein jeder sein Geschirr und rieb es mit der sandigen Erde, die er mit seinen Fingernägeln dem hartgetretenen Boden vor sich abzukrümeln hatte, blitzblank. Den Mahlzeiten folgte die Zeit des Singens. Die alten Hymnen stimmten den kleinen Kreis auf merkwürdige Weise ernst und zugleich überaus fröhlich.

Auch nach den einsamen Stunden der frühen Nächte würde es mich bald zurückverlangen, wenn an den überhängenden Bäumen vor dem zackigen Tor und Fenster meiner Felsenkammer die dunklen Blätter-Girlanden leise im Winde schaukelten, bald da, bald dort einen der hellen Sterne durchblicken ließen und zugleich mit ihrem tiefen Schwarz den vor ihnen tanzenden Glühwürmchen die rechte Leuchtkraft gaben.

Glücklicherweise sollte ich aber die Nähe dieses Heiligen am Ganges nur mit der im Kashmirtal verborgenen Behausung eines andern Weisen vertauschen müssen, wo mir die für mich entscheidendsten Erfahrungen erst noch bevorstanden. Denn in den Mittelpunkt jener, allem äußeren Anschein nach so zufälligen, kleinen Versammlung von weisen Männern in Bombay, in die ich im Gegensatz zu meinem anfänglichen, langen, ebenso angestrengten wie vergeblichen Suchen dann mit einemmale und so mühelos hineingeraten war, kaum war mein eigenes zielstrebiges Organisierenwollen von mir abgefallen, war ein ganz unvorhergesehenes Ereignis gerückt. Jener weise und heilige Mann, auf den ich die größte Hoffnung gesetzt hatte, weil er der verehrte Guru eines meiner indischen Freunde war, hatte es sich zwar nicht nehmen lassen, mir mit seinem letzten Geld von seiner schwer erreichbaren Wohnhütte eine ganze Nacht lang nach Bombay entgegenzureisen. Schon in den ersten Minuten des Treffens jedoch spürten wir beide, daß zwischen uns keine wesentliche, innere Begegnung möglich sein werde. Als an diesem Empfinden auch ein stundenlanges redliches Bemühen beiderseits nichts ändern wollte, entschloß sich der Weise, mich zu einem andern Swami zu führen, von dem er zufälligerweise unterwegs hatte sagen hören, daß er für einige Tage aus seinem heimatlichen Kashmir heruntergestiegen sei und bei einem seiner Schüler in der Nähe von Bombay zu Besuch weile. So untrüglich das Wissen von der Fruchtlosigkeit der Begegnung mit dem Guru meines Freundes vom ersten Augenblick an gewesen war, so selbstverständlich erschien uns beiden, dem heiligen Weisen aus Kashmir und mir, selbst die unmittelbare Gewißheit, daß wir schon lange aufeinander gewartet und uns nun endlich zu einem ersten, leibhaftigen Kennenlernen entgegengefahren waren. Im Verlaufe jener ersten zwei Tage unserer Bekanntschaft war auch meine spätere Reise nach Kashmir vereinbart worden, deren Zeit nun gekommen war. Schon die Fahrt in dieses von einem geschlossenen Kranz glänzender Bergriesen umsäumte Hochtal des Himalayas ist so recht dazu angetan, die Erwartungen auf das Höchste zu spannen. Die Überquerung des Banihalpasses, der Nordindien mit Kashmir verbindet, habe ich seither noch weitere zwei Male mit dem Flugzeug und einmal auch in einem alten Automobil auf der Paßstraße bewerkstelligt. Das erstemal jedoch mußte der Pilot des Flugzeuges widerwärtige Winde wegen besonders hoch fliegen. Das gab uns die Sicht bis in die russischen und tibetanischen Gebirge hinein frei. Deshalb glich auf jenem ersten Fluge nach Kashmir die Erde unter uns, soweit das Auge reichte, einem einzigen silbernen Meer, das ein Orkan zu einem rasenden Wellensturm aufgepeitscht und dann augenblicklich zu wilden, blitzenden Eiszacken von gigantischen Ausmaßen hatte erstarren lassen. Mehr noch als beim Anblick von unten, den mir das spätere Bergsteigen gewährte, überwältigte mich die erhabene Größe des Himalaya, dieses «Ortes des Schnees» aus der Sicht von oben, aus der Flugperspektive. Im Vergleich zu solchen Dimensionen wollten mir unsere Schweizeralpen nur mehr als die Miniaturausgabe eines Gebirges erscheinen.

So hatte mich bereits die Natur dieses Landes auf ihre Weise

spüren lassen, was ich bald darauf durch die geistige Macht des stillen, unbekannten Weisen erkennen sollte, der mich im Kreise einiger Vertrauter nun auf dem Flugplatz von Srinagar in Empfang nahm. Dieser Mann ist ganz und gar keine indische Berühmtheit, den wie manchen anderen Weisen zehn- und hunderttausende von Verehrern ihren Guru und Gott nennen. Nicht einmal der kleinste Hofstaat und Ashram umgibt ihn. Außer einigen Dutzend wunderbarer, handgeschriebener, in der Sprache Kashmirs verfaßter Preisgedichte zu Ehren des Göttlichen hat er auch nichts zu Papier gebracht. Zu seinem Besinnungsorte war von ihm nach dem Tode seines eigenen Lehrers, durch dessen Mund er aus einer Jahrhunderte alten, unmittelbaren Überlieferung von Meister auf Schüler geschöpft hatte, die Einsamkeit einer armseligen Himalaya-Hütte erwählt worden. Nur eine Handvoll einfacher, ernsthafter Männer und Frauen durfte er seine treuen Schüler nennen.
Beides, die ungewohnten Dimensionen der Berge sowie die geistige Größe dieses Mannes, gaben mir von Stund an das Gefühl, als hätte ich mich gleichsam in ein Vaterland höherer Wirklichkeit heimgefunden. Dabei sind die physischen Bedürfnisse dieser Menschen von einer uns kaum vorstellbaren Anspruchslosigkeit. Hart an der Schneegrenze gelegen war die Steinhütte, in die mich der Weise vom Flugplatz weg mit sich genommen hatte, damit ich die kommenden sechs Wochen ungestört mit ihm zusammen wohnen könne. Sie war indessen ein Wetterschutz von mehr symbolischer Art. Daß in ihr kein Ofen zu sehen war, obwohl die Steine der Mauern große Spalten zwischen sich duldeten, hätte mich noch nicht beunruhigen können. Doch die Fensteröffnungen waren es, deren Anblick mir große Sorgen bereiteten. Die zwischen den noch übriggebliebenen größeren Glasstücken klaffenden Lücken waren nur dürftig mit Papier verklebt und boten Wind, Regen und Schnee bereitwillig Einlaß. Rasch lehrte mich aber der rauhe Wind die unvergleichliche Wohltat einer «Kongri» schätzen. Das ist ein zylindrisches,

irdenes Gefäß von vielleicht drei Kubikdezimetern Inhalt. Es ist von einem Korbgeflecht umgeben, das den Boden und die Seitenwände dicht verhüllt, die obere große Öffnung des Gefäßes dagegen nur mit einigen hochgezogenen, halbkreisförmigen Spangen überspannt. In das Gefäß werden glühende Holzkohlen gegeben, die je nach Bedarf mit einem kleinen Holzlöffel aufgewühlt oder mit etwas Asche zugedeckt werden können. Eine solche «Kongri» bildet die Privatheizung jedes einzelnen Kashmiri. Man drückt sie sich beim Gehen unter den Obergewändern in der Magengegend an den Leib, beim Sitzen auf dem Boden stellt man sie zwischen oder auf die gekreuzten Beine. Dazu bieten die Kashmiri-Kostüme reichlich Platz. Sie bestehen aus großen schalartig umgeworfenen Wolldecken oder aus einem Mittelding zwischen einem wollenen, weiten Nachthemd und einem Jäger-Lodenmantel. Der Kopf wird durch die viele Meter lange Bandage großer farbiger Turbane vor der Kälte geschützt und zugleich zu seiner rechten Geltung gebracht. Die Farbe der Dekken und Mäntel ist zumeist düster grau oder braun. Nur mein Swami trug reines Weiß. Nach Feierabend fanden sich gelegentlich einige Bauersleute aus den tiefer gelegenen Dörfern der Nachbarschaft zu einer Feierstunde beim Heiligen ein und ließen sich in diesen rauhen Umhüllungen zu seinen Füßen nieder. Ihre Barthaare waren zumeist lang gestoppelt, ihre Gesichter tief gefurcht und verwittert, ihren Mund zierten oft nur noch zwei oder drei große Eckzähne. So mochte es wohl den Anschein haben, ich sei unter mittelalterliche Räuber geraten. Es war jedoch diesen einfachen Bauern um nichts anderes zu tun, als sich ein wenig geistliche Unterweisung, etwas Seelenfrieden und wohl auch dann und wann einen Rat gegen irgendein leibliches Übel von dem Weisen zu holen. Keinen von ihnen sah ich je die Stätte mit unzufriedenem oder gar unglücklichem Gesicht verlassen.

Bei mir freilich, dem westlichen Zweifler, war es nicht mit so wenigen Worten getan. Auch diesem Weisen gegenüber stellten sich mir zunächst eine Menge von kritischen Fragen ein. Von alledem, was ich bisher von den indischen Heiligen zu hören bekommen hatte, war es die Geringschätzung alles Vergänglichen gewesen, gegen die sich etwas in mir am heftigsten sträubte. «Vergänglich» schien ihnen gleichbedeutend mit «völlig uninteressant», «nicht der Rede wert», ja selbst mit «unwirklich» zu sein. Des öfteren hatten sie mir diese Meinung mit dem Exempel vom goldenen Schmuckstück veranschaulicht. «Denken Sie zum Beispiel», hatten sie jeweils gesagt, «an das spitzenartige Ornament einer goldenen Halskette. Eine Feuersbrunst genügt, um es in einen unförmigen Klumpen Gold zu verwandeln. Findet diesen ein Goldschmied, hat er vielleicht morgen schon daraus einen Becher verfertigt. Wie flüchtig also sind alle diese Gestalten. Was aber bleibt, ist das Gold als Gold.» «Ja aber», pflegte ich zu erwidern, «kann erstens das Gold doch nie ohne irgendeine Form sein. Auch wenn es ein Klumpen ist, hat es doch immer noch Form und Gestalt, eben die eines Klumpens. Vor allem jedoch ist die jeweilige Dinghaftigkeit des goldenen Gegenstandes, so vergänglich sie sein mag, nie einfach Nichts, solange wenigstens, als sie währt.» Die Antwort auf diesen Einwand, die mir am tiefsten zu dringen schien, vernahm ich nun von meinem Kashmiri-Lehrer. «Natürlich», begann er, «ist das Goldklumpenbeispiel nur ein dinglicher Vergleich für etwas, das über aller Dinghaftigkeit steht. Er hinkt deshalb bedenklich und braucht uns nicht weiter zu beunruhigen. Ich weiß vielleicht eine bessere Parallele für das, worauf es ankommt. Ich meine die Traumdinge. Sie sagen: solange wenigstens ein vergängliches Ding währt, sei doch seine besondere Dinghaftigkeit oder seine besondere Gestalt auch nicht einfach Nichts. Damit haben Sie vollkommen recht. Doch was ist diese Dinghaftigkeit, diese Form, Gestalt und Materie denn wirklich? Wie steht es damit bei den Erscheinungen unserer Träume? Für den Träumer ist das Geträumte zumeist, solange er träumt, ebenso wirklich, wie nur irgendein Ding dem wachen Menschen wirklich sein kann. Als was aber entpuppt sich ein eben geträumtes

Phänomen im Augenblick des Erwachens? Mein verstorbener Lehrer pflegte auf diese Frage den Vers eines altindischen Sehers zu zitieren. Jener Rishi aber hatte verkündet: kein Mensch träumt von einer schwerfälligen, eingepanzerten Schildkröte, dem es nicht schildkrötenhaft eng und beschwerlich zumute ist. Damit wollte er sagen, daß kein Traumding, keine Traumpflanze, kein Traumtier, kein Traummensch einfach nichts ist, nie bloß eine leere Illusion. Freilich ist es auch nicht das in Wirklichkeit, wofür es der Träumer eben noch hielt, solange er träumte. Es ist kein von ihm verschiedener, für sich bestehender Gegenstand seiner Beobachtung, mit dem er sich erst mittels seiner Sinnesorgane in Beziehung setzen müßte. Vielmehr kann der erwachte Mensch dann entdecken, daß alle geträumten Erscheinungen mit dem ganzen Bedeutungsgehalt ihrer jeweiligen Dinglichkeit oder ihrer Pflanzen-, Tier- und Menschenhaftigkeit unmittelbar und ganz ursprünglich dem Wesen des Träumers selbst zugehören. Dabei ist ihre Zugehörigkeit von solcher Art, daß sämtliche Traumphänomene immer nur die in dinghafter Gestalt und in Objektverhältnissen sich zeigenden, exakten Entsprechungen der jeweiligen Verfassung der eigenen, im Grunde ungegenständlichen, «bloß» erhellenden und zuhörenden Menschennatur des Träumers sind. Noch angemessener und unverhüllter gesagt: alle die vielen und unterschiedlichen Erscheinungen und Ereignisse, die jeweils eine bestimmte Traumwelt konstituieren, sind nicht nur «Entsprechungen», sondern sind samt und sonders die Regungen und Zuständlichkeiten des einen Träumers selbst; jene nämlich, die im gegebenen Augenblick des Träumers gerade sein Menschenwesen ausmachen. Dies gilt auch, wenn die verschiedenen Mitspieler einer Traumszene sich noch so sehr aufführen, als würde jeder einzelne von ihnen aus einer je eigenen, ichhaften Persönlichkeitssubstanz bestehen, fähig zu selbstischen und mit den Absichten der anderen Traummenschen oft genug sich heftig streitenden Willenseinstellungen und Entschlußmöglichkeiten. Nur können alle die Stimmungen, Gefühls- und Gedankenregungen in der besonderen Verfassung des nächtlichen Träumens vom Träumer selbst zum größten Teil bloß als abgesonderte, außenweltliche, gegenständlich eingegrenzte, zu sinnlich faßbarem Vorhandenem erstarrte Erscheinungen wahrgenommen werden. Auch wenn ein Mensch zum Beispiel von nichts anderem träumt als von einer regnerischen, düster verhangenen Landschaft, so ist die Naturstimmung dieser Traumwirklichkeit im Grunde seine eigene, «innere», ungegenständliche Gemütsstimmung, die er freilich träumend lediglich in der verhüllenden Gestalt äußerer, substantieller, «toter», physikalischer Phänomene sehen kann.»

Aufgeregt fiel ich dem Einsiedler hier ins Wort: «Aber damit hat ja Ihr Rishi schon um Jahrhunderte die Entdeckungen der modernen Traumpsychologie vorweggenommen, die ganz in diesem Sinne von einer «Traumdeutung auf der Subjektstufe» spricht.»

Mein Lehrer ließ sich indessen nicht beirren. Gelassen fuhr er fort: «Das Wesentliche und Entscheidende kommt aber erst, und darin hat eine Vorstellung von so etwas wie einer Subjektstufe bereits keinen Platz mehr. Denn in Wirklichkeit gibt es nicht nur kein von den geträumten «Objekten» unabhängiges, selbständiges Traum-Ich sondern auch kein waches «Subjekt», das als eine für sich bestehende und nirgendswo sonst hingehörende Seelen- oder Psyche-Substanz vorhanden wäre. Ist nämlich schon das Verhältnis der geträumten Dinge zu der eigenen Verfassung des erwachten Menschen von der geschilderten Art, so gibt es eine noch viel wachere Wachheit, die auch die alltägliche Wachwelt der Menschen noch einmal als ein bloßes Träumen begreift, wenn auch nicht mehr als das Träumen eines einzelnen Menschen. Einer, der dieser vollen Wachheit teilhaftig wurde und zum höchsten Wissen durchdrang, nimmt dann wahr, daß die Erscheinungen des üblichen Wachseins so wenig das sind, wofür sie der wache Alltagsmensch hält, so wenig die Traumphänomene unserer Nächte die eigene Person, die Dinge der

Außenwelt und die Mitmenschen bedeuten, für die sie der Träumende während seines Schlafens verkennt. Der gänzlich Erwachte durchschaut vielmehr auch das auf seine wahre Natur hin, was dem bloß durchschnittlich wachen Menschen als sein Ich auf der einen Seite und als die anderen Lebewesen und die unbelebten Dinge seiner Umwelt auf der anderen Seite, außerhalb seiner selbst und abgesondert von ihm erscheint. Er vermag all das, was dem Unerleuchteten als die tausenderlei zerstückelten und in die irdische Schwere abgefallenen, isolierten Erscheinungen seiner Wachwelt vorkommt, sein eigenes Wesen inbegriffen, seiner wahren Natur nach als Teilphänomene «Brahman's» zu erkennen, die als solche allein diesem großen und von keinen individualistischen, subjektivistischen und personalistischen Vorstellungen zu fassenden, uranfänglichen Aufgehen zugehörig sind.»

Hier indessen unterbrach sich mein Lehrer selbst und schloß seine Erörterungen mit dem Satze, der noch an manchem Tage unser Gespräch beenden sollte: «Das ist alles recht und schön und gut. Doch was nützt es, wenn man solche Dinge nur sagen hört und deren Wirklichkeit nicht unmittelbar selber erfährt? Solche Erfahrung freilich setzt stets ein rechtes Besinnenkönnen voraus. Darum ist das unablässige Üben einer wahrheitswürdigen Wesensverfassung so viel wichtiger als alles Reden.»

Wie hätte ich diesen stets wiederholten Einwand gegen alles Diskutieren nicht begreifen sollen, verhält es sich doch bereits mit den wichtigsten Einsichten der Psychoanalyse, der modernen Erhellungs-Methode des Westens, nicht anders. Wie oft habe ich nicht selbst schon meinen Schülern erklären müssen, die Psychoanalyse sei eine Erfahrungswissenschaft in einem so ausgezeichneten Sinne, daß wirklich nur die Erfahrung am eigenen Leibe und an eigener Seele zureichend einsehen lassen könne, was Psychoanalyse eigentlich sei und vermöge.

Kaum hatte ich unter dieses Lehrers Führung die ersten kleinen Versuche eines inneren Stillwerdens getan, widerfuhr den in mir noch immer zahlreich herumgeisternden Fragen ein unerwartetes und eigentümliches Geschick. Nicht, daß sie in Vergessenheit geraten wären. Jede einzelne von ihnen konnte ich, wann immer ich wollte, wieder hervorziehen. Aber sie verloren mehr und mehr ihren Dringlichkeitscharakter, bald jede Bedeutung überhaupt. Die innere Ruhe war aber zugleich erfüllt mit einer eigentümlichen Art von Wissen. Es war ein Wissen nicht von diesem oder jenem, sondern eines, das alles Fragen in einer überaus beglückenden Weise in sich aufhob und schweigend stillte. Möglich, daß diese Weisheit es auch bei mir länger ausgehalten, vielleicht gar noch an Helligkeit zugenommen hätte, wäre mir ein längeres Verweilen in der Gegenwart dieses Weisen vergönnt gewesen. Der Meister selbst war es aber, der mich an die Verpflichtungen meines Alltags erinnerte und nicht dulden wollte, daß ich mich vor ihnen drücke. Es wäre ohnehin nicht gut um meine Fortschritte bestellt, meinte er, wenn ich die Sicht auf das Wesentliche und auf die wahre Grundnatur aller Dinge nicht überall, auch mitten im aufgeregtesten Getriebe einer Großstadt, zu bewahren vermöchte. Dies sagte er mit solcher Bestimmtheit und Kraft, daß jeder Widerstand dagegen von vornherein aussichtslos erschien, auch wenn ich noch so sehr mein Bleiben hätte erzwingen wollen. Was mich schon meine früheren Erfahrungen mit indischen Weisen gelehrt hatten, hier wurde es mir mit besonderer Eindrücklichkeit nahe gebracht, wie töricht nämlich die so oft herumgebotene westliche Behauptung ist, die Übung der indischen Heiligen in der Einswerdung mit «Brahman» habe eine Schwächung oder Auflösung ihres Bewußtseins und ihrer Persönlichkeit zur Folge. Welche Blindheit gegenüber dem Wert des eigentlich Menschlichen kommt gar in den Erklärungen gewisser Psychoanalytiker zum Vorschein, die den Erleuchtungszustand «Samadhi» als einen Triumph der Phantasie über die «wirkliche» Welt interpretieren und ihn zu einer Regression in die vorgeburtliche Verfassung, zu einem Wiedergewinnen der Säugling-Muttereinheit, der infantilen Allmacht und der klein-kindlichen Lustbefriedigung reduzieren wollen! Wenn man schon vom Menschen überhaupt in derartigen Begriffen reden kann, so stand ich weder im Osten noch im Westen je bewußteren, reiferen, nüchterneren und zugleich stärkeren Persönlichkeiten gegenüber, als es die besten unter den indischen Heiligen sind, denen ich begegnen durfte.

Auf Geheiß meines Einsiedlers rückte unerbittlich der Tag heran, der mich den zweiten, fast noch einmal so weiten Sprung in den Südosten unseres Erdballs tun ließ.

ABSTECHER NACH INDONESIEN UND CEYLON

Sehr hart rissen mich die vielen Verpflichtungen, die ich an der Universität der stürmisch sich dehnenden und ungestüm pulsierenden indonesischen Hauptstadt Djakarta zu erfüllen hatte, aus der heilsamen Besinnung im Kreise indischer Weiser. Ich war darauf vorbereitet, in Indonesien einer vollkommen anderen, dem Westen viel verwandteren, geistigen Atmosphäre zu begegnen. Denn Indonesien ist heute ein mohammedanisches Land, und von Muslims hatte ich schon des öftern sagen hören, der Islam sei nur eine durch den später gekommenen Propheten Mohammed verbesserte Lehre Christi. Freilich waren schon im ersten Jahrhundert unserer Zeitrechnung indische Händler nach Java, Borneo und Sumatra gekommen, und über manche der indonesischen Inseln hatten seit dem fünften Jahrhundert ein ganzes Jahrtausend lang indische Könige regiert. Bereits im fünfzehnten Jahrhundert hatte dann jedoch der damals machtvoll sich ausbreitende Islam Java völlig in Besitz genommen. Um so erstaunter war ich, gleich durch den Namen der indonesischen Fluggesellschaft, die meine Beförderung nach Djakarta besorgte, an Indien zurückerinnert zu werden. «Garuda» heißt sie und hat sich damit den Namen des hilfreichen Vogels im altindischen «Ramayana»-Epos gegeben. Auch begegnete ich bald bei meinen indonesischen Kollegen manchem Familiennamen, dessen Herkunft aus einem Sanskritwort nicht zu verkennen war. Diese Kollegen waren zudem überzeugt, daß der mohammedanische Glaube auf Java noch heute durch die alten hinduistischen und buddhistischen Anschauungen, ja selbst durch noch ältere Naturgöttervorstellungen etwas gemildert werde. Erst recht versetzten mich der Riesentempel Borobudur, den einst das aus Nordindien stammende buddhistische Königshaus der Sailendras mitten im Herzen von Java hatte errichten lassen, und die riesenhaften steinernen Torwächter, die noch heute den früheren Eingang in das einst so mächtige buddhistische Königreich Singosari in Ostjava bezeichnen, in Gedanken nach Indien zurück. Besonders lebendig wirkt indischer Geist in den «Wayang-Wong»-Spielen nach. In allen Aufführungen dieser Dramen, denen ich beiwohnen konnte, waren die handelnden Personen die klassischen Helden der Hindu-Mythologie: Arjuna, Yudhishthira, Rama, Sita, Krishna. Mit den indischen Kathakali-Tänzen hatten sie außerdem gemeinsam, daß sie jeweils ebenfalls die ganze Nacht hindurch dauerten.

Als Abschiedsgeschenk der javanischen Universität Djakarta hatte mir ihr Rektor nach der letzten Vorlesung eine Flugkarte nach der Insel Bali überreicht. Er hätte mir keine willkommenere Überraschung bereiten können. Denn Bali ist das eigentliche Refugium der hinduistischen Kultur in Indonesien, in das sie sich vor dem islamischen Ansturm mehr und mehr zurückgezogen hat. So ging es noch einmal tausend Kilometer weiter nach Osten, der ganzen Nordküste Javas entlang und vorbei am Rande eines Riesenrachens des gespenstischen, an die viertausend Meter hohen Vulkans Raung, der die östlichste Spitze dieser Insel beherrscht. In Balis Hauptstadt Denpasar wartete bereits ein Führer mit seinem Wagen auf mich, weil mir meine indonesischen Freunde ein geruhsames Kennenlernen dieser Märcheninsel, abseits von allen Massenführungen, ermöglichen wollten. Auf Schritt und Tritt begegnete ich nun in der Tat dem selben Geiste wieder, der mich viele tausend Meilen nordwestlich Balis durch die Worte der Weisen Indiens und Kashmirs angesprochen hatte. Nur zeigte er sich mir auf Bali weniger in philosophischer Artikulation und meditativer Besinnung, als vielmehr in dem verschwenderisch überschäumenden Wachsen der Natur, in den lebensbeherrschenden, zu äußerster Entfaltung gebrachten Hochzeitszeremonien und Begräbnisriten, vor allem aber in der unerhörten Kunst der Tänzer und Tänzerinnen. Durch sie wurde ich ein zweites Mal an *Kleist's* Gespräch über das Marionettentheater erinnert. Auch sie sind Gestalten, die in ihrem wahren Schwerpunkt ruhen und darum so schweben, daß ihre Grazie der Anmut göttlicher Wesen gleichkommt. Im Gegensatz zu der graziösen Gotteskindschaft des frommen Vishnudas im Westen Indiens, der mich ein erstes Mal an die Marionettenerzählung *Kleist's* hatte denken lassen, entspricht allerdings die unbeschreibliche Anmut der balinesischen Tänzer der noch ungestörten anfänglichen Verfassung des Menschenwesens, jener *vor* seinem Fall in die ichhaften Begrenzungen und *vor* dem Durchgang durch die Unendlichkeit des Wissens. Die makellose Schönheit aller Formen, Farben und Gebärden der feingliederigen, balinesischen Tänzer waren nicht nur Gottesdienst. Sie schienen in ihrer Vollkommenheit und Freiheit von allen eigensinnigen Willensimpulsen selbst unmittelbar göttlichen Wesens zu sein. Übertraf nicht allein schon das durchhaltende, flirrende Vibrieren jedes einzelnen der schlanken Finger ihrer grazilen Hände sogar die schwerelose Eleganz der Federpalmen des Hintergrundes, durch deren zart aufgefiederte Krone ein lauer Abendwind spielte?

Besonders einprägsam wurde mir die begnadete Grazie der balinesischen Menschen vor Augen geführt, als ich mich eines Nachts eben in der Hütte eines kleinen Dorfes, weit ab von der Hauptstadt Denpasar, zur Ruhe gelegt hatte. Für die Dorfbewohner begann um diese Zeit erst der Abend. Es wurde zum Tanz aufgespielt. Wie es Gästen gegenüber Sitte ist, zog mich eine der Tänzerinnen aus meinem Schlafsack hervor und hieß mich nach dem Klang eines einfachen, aber rasend trommelnden und gongenden bäuerlichen Gamelang-Orchesters mit ihr tanzen. Mit Begeisterung machte ich mich ans Werk; doch der Balinesierin gegenüber erschien ich als ein derart täppischer, ungelenkiger Barbar, daß meine Bemühungen bei den Einheimischen Stürme von Lachen und Händeklatschen auslösten.

Indessen zog mich die ganze Zeit über ein sonderbares Heimweh von neuem westwärts, zurück nach Indien. Eine mehrtägige Unterbrechung des Fluges auf Ceylon galt offiziell dem Besuch von dessen aufstrebender Universität in Kandy. Vielmehr noch als akademische Kontakte erhoffte ich freilich von diesem Aufenthalt auf Ceylon eine, wenn auch noch so flüchtige Berührung mit dem Geiste des Buddhismus. In Indien selbst war ich keinem Buddhisten begegnet, hatte schon gar nicht die Luft eines buddhistischen Klosters zu atmen bekommen. Denn der Buddhismus hat dieses, sein eigentliches Ursprungsland, schon vor vielen Jahrhunderten verlassen müssen. Andere behaupten, er sei wieder in die hinduistische Philosophie zurückgekehrt, nachdem beide in der zweiten Hälfte des ersten Jahrtausends einander so weit entgegen gekommen seien, daß sie sich im Wesentlichen wieder berührt hätten. Der Buddhismus habe sich dem Hinduismus durch seine Umwandlung in die Mahayana-Lehre genähert, die den erleuchteten Menschen *Gautama Buddha* zu einem unmittelbar göttlichen Wesen und zur Essenz aller Erscheinungen der Welt erhoben hätte. Das Entgegenkommen des Hinduismus sei unter dem Einfluß des Philosophen *Shankara* geschehen. Denn dieser hätte Indiens Philosophie zur «Advaita»-Lehre, der Lehre der Unentzweibarkeit, erblühen lassen, der zufolge alle Phänomene von einem und demselben Grundwesen durchwaltet und in ihm zusammengehören würden. Nur habe er es nicht «Buddha» genannt, sondern ihm den alten Namen «Brahman» bewahrt. Jedenfalls bilden die heute in Indien lebenden Buddhisten an Zahl eine verschwindend kleine Minderheit. Aber die alten künstlerischen Zeugen der buddhistischen Lehre, denen ich im Herzen Indiens begegnet war, hatten mich tief beeindruckt. Ich hatte mich von der strengen, noch bilderlosen Herbheit der frühesten Heiligtümer ergreifen lassen, die buddhistische Mönche bereits im zweiten vorchristlichen Jahrhundert in die Felsen von Ajanta eingehauen haben, so als hätten sie sich eine romanische Kirche mit ihrer halbkreisrunden Decke, ihrem Mittelschiff, den zwei Seitenschiffen und der Apsis zum Vorbild genommen. Wie in der frühesten christlichen Kunst Christus nie als menschliche Gestalt, schon gar nicht als ein Leidensmann am Kreuze dargestellt, immer nur durch Fisch-, Tauben und Kreuzfiguren auf ihn verwiesen wurde, so finden sich auch in den ersten, vorchristlichen Höhlentempeln des buddhistischen Ajanta lediglich spärliche symbolische Reliefs. In derselben gewaltigen Felsengalerie von Ajanta waren dann jedoch diesen frühesten Kunstwerken an die zwanzig weitere Felsentempel und Felsenklöster gefolgt, in denen in ununterbrochener Folge die Entwicklung der buddhistischen Vorstellungswelt über ein ganzes Jahrtausend hinweg bis ins achte nachchristliche Jahrhundert zu verfolgen ist. Unversehens war in die riesigen Hohlräume, die die buddhistischen Mönche vom zweiten, dritten Jahrhundert nach Christi Geburt an in die Felsen getrieben haben, eine immer buntere und feingliedrigere Pracht von Fresken eingezogen. Vor allem illustrieren sie die Jatakas, die zahlreichen Geburtsgeschichten Buddhas und die Legenden des späteren, popularisierten Mahayana-Buddhismus, der aus dem früheren menschlichen Heilverkünder der Hinayanalehre bereits eine anbetungswürdige Gottheit hatte werden lassen. Im Gegensatz zum gekreuzigten, gequälten und leidenden Gottessohn der späteren christlichen Kunst, erscheint *Buddha* hier wie überall als der über alles Leiden erhabene Erleuchtete. Mit dem Ausdruck eines unendlichen Mitleids blickt er auf die noch in Unwissenheit und Irrtum befangenen Menschen hernieder. In der Umgebung *Buddha's* aber zeigten mir diese Fresken auch Prinzen und Prinzesinnen neben Sklaven und Bauern, Soldaten und Händlern, frommen Bettlern und nackten, üppigen Tänzerinnen. In ihrer ganzen Buntheit und Vielfalt veranschaulichten mir diese Gestalten mit besonderer Deutlichkeit *Buddha's* frühe Aufhebung aller Kastentrennungen und der Rangunterschiede zwischen Mann und Frau. Zugleich öffneten sie noch einmal den ganzen mächtigen Spielraum der indischen Welt, deren Spannweite mich bereits ganz zu Beginn meiner Indienfahrt in ehrfurchtsvolles Staunen versetzt hatte, damals, als ich auf der Elephanteninsel

bei Bombay der beiden einander gegenüber stehenden Skulpturen des meditierenden und des tanzenden Hindugottes *Shiva* ansichtig geworden war.
Nur die Darstellung der Sünde fehlt in den buddhistischen Fresken. Wie dem nicht popularisierten Hinduglauben, ist auch dem Buddhismus der Begriff der Sünde fremd. Erst recht erscheint allen östlichen Menschen, mit denen ich sprach, die Vorstellung von so etwas wie einer kollektiven Erbsünde als Folge von Adams Sündenfall im besten Fall als eine höchst absonderliche und überflüssige Zutat. Dementsprechend kennen sie natürlich auch keine kollektive Erlösung, wie sie im christlichen Glauben durch das Leiden und durch den Opfertod *Jesus* möglich wurde. Ein jeder hat sich selbst aus seiner Unwissenheit und Verblendung zur Erkenntnis der höchsten Wahrheit emporzuläutern. Nur durch die Besserung jedes einzelnen Menschen ist dem hinduistischen und buddhistischen Denken eine günstige Veränderung der Welt vorstellbar. *Buddha* im besonderen lehrte durch seine vierfache Wahrheit und den achtfachen Pfad der Erleuchtung, daß es einzig und allein auf das selbstlose Leben in einer alles umfassenden Liebe ankomme. Sei freundlich zu allen Wesen, sprich nie die Unwahrheit, töte kein Leben, nimm nichts, was Dir nicht gegeben, sei sicher in der Selbstentsagung, nimm keine berauschenden Getränke zu Dir, sei nicht unkeusch: dies sind *Buddha's* Hauptgebote. Und er gibt zu bedenken: «Sieg erzeugt immer Haß, denn der Besiegte ist unglücklich. Haß hört in der Welt nie durch Haß auf; Haß hört nur durch Liebe auf. Darum überwinde den Zorn durch Herzlichkeit, Böses durch Gutes.» Jedes Philosophieren und Spekulieren jedoch über Ewigkeit, Unsterblichkeit, über Gott, über Anfang und Ende der Welt, über Seele und Körper: alle derartigen Fragen sind für *Buddha* nur die Dschungel und die Wüsten, die nie zu Weisheit und Frieden führen können. Selbst Götter, meinte er, falls es solche überhaupt gäbe, wüßten solche Fragen nicht zu beantworten. Ihnen gar als kleine Menschen nachhängen zu wollen, sei so unbe-

scheiden, als wollte ein Atom den Kosmos verstehen und so dumm, als wollte sich ein Mann, der in einem brennenden Hause sitzt, nicht retten lassen, ehe er nicht zuvor genau untersucht und zu wissen bekommen habe, wer den Brand legte, in welcher Absicht, wo er entstanden und welche Fortschritte er bisher gemacht habe.

Mit seiner einfachen Lehre mag *Buddha* den Brahman-Priestern seiner Zeit, die damals, vor zweieinhalb Jahrtausenden, die hinduistische Religiosität in hohem Maße zu einem starren Ritualsystem hatten sich erhärten lassen, nicht viel anders erschienen sein, als *Christus* den Pharisäern. Die offenen Menschenherzen jener Zeit aber erkannten in ihm den Erlöser, wie später hellhörige Juden ihren Retter in *Jesus* entdeckten. Darum gleichen sich wohl auch die Berichte, die von beider Gestalten Eintritt in die Welt erzählen, so weitgehend und gipfeln in der Betonung einer unbefleckten Empfängnis. Und doch wollte mir, ehe ich die ungeheure Kraft buddhistischer Werke in Ajanta, Ellora, Sarnath und auch auf Java unmittelbar erfahren hatte, nie recht begreiflich werden, weshalb eigentlich diese seltsame Lehre, die den Menschen gar nicht mit einem Gott, sondern «bloß» durch ein Leben in selbstloser Liebe hindurch mit einem großen Schweigen «religiert», zurückverbindet, die Weltreligion einiger hundert Millionen östlicher und einer zunehmenden Zahl westlicher Menschen zu werden vermochte.

Noch immer unter dem überwältigenden Eindruck all der steinernen Zeugen des Buddhismus lag mir viel daran, nun auch noch auf Ceylon dessen lebendigen Hauch spüren zu können. Denn von Ceylon hatte ich gehört, daß es den ursprünglichen Theravada-Buddhismus in Reinkultur bewahrt habe und noch in allen Belangen menschlichen Lebens, bis in die hohe Politik hinein, ganz unter seiner Leitung stehe. Allein, zunächst begegneten mir auch auf Ceylon nur die steinernen Ruinen des Buddhismus. Wohl nahm ich zahlreiche Mönche wahr, die das Straßenbild Colombos, der Hauptstadt Ceylons, mit ihren orangenen Gewändern beleben. Doch diese Mönche huschten an mir vorbei, ohne mich eines Blickes zu würdigen. Deshalb beschränkte sich meine Freude an ihnen auf den ästhetischen Genuß, den mir der wunderbare Farbengleichklang des leuchtenden Orange ihrer Gewänder und der reichen Blütenbüschel an den Bäumen bereitete, die die Straßen der Villenquartiere Colombos säumen.

Weiteren steinernen Überresten des Buddhismus begegnete ich in den Ruinenstädten Anuradhapura und Polonaruva, die ich nach langer Dschungelfahrt gegen den Norden der Insel zu erreichte. Dort konnte ich die aus dem Beginn unserer Zeitrechnung stammenden Dagobas bewundern, jene immensen Reliquienschreine in der Form umgestülpter Riesenbecher. Der gewaltigste unter ihnen, der Ruwaweli Stupa, soll an Größe die meisten Pyramiden Ägyptens übertreffen und selbst der mächtigsten von ihnen ganz nahe kommen. In Polonaruva wurden mir die Trümmerfelder einer mittelalterlichen Stadt gezeigt, deren Paläste von einer für buddhistische Könige erstaunlichen Sinnenfreudigkeit schließen lassen. Gewiß stand ich staunend vor diesen Denkmälern, doch erschienen sie mir zu massig, zu schwer und zu tot, als daß sie mich innerlich hätten bewegen können.

Am dritten Tag meiner Rundfahrt durch Ceylon gelangte ich auf einem kleinen Umweg über die auf einem abrupt aus der weiten Dschungelebene aufragenden, zweihundert Meter hohen, gigantischen Felsklotz gelegene Palastruine des vatermörderischen Königs Kasyapa in Sigyria nach Kandy, der zweiten Großstadt Ceylons. Hier, wußte ich, würde ich mindestens *ein* wirkliches buddhistisches Kloster zu sehen bekommen. Denn diese Stadt beherbergt den berühmten Reliquientempel, in dessen Verwahrung sich ein Zahn *Buddha's* befinden soll. Darum wurden in dessen Nähe die zwei Hauptklöster Malwatte und Asgiriya erbaut, die von den beiden buddhistischen Würdenträgern Ceylons, den Mahanayake Theros, regiert werden. Beide Klöster leiten sich in gerader Linie vom Mahavihara in Anuradhapura ab.

Dieses Stammkloster des Buddhismus auf Ceylon war vor zweitausendzweihundert Jahren von Mahinda Thera gegründet worden, dem Sohne jenes nach vielem Blutvergießen zum Buddhismus übergetretenen indischen Könige *Ashoka*, der wohl der weltlich wie geistig mächtigste aller je lebenden Könige war. Freilich geht die heutige Vorzugsstellung der beiden Klöster zu Kandy auf die Wiederbelebung des Buddhismus durch siamesische Buddhisten zurück, die im achtzehnten Jahrhundert dessen Renaissance auf Ceylon einleiteten; zu einer Zeit, als diese Lehre auch hier zu erlöschen drohte. So durfte ich mit guten Gründen hoffen, in Kandy an den rechten Ort gekommen zu sein, wo ich das Herz von Ceylons Hinayana-Buddhismus würde unmittelbar schlagen hören. Aber das Kleinod aller Buddhisten, der Dalada Maligawa, der Tempel des Zahnes sowie die Mönche der dortigen Klöster, die Zeit fanden, sich mit mir abzugeben, waren eine große Enttäuschung. Es war gerade das Jahr der zweitausendfünfhundertsten Wiederkehr von *Buddha's* Geburtstag. Deshalb war ich schon in Indien in die Riesenströme von buddhistischen Pilgern geraten, die aus aller Herren Länder nach Sarnath in der Nähe von Banaras gezogen kamen. Denn dort hatte *Buddha* unmittelbar nach seiner großen Erleuchtung die erste Predigt gehalten und seine frühesten Jünger gewonnen. In Sarnath hatten sich jedoch unter die Frommen allzu große Massen unheiliger, westlicher Touristen gemischt, die durch die Mammutorganisationen amerikanischer Reisegesellschaften Tag für Tag zu Hunderten, wenn nicht zu Tausenden in Windeseile durch diesen Weiheort geschleust wurden. Ich mußte sehr an *Buddha's* großes, mitleidiges Herz denken, um nicht über den Unfug eines solchen Festbetriebes zornig zu werden. Im Tempel des Zahnes zu Kandy auf Ceylon übertraf nun aber noch das Gedränge der frommen und unfrommen Schaulustigen alle buddhistischen Geburtstagsfeierlichkeiten, die ich bisher miterlebt hatte. Deshalb bekam ich auch hier vom Geiste Buddhas nicht viel mehr als in Indien zu spüren. Eines immerhin fiel mir gerade der erdrückenden Menschenmenge wegen doch auf: die überaus peinliche Sauberkeit der Tempelhöfe und Tempelräume. Noch makelloser reingefegt waren die Klöster, die einen geringeren Besucherstrom auszuhalten hatten. Ich erfuhr auch, daß das Reinhalten der Wohnräume eines buddhistischen Mönches eine unerläßliche Entsprechung zu seiner inneren, geistigen Läuterung bedeute, ja daß alte buddhistische Chroniken zu berichten wußten, es hätten Mönche allein schon durch den Anblick der Reinheit der eben von ihnen gefegten Böden die große Erleuchtung gewonnen. Diese und noch manche andere Geschichte über das Leben der buddhistischen Mönche vernahm ich in einem der Kandy-Klöster. Man erzählte mir ferner, daß die eine Gruppe der buddhistischen Mönche auf Ceylon mehr durch die alltäglichen selbstlosen Dienste an den Mitmenschen, eine andere Gruppe vor allem auf dem Wege über einsame Kontemplation der geistigen Erlösung zustrebten. Mein frommer Berichterstatter verglich diese Unterschiede mit dem Karma-Yoga und dem Jnana-Yoga der Hindu. Derselbe Mönch jedoch und noch drei weitere seiner Kameraden, die ich in Kandy zu sprechen Gelegenheit hatte, schienen mir eigentlich mehr als an *Buddha's* Lehre an den Erkenntnissen der neuzeitlichen Naturwissenschaft interessiert zu sein. Sie besuchten fleißig die nahegelegene Peradeniya-Universität, um mit der Gegenwart Schritt halten zu können. Es war nicht zu verkennen, daß sie sich durch ihr modernes Wissen bereits aus *Buddha's* Ruhe hatten herausstoßen und in die Raffgier des technischen Geistes hineinreißen lassen. Jedenfalls waren alle vier jungen Mönche von recht draufgängerischer, aggressiver Art und ließen mich wenig von der Duldsamkeit und Gewaltlosigkeit der buddhistischen Lehre spüren, dank derer bisher für den Buddhismus, im Gegensatz zu allen anderen Religionen der Menschheit, noch kein Tropfen Blut vergossen worden sein soll.

Da mir weder in Colombo noch in Kandy, den beiden heutigen Lebenszentren Ceylons, vergönnt war, dem reinen Buddhismus zu begegnen, kehrte ich noch einmal zum steinernen Buddhismus von Anuradhapura zurück. Vielleicht bedurfte es nur eines längeren Verweilens in diesen Ruinen, um den zweitausendjährigen Geist ihrer Trümmer doch noch zum Sprechen zu bringen. Aber er schwieg auch jetzt. Da endlich, bei einem Streifzug durch die nahen Wälder entdeckte ich eine einsame Buddhastatue, deren würdevolle Haltung, deren vergeistigte Innerlichkeit und deren erhabenes Lächeln vollkommener Erlöstheit mich vom ersten Augenblicke an fesselten. Schon hatte ich geraume Zeit vor dem Steinbildnis gestanden, mich mutterseelenallein wähnend mit dem ergreifenden Zeugen eines Menschen, der ein mächtiges Königreich weggab und Weib und Kind verließ, um der Suche nach letzter Wahrheit und Erlösung von allem Leiden willen. Doch mit einem Male gewahrte ich, keine zwanzig Schritte abseits, zwei Frauen, die unbeweglich und mit gesenkten Augen auf dem Waldboden saßen. Ihre Gewänder und ihre kahlgeschorenen Häupter ließen mich in ihnen buddhistische Nonnen erkennen. Offensichtlich befanden sie sich in tiefer Meditation. Ich wagte nicht mehr, mich zu bewegen, kaum einen Seitenblick auf die edel geschnittenen, durchgeistigten Gesichtszüge der Bhikkunis zu tun. Nicht lange währte es jedoch, bis sich eine der Frauen erhob und vor der Statue bedächtig und schweigsam auf- und abzuschreiten begann. Ob wohl meine Anwesenheit sie trotz aller Vorsicht gestört hatte? Doch wohl nicht, denn jetzt begann mein drittes indisches Wunder.

DRITTES INDISCHES WUNDER

Das von einer Bhikkuni nie zu Erwartende, Unerhörte geschah. Von sich aus sprach die Kahlköpfige mich, den fremden, weißen Mann an und zog mich in ein langes Gespräch über Herkunft und Begehr. Inzwischen hatte sich auch die zweite Nonne, deren Züge noch unirdischer, engelhafter, transparenter waren, hinzugesellt. Weil unser Gespräch nicht enden wollte, und doch der Tag zur Neige ging, luden mich die beiden Frauen ein, mit ihnen in das abgelegene Kloster zu kommen, dessen Abt sie auf heute ihren Besuch angesagt hätten. Als sich das Gartentor dieses stillen, von keinem Festbetriebe berührten Klosters hinter mir schloß, ließ mich wieder die selbe heimatliche Geborgenheit aufatmen, die mich so manches Mal schon in den hinduistischen Ashrams umgeben hatte. Wieder war mir, als hätte mich ein guter Geist aus der schweren, lichtlosen, neblig-rußigen Novemberluft einer Großstadt mit einem Male in das freie und ruhige Leuchten eines hellen Bergmorgens hinaufgezaubert. Auch von diesen buddhistischen Bhikkus ging jene selbstlose, abgeklärte Überlegenheit, jener unstörbare, beglückende Friede und die liebevolle Heiterkeit aus, die selbst den flüchtigen Gast in ihren Bann zu ziehen vermögen und ihn für eine kleine Weile einen besseren Menschen sein lassen. Bis tief in die Nacht dauerte das Gespräch mit dem Vorsteher des Klosters. Nie mehr würde sich mir wohl je wieder eine so wunderbare Gelegenheit bieten, mich endlich einmal von berufener Seite über den Unterschied zwischen Hinduismus und Buddhismus und vor allem auch über die Differenz zwischen dessen beiden Unterformen, dem Hinayana- und dem Mahayana-Buddhismus, aufklären zu lassen. Lange schon hatte ich mich danach vergeblich in den Büchern umgesehen. Wohl hatte ich zum Beispiel des öfteren gelesen, der Hinduismus und der Buddhismus ließen sich als die Heilswege des

«Atmavada» und des «Anatmavada» grundsätzlich auseinanderhalten, weil jener eine letzte durchhaltende Grundsubstanz, den «Atman» annehme, der Buddhismus aber eine solche Annahme verneine. Dieser denke sich vielmehr alles, was ist, als etwas, das jeden Augenblick völlig und blitzartig neu entsteht und schon gleich wieder restlos vergeht.
Einer derartigen Trennung hatten dann jedoch alle meine bisherigen hinduistischen Lehrer energisch widersprochen. Die Auffassung «Brahman's» oder «Atman's» als einer Substanz hatten sie eine Popularisierung des hinduistischen Denkens genannt. Auch das beste Wissen des Hinduismus über die unverhüllte Wahrheit sei jeglicher begrifflicher Bestimmung bar, könne somit niemals in einer Qualifizierung «Brahman's» als einer Substanz gipfeln. Über diesen Widerspruch und über manch andere Unstimmigkeiten innerhalb jeder einzelnen der beiden indischen Hauptphilosophien des «Atmavada» und des «Anatmavada» sprach ich mit dem klugen Mönch an jenem Abend. Er stellte mich zum Beispiel vor das Problem, wie bei der hinduistischen Annahme die vielen Dinge der Welt als die Erscheinungen eines unveränderlichen «Atma»-Grundes dann doch dauernder Veränderung unterworfen sein könnten. Ich fragte ihn dagegen, wie ohne die Annahme eines sich durch alles Seiende durchhaltenden «Atman»-Wesens so etwas wie «Erinnerung» möglich sei. Jedenfalls vermöge mich die Erklärung des Gedächtnisphänomens, wie sie in dem den «Atman» leugnenden Theravada- oder Hinayana-Buddhismus zu finden ist, nicht zu befriedigen. Denn in dessen Philosophie gelte doch in ganz strengem Sinne die Ansicht von einer bloß momentanen Existenz alles Anwesenden, auch des menschlichen Daseins, und von dessen ständigem, blitzartigem, augenblicklichem Wiederzerfallen in die ewigen, einzelnen Elemente oder Grundkräfte der «Paramatthas» oder «Rupa Dhatus». Dies aber seien, wenn ich mich nicht irrte, so allgemeine Mächte wie etwa das «Zusammenhalten», das «Bewahren», die «Bewegung». Der bloßen Augenblicksexistenz aller

Erscheinungen ungeachtet sei Erinnerung deshalb möglich, heiße es nun, weil das Auftauchen einer Erscheinung stets ursächlich mit der eben aufgelösten verbunden sei. Mein Partner wußte hier auch nicht recht weiter. Er fühlte nur, daß die Schwierigkeit in der Ungeklärtheit des Ursachenbegriffes liege. Er mußte auch zugeben, daß bei solcher Lehre nicht eigentlich von einer Wiedergeburt der Menschen gesprochen werden könne, eher bloß von einer Reinkarnation der Elementarkräfte.

Als wir die Kluft zwischen dem Hinayana- und dem Mahayanabuddhismus zu erörtern begannen, rief der Mönch einen tibetanischen Gast herbei, der sich seit dem politischen Umbruch in seinem Lande auf der ewigen Wanderschaft befindet und eben für kurze Zeit in Ceylon Unterschlupf gefunden hatte. Von diesem, dem Mahayana-Buddhismus seiner Heimat angehörigen Mönch, hörte ich nun, daß die Gründer der späteren buddhistischen Lehre, die im zweiten Jahrhundert unserer Zeitrechnung lebenden Philosophen *Nagarjuna* und *Aryadeva*, der Auffasung gewesen seien, *Buddha* hätte zunächst eben nur jenen Teil seiner Weisheit preisgegeben, welcher der geistigen Auffassungskraft seiner damaligen Schüler entsprochen habe. Darum habe er diesen, die sich an irgend einem Ding festhalten wollten, gepredigt, es gäbe nichts Durchhaltendes, keinen «Atman». Es sei aber gewiß, daß *Buddha* anderen, die an keinen unveränderlichen «Atman» glaubten, auch wieder das Gegenteil, die Existenz eines durchhaltenden Grundwesens verkündet habe. Vor allem aber und im tiefsten Grunde hätte *Buddha* durch solch gegensätzliche Aussagen einen Jeden nur erfahren lassen wollen, daß alles begrifflich-eingrenzende Denken und Philosophieren über die unverhüllte Wahrheit und das letzte Wesen der Erscheinungen unserer Welt sich notwendigerweise in unlösbare Widersprüche verfangen müsse. Nur einem Menschen, der durch unermüdliche Besinnung in die klarsichtige Geistesverfassung des «Nirvana» eingegangen sei, offenbare sich die Wahrheit unmittelbar. Sie eröffne sich dann als das, was am besten als «Sunyata», als die «große Leere» bezeichnet werden könne. Das Wissen und die Erfahrung dieses letzten Geheimnisses gelte es auszuhalten und der ängstlichen Versuchung zu widerstehen, es zu begrifflichen Abstraktionen und psychologischen Hypothesen verfestigen, damit sichern und einfangen zu wollen. Ausdrücklich habe indessen *Buddha* davor gewarnt, «Sunyata», die «große Leere», in einem nihilistischen Sinne mißzuverstehen und in ihr Gegenteil zu verdrehen. Vielmehr hätten wir in «Sunyata» jene «Leere» zu begreifen, die erfüllter sei als alle Fülle der Welt und der Himmel. Wie könnten sonst Himmel und Erde, Menschen und Götter aus ihr heraus aufgehen und zu ihrem Erscheinen gelangen? «Sunya» sei leer nur im Sinne eines «Bar-seins» von eigenschaftlichen Bestimmungsmöglichkeiten.

Nun drängte es mich, auch diesen Weisen «Sunyata», die «große Leere» und höchste Weisheit des Buddhismus mit der letzten und äußersten Wahrheit des Hinduismus, mit «Brahman» vergleichen zu lassen, wie ich es kurz vorher im Gespräch mit dem Hinayana-Mönch zu tun versucht hatte. Wieder betonte ich, daß mir alle meine hinduistischen Lehrer ihr Wissen von «Brahman» gleicherweise als ein «Leer-sein» von allen begrifflichen Vorstellungen gekennzeichnet hätten. Worin sich denn nun im tiefsten Grunde der Buddhismus und der Hinduismus unterschieden? Der tibetanische Buddhist ließ sich durch diese Frage so wenig aus der Fassung bringen, wie sein ceylonesischer Kollege aus der Schule des Hinayana-Buddhismus, welche Lehre von den Anhängern des späteren Mahayana-Budhismus so gerne etwas herablassend das «kleine Fahrzeug» genannt wird. Denn im Gegensatz zum Mahayana-Buddhismus, dem «großen Fahrzeug» verspricht der Hinayana-Buddhismus nur den wenigen Auserwählten, den sich ganz der Zurückgezogenheit und der Meditation widmenden Mönchen das Erlangen des «Nirvana»-Zustandes. Indessen hinderten derartige Schuldifferenzen den Tibetaner nicht daran, sich genau so wie der Ceylonese über die Übereinstimmung im Letzten zu freuen. Er entgegnete: «Das ist gerade das Wunderbare und Überzeugende alles Denkens, daß es, wenn immer es nur tief genug dringt, überall und immer dieselbe eine und unteilbare Wahrheit zum Vorschein bringt.» Sogleich fügte er, auch darin mit meinen früheren, hinduistischen Lehrern übereinstimmend, mit besonderem Nachdruck die Mahnung hinzu: «Aber dieser Wahrheit würden Sie nicht inne werden, auch wenn wir noch zehn Jahre hier beisammen säßen und redeten. Selbst das gescheiteste Diskutieren umkreist lediglich ihren äußersten Saum. Sie kann als das, was sie ist, immer nur unmittelbar von jedem Einzelnen auf dem Wege einer immer höheren Schulung des wahrnehmenden Meditierens erfahren werden. Alle wahre Denkschulung fängt zwar mit dem alltäglichen, logischen, diskursiven, dialektischen Denken an; dieses kann jedoch bestenfalls bis zur Einsicht in die unvermeidbare Widersprüchlichkeit aller möglichen positiven, begrifflichen Aussagen über das Sein und dessen Wesensherkunft führen. Dann gilt es, in gemäßer geistiger Konzentration und Läuterung seines Denkens erst einmal der Erfahrung der «Leere», des Freiseins der letzten Wahrheit von aller konzeptionalen Bestimmbarkeit standzuhalten, ihr immer vollkommener und mit dem ganzen eigenen Wesen zu entsprechen. Schließlich vermag der Meditierende im Zustande des «Nirvana» eins mit «Sunyata» zu werden. Lassen Sie sich aber durch diesen Namen «Nirvana» nicht täuschen. Wohl besteht er aus der Wortwurzel «Va» und «Va» heißt «gehen»; außerdem aus der Vorsilbe «Nir», die «aus» bedeutet, und schließlich macht das zu einem «na» verwandelte Affix «ta» aus dem Ganzen ein verbales Hauptwort. Sagt man «Nirvana» im Zusammenhang mit einer natürlichen Flamme, meint man auch tatsächlich ihr «Ausgehen», ihr «Auslöschen». In der buddhistischen Philosophie jedoch bezeichnet «Nirvana» immer nur das Befreitsein von aller Bindung nach dem Auslöschen einer jeden Begrenzung durch irgendwelche Körperlichkeiten und Ich-Vorstellungen. Wenn dann auch im einzelnen die Natur dieser Befreiung in mannigfaltiger

Weise gedacht wird, so würde doch keine einzige Schule des Buddhismus je erlauben, «Nirvana» als das Verschweben in schlechthin nichts oder in ein abstraktes Absolutes auszulegen. Wie könnten sonst wir Mahayana-Buddhisten zum Beispiel die «Bodhisattvas» kennen, jene erleuchteten Geister, die nach dem Erreichen der vollkommenen «Nirvana»-Befreiung freiwillig in die Begrenztheiten menschlichen Existierens zurückkehren, um den noch Unerlösten Vorbild und Wegweiser zu sein?
Still in sich versunken hatte der Hinayana-Mönch den Erörterungen des Mahayana-Buddhisten gelauscht. Er schwieg auch, als jener nun verstummte. Ich fragte ihn, ob er denn nicht zu widersprechen habe? Er schüttelte lächelnd den Kopf und meinte, er könne mir ebenfalls nichts Besseres wünschen, als daß ich das Gewicht vom Bücherlesen und vom Diskutieren auf das Stillewerden und auf die innere Konzentration meiner Kräfte verlegen würde. Wenn mir außerdem die große Spannweite der buddhistischen Lehren habe aufgehen können, sei alles erreicht, was er sich vom Herbeirufen des tibetanischen Bruders erhofft habe. Es bleibe ganz mir überlassen, mich an jenen Aspekt zu halten, der meiner gegenwärtigen Verfassung am besten entspreche.
Dies war die letzte jener so oft und eindringlich wiederholten Mahnungen zu vermehrtem Schweigen und stillem Besinnen, die mir auf meiner Indienfahrt zuteil wurden. Als bedürfte sie noch einer besonderen Bekräftigung, flackerte jetzt das spärliche Licht der kleinen Öllampe mit einem Male hoch auf, wurde für einen Augenblick zu einer großen, kreisrunden Flamme und erlosch. Offenbar war damit das letzte Wort gesprochen, das not tat.
Um die anderen Mönche nicht durch das Knarren und Ächzen der alten Holzbohlen unter unseren Tritten zu stören, streckten wir uns an derselben Stelle des Zimmerbodens, wo wir eben noch gesessen hatten, der Länge nach zum Schlafen hin. Wenige Minuten später zeigte ein mildes Schnarchen der beiden Mönche an, daß sie ihren Schlaf gefunden hatten.

Mich hielt vor allem das erneute Zeugnis indischer Duldsamkeit wach. Zunächst ließ es mich zurückdenken an die erstaunliche philosophische und religiöse Toleranz, die mich bereits bei meinen hinduistischen Lehrern so tief beeindruckt hatte; aber auch an deren alte, steinerne Zeugen aus jener Zeit, als diese Duldsamkeit vielleicht in ihrer schönsten Blüte stand. Ich erinnerte mich der drei mächtigen Gruppen von Höhlentempeln, die Mönche der Jaina-Sekte, brahmanische Mönche und Angehörige des buddhistischen Ordens im 7. und 8. Jahrhundert einträchtiglich nebeneinander in die Felsen von Ellora gehauen hatten. Diese selbe undogmatische Weite und menschliche Reife, die mir eben noch ein weiteres Mal im verträglichen Verhalten der beiden buddhistischen Mönche begegnet war, erschütterte aber zugleich meine mitgebrachte, wenig bedachte Überzeugung von der Wichtigkeit der angeblich abgrundtiefen Differenzen zwischen den indischen und den christlichen Theologien. Wohl vermochte ich verstandesmäßig immer noch die beträchtlichen Unterschiede einzusehen, die die entsprechenden Lehren zwischen den leiblichen und geistigen Phänomen *Krishna's*, *Buddha's* und *Christi*, wie auch zwischen den jeweiligen Beziehungen einer jeder dieser drei großen Erscheinungen zum Bereiche des Göttlichen feststellen. Allein, diese Besonderheiten berufen sich in allen Lehren auf unmittelbar göttliche Offenbarungen, für die das logische Denken des Menschen ohnehin nicht zuständig ist. Viel eher ist es das Herz. Aber dieses hatte erst recht Mühe, an einen ungleichen Rang westlicher und östlicher Gottesoffenbarungen zu glauben, seitdem ich mich in der Nähe der großen indischen Weisen und Heiligen hatte aufhalten dürfen. Denn ich hatte sie ihre hinduistischen und buddhistischen Lehren wirklich leben und damit unter den einzig gültigen Beweis stellen sehen. Sie und alle ihre Schüler waren nicht nur einander, sondern auch mir, dem Fremdling, stets mit einer so selbstlosen Liebe, Brüderlichkeit und Fürsorglichkeit entgegen gekommen, daß ich in ihrer Gegenwart nie die Vorstellung hatte verscheuchen kön-

nen, ein Traum habe mich in die Zeit unseres Heilandes und unter die Schar der ersten Christen versetzt. Bald hielt ich es nicht einmal mehr für ausgeschlossen, daß sogar der eine oder andere westliche Gast mit einem tieferen Verständnis für christliche Menschenliebe in ihrem ursprünglichen Sinne heimkehren könnte, hätte er mit eigenen Augen im Verhalten so vieler hinduistischer und buddhistischer Inder deren Religion und Philosophie der Liebe täglich unmittelbare Wirklichkeit werden sehen. Indessen zweifle ich nicht daran, daß umgekehrt auch einem Inder im Westen Christen begegnen könnten, deren selbstlose Liebe und reife Menschlichkeit ihm ein ganz entsprechend großes Erlebnis bedeuten würden. Es ist gewiß meine eigene Schuld, wenn mir in unseren Landen noch keine solche Begegnung vergönnt war, und ich mich erst auf den weiten Umweg über den fernen Osten zu begeben hatte, um erfahren zu dürfen, daß höchste menschliche Vervollkommnung nicht nur dem Bereich der alten Märchen und frommen Legenden zugehört, sondern dem Menschenwesen auch heute noch möglich ist.
Diese mir im Zusammensein mit einigen der großen indischen Weisen und Heiligen gewährte Entdeckung erscheint mir noch um vieles bedeutsamer als die erste überraschende Feststellung einer grundsätzlich gleichen Wesensverfassung westlicher und östlicher Menschen, die ich zunächst meinen ärztlichen Beobachtungen an meinen indischen Patienten zu verdanken habe. Doch ist im Grunde dieser erste Tatbestand die notwendige Voraussetzung der zweiten entscheidenderen Belehrung. Denn nur weil sich zu meinem Erstaunen die Erfahrungen einer wesensmäßigen menschlichen Übereinstimmung und eines unmittelbaren gegenseitigen Verstehenkönnens auch innerhalb der viel umfassenderen und tieferen Dimensionen der stunden- und tagelangen Gespräche mit den indischen Weisen stets wiederholten, konnte ich die in ihnen zur höchsten Entfaltung gelangte Möglichkeit menschlicher Vollkommenheit und ungetrübten Glücklichseins überhaupt wahrnehmen.

LETZTES VERWEILEN IN SÜDINDIEN

Obwohl das Jahr schon fortgeschritten war, und mich die Tage gebieterisch an meine heimatlichen Pflichten gemahnten, ließen viele Gründe es nicht zu, Südindien bloßer Zeitersparnis wegen von Ceylon aus zu überfliegen, um nach Hause zurückzukehren. Es lockte die Schönheit des größten aller indischen Tempel, des der fischäugigen Gattin Shivas geweihten Heiligtums in Madura aus dem neunten und zehnten Jahrhundert. Auch die goldene und heilige Stadt Kancheepuram, einstmal, in der zweiten Hälfte des ersten Jahrtausends, die Residenz der alten, kunstliebenden Pallava-Könige und noch heute eine der sieben heiligen Städte Indiens, verhieß dem Besucher reiche Belohnung. Erst recht konnte ich mich nicht entschließen, die Stätte der «Sieben Pagoden» in Mahabalipuram unbesehen liegen zu lassen. Zudem sollte mir in einer anderen südindischen Stadt ein freundschaftlicher Geleitbrief Zugang zu einer der bedeutendsten Künstlerinnen des indischen Tanzes verschaffen, jener Kunstgattung, die vielleicht am reinsten Indiens Genius lebendig werden läßt. Nicht zuletzt durfte ich mir auch in beruflicher Hinsicht manche Belehrung durch einen Kontakt mit den Kollegen der gerade auf psychiatrischem und psychohygienischem Gebiete so fortschrittlichen Städte Madras und Bangalore versprechen.

Alle diese auf Südindien gesetzten Erwartungen erfüllten sich in vollem Maße. Mit besonderer Eindrücklichkeit blieb mir der Ninakshi-Tempel in Madura deshalb in Erinnerung haften, weil die Scharen gläubiger Hindus der verschiedensten Sekten, Shiva-Anhänger, Vishnu-Verehrer mit all ihren vielfältigen Untergruppen in ungetrübter Eintracht und gläubiger Hingabe die großmächtigen Hallen dieses Heiligtums erfüllten und mir auf ihre Weise die tiefe religiöse Verwurzelung des indischen Volkes ein weiteres Mal und mit besonderer Eindringlichkeit und Lebendigkeit vor Augen führten. Bereits die baulichen Wunderwerke der Tausend-Säulenhalle im Untergeschoß dieses Tempels und der hochragenden, breitschultrigen Riesentürme, die die vier Eingänge in den Tempelbezirk bewachen, geben vernehmliche Kunde vom Erlösungsweg, den die indischen Menschen mit so viel innerer, verhaltener Leidenschaftlichkeit immer wieder zu gehen bereit sind. Ihre Statuen und Reliefs sind die anschaulichen und sich hundertfach wiederholenden Wegweiser zu diesem Gang, der aus dem dunklen Bereich schwerer Massen und dämonisch unterweltlicher Gestalten bis in die hellen Sphären ungetrübter Lichthaftigkeit führt, denen auch die äußersten, goldenen Spitzen der Tempeltürme entgegenragen. Für dieselbe religiöse Hingabefähigkeit legt in zugleich rührender und großartiger Weise eine enorme, senkrechte Felswand in Mahabalipuram Zeugnis ab, in die im siebenten Jahrhundert eine geniale Künstlerhand ein figurenreiches Relief gehauen hat. Dutzende von menschlichen und tierischen Gestalten begegnen der Stromgöttin Ganga, um ihr bei ihrem Niederstieg zur Erde zu huldigen. Selbst die Tiere verraten durch ihre Gebärden Gottesergriffenheit und Himmelssehnsucht.

Bei einem zweiten Aufenthalt im Tempelhof zu Madura zog eine Gruppe von etwa zwanzig, in einem Kreise auf der Erde kauernden und sitzenden Gestalten meine Aufmerksamkeit auf sich. Den ganzen Nachmittag über verharrten sie in angeregtem Gespräch. Ein südindischer Freund lauschte ihnen mit mir und erfuhr, daß es sich um Menschen verschiedenster sozialer Stufen und Bildungsgrade handelte. Er erriet, daß zum Beispiel ein Universitätsdozent, ein Primarschullehrer, zwei Postangestellte, einige Hausfrauen, ein Tempeldiener, ein Kaufmann unter ihnen waren. Jetzt aber hatten sie all die Stunden über nur Sinn und Ohr für die Erörterung philosophischer und religiöser Fragen.

Doch noch eine ganz andere Absicht hatte mich zu einem letzten Aufenthalt in Südindien bewogen. Ich war bisher so viel hoher und lichtvoller Geistigkeit begegnet, daß mir schien, es wolle sich mir das Bild Indiens nicht runden, ehe ich nicht auch das Dunkel seines Urwaldes zu Gesicht bekommen hätte. Deshalb schickte ich mich eines Abends an, auf dem Rücken eines alten Elefanten in jenen Dschungel vorzudringen, der sich ein gut Stück hinter Mysore in eine unabsehbare Ferne auszubreiten beginnt. Vor mir, unmittelbar hinter den Ohren des mächtigen Tieres, saß der Elefantentreiber mit seinem Ankus, der eisernen Gerte, mit der er auf das Schädeldach des Tieres, zwischen dessen Ohren, einhieb, um es anzutreiben. Neben mir, auf dem thronartigen Sattel, hatte ein Wegkundiger mit schützender Flinte Platz genommen. Bald waren wir von Rudeln weißfleckiger Hirsche umgeben. Kurz darauf suchte ein dicker schwarzer Eber vor uns das Weite. Urwaldhühner flüchteten, grotesk hausbacken anmutende Gestalten in der Wildheit dieser übermächtigen, pflanzlichen Wirrnis. Pfauen huschten herum, ihre buntschillernden, schleppenden Schwanzfedern wie leuchtende Riesenschlangen durch die Büsche windend. Da und dort mußte unser Tragtier einen Baumstamm oder ein armdickes Bambusrohr entwurzeln und umlegen, um den Pfad frei zu bekommen. Hier zeigten Rinderknochen und eine große, rote, verkrustete Blutlache das gestrige Mahl eines Tigers an. Plötzlich hob der Jäger seine Flinte. Zwei wilde Hunde, diese gefährlichen Räuber, vor denen sich selbst Tiger auf die Bäume flüchten, waren in seinen Schußbereich gekommen. Sie aber waren schneller als der Mensch und schon nicht mehr zu sehen. Die Dämmerung brach ein und ließ uns an die Rückkehr in die Blockhütte denken. Doch nun vernahmen wir in einiger Entfernung ein lautes Knacken im seitlichen Geäst. Ein rasch näherkommendes Zweigebrechen folgte, aus dem Dunkel trat ein riesiger Büffelbulle und näherte sich uns bis auf zwanzig Schritte. Dann stand er still, wie angewachsen. Auch der Elefant verharrte regungslos und von den drei Menschen auf seinem Rücken war kaum ein Atemzug zu hören. Unverwandt schaute der Büffel mich an und ich ihn. Seine dunklen Augen wurden große Tore zu der schwarzen Tiefe des Urwaldes. Mir war, als ließen sie mich unmittelbar in die unergründlichen, schwindelerregenden Ursprünge aller Dinge blikken. Unversehens stieg vor der Hintergründigkeit dieser Tieraugen das Antlitz jenes Heiligen in mir auf, dem ich vor Wochen ganz oben, auf einer Höhe des Himalayagebirges, begegnet war. Hatte ich in seinen Menschenaugen nicht eine dieser tierisch dunklen Tiefe vollkommen entsprechende, leuchtende Erhabenheit wahrgenommen? So lange währte der Blick zwischen Mensch und Tier, bis Tiefe und Höhe zu einer Ahnung jener großen Einheit hinter der Vielfältigkeit aller Erscheinungen verschmolzen, von der ich die indischen Weisen so oft hatte sagen hören.

Ich weiß nicht, wie lange wir, der Büffel und ich, in dieser stummen Zwiesprache noch ausgeharrt hätten. Den Elefantenmann überfiel die Langeweile. Er machte kehrt und brachte uns im Dreikilometertempo zur schützenden Unterkunft zurück. Dank der stolzen Flugzeuge unserer westlichen Technik war es anderntags ein leichtes für mich, von Bangalore über Bombay nach Zürich zurückzukehren.

ÖSTLICHE WEISHEIT UND WESTLICHE PSYCHOTHERAPIE

Keiner der bedeutenden Gelehrten und großen Weisen Indiens, denen zu begegnen mir vergönnt war, hatte je versäumt, mit besonderem Nachdruck darauf hinzuweisen, daß die maßgeblichen indischen Philosophien von ihren frühen Anfängen bis auf den heutigen Tag im Grunde immer nur um dieselben zwei Probleme kreisen. Sie bedächten erstens das unendliche Leid, das die Menschen zu erdulden hätten, und zum anderen den ebenso unbestreitbaren Tatbestand der machtvollen menschlichen Sehnsucht nach Leidüberwindung und nach Glücklichsein. Die strenge Ausrichtung ihres Denkens auf diese zwei wichtigsten Gegebenheiten unseres Daseins habe die indischen Philosophen recht eigentlich zu Pfadfindern des Heils gemacht. Zugleich hätten sie die denkerische Erforschung der Wahrheit im Gegensatz zu den Philosophien des Westens nie als letztes Ziel, sondern bloß als eines der möglichen Mittel zum Zwecke der Erlösung aus der Leidverhaftung gelten lassen.

Sind aber diesem Zeugnis aus berufenem Munde entsprechend die indischen Philosophien nichts anderes als geistige Rezepte gegen das menschliche Leiden in allen seinen Formen, sollten wir sie eher Psychotherapien als Philosophien heißen, hätten die Inder nur je an das Vorhandensein einer «Psyche» geglaubt. Statt dessen verstand das indische Denken den Menschen stets als ein essentiell lichthaftes «Atman-Wesen», unmittelbar zugehörig «Brahman», dem verborgenen Ermöglichungsgrund allen Erscheinens, Seins, Verschwindens und Nicht-seins. In solcher Auffassung erblickt die indische Philosophie nicht nur die Wahrheit über die menschliche Grundverfassung, sie bedeutet ihr ineins das entscheidende Therapeutikum, das allein echte Heilung und unverlierbares Heil verbürgt. Darum ist es, mit Ausnahme der stets verachteten materialistischen Denkrichtung, das gemeinsame Anliegen sämtlicher indischer Philosophieschulen, Mittel und Wege zu erforschen, diese Wahrheit in einer das ganze Menschenwesen ergreifenden Erfahrung zu ihrer vollen Helligkeit zu bringen. Angemessener nennen wir deshalb die indischen Philosophien: Erhellungstherapien. Doch der andere Name entfernt sie nur scheinbar von den Behandlungsmethoden, die der Westen als Psychotherapien bezeichnet. In Wirklichkeit rückt er die beiden Heilverfahren ganz im Gegenteil einander so nahe, daß der sie einende Berührungspunkt unverzüglich sichtbar wird. Denn hatte nicht bereits *Freud* schon früh entdeckt, daß das seine psychoanalytische Methode vor allen anderen ärztlichen Therapien auszeichnende Kriterium das Zusammenfallen der wahrheitserhellenden Einsicht in die verborgene Natur einer neurotischen Störung mit der Befreiung von diesem Leiden ist? Konnte er nicht deshalb auch das Prinzip seiner Behandlung in den Worten zusammenfassen: wo «Es» war, soll «Ich» werden? Und strebt seither nicht unbeschadet aller sekundären, theoretischen Überbauten, so unterschiedlicher Art sie auch sind, die Praxis sämtlicher westlicher Psychotherapien, die den Namen eines Heilverfahrens überhaupt verdienen, ebenso danach, die Leidenden sich selber auf ihr unverhülltes Wesen hin durchsichtig werden zu lassen? Wo aber könnte es je ein Durchsichtigwerden, ein Durchscheinen, eine Transparenz ohne Licht und Helligkeit geben?

Mögen indessen die östlichen Philosophien und die westlichen Psychotherapien in diesem grundsätzlichen Wissen um die Heilmacht der Wahrheit noch so vortrefflich miteinander übereinstimmen, der *Grad* an Leuchtkraft, den die westlichen Psychotherapien in der Regel zu erreichen imstande sind, erschien mir so ungenügend, daß ich nach indischer Hilfe Umschau zu halten begann. Als hätte mir die Notwendigkeit und Dringlichkeit einer Verbesserung des Durchleuchtungsvermögens unserer psychotherapeutischen Methoden nicht deutlich genug vor Augen geführt werden können, widerfuhr mir schon zu Beginn meiner

Indienzeit eine Erfahrung ganz eigener Art. Ich befreundete mich mit der Familie eines indischen Philosophieprofessors, eines sehr feinsinnigen und vielwissenden Mannes. Er hatte das Bedürfnis empfunden, neben den altindischen Lehren auch die europäische Psychologie und Psychotherapie kennen zu lernen. Er hoffte, um mit seinen eigenen Worten zu sprechen, mit solchem Rüstzeug seinen leidenden Mitmenschen noch individueller helfen zu können als bisher. Er war deshalb für zwei Jahre nach Europa gekommen, hatte hier den Lehrgang eines psychotherapeutischen Institutes absolviert und ihn mit einer erfolgreichen Diplomprüfung abgeschlossen. Seit seiner Rückkehr nach Indien jedoch klagte er selbst und beschwerten sich vor allem seine Angehörigen darüber, daß er durch die westliche Psychotherapie sehr viel unglücklicher geworden sei. Habe er zuvor die Mißgeschicke des Alltags, Erkrankungen in seiner Familie zum Beispiel, oder berufliche Enttäuschungen mit größter Gelassenheit und Zuversicht angenommen, so mache ihn jetzt jede Kleinigkeit nervös, unruhig und schwarzseherisch. Jetzt meine er stets, er müsse sogleich dieses oder jenes dagegen unternehmen und mache durch sein Hasten nur alles viel schlimmer. Er habe jegliches Wartenkönnen verlernt, sei härter und liebloser geworden. Offensichtlich also hatte er sich durch die Schulung in westlicher Seelenheilkunde als eine «Psyche» verstehen gelernt, die sich nun als ein Gleichgewichtssystem von seelischen Funktionen, libidinösen Dynamismen und archetypischen Strukturen und Kräften ganz alleine durch das Getriebe einer Außenwelt hindurch zu steuern habe, auf nichts gestellt als auf ein im Grunde nicht wißbares, anonymes, eshaftes «Unbewußtes». Die frühere indische Weisheit und Gelassenheit war ihm dabei so weitgehend abhanden gekommen, daß die Vertrauen spendende Einsicht in seine unmittelbare Zugehörigkeit zum großen Wachsenlassen und umfassenden Wissen «Brahman's» zu einer zerbrechlichen Abhängigkeit von einzelnen menschlichen Autoritätspersonen und deren psychologischen Begriffen zusammengeschrumpft war. Darüber belehrten mich nicht nur sein waches Verhalten, sondern auch die erschütternden Träume, die ihn gegen Ende der psychoanalytischen Ausbildung zu quälen angefangen hatten, und die ihn auch jetzt in Indien noch verfolgten. Welcher besonderen westlichen Schulmeinung diese Lehranalyse verpflichtet war, ist in diesem Zusammenhang nicht von Wichtigkeit. Jede westliche Psychologie hätte diesen indischen Philosophen in die gleichen Schwierigkeiten gebracht. Ebensowenig ist indessen daran zu zweifeln, daß dieselbe Psychotherapie manchem verhärteten, ich-besessenen Europäer oder Amerikaner von großem Nutzen gewesen wäre. Der Weite des indischen Denkens und Fühlens gegenüber, in der sich mein Freund ursprünglich bewegte, erwies sie sich jedoch als ein bedrückend enges, krankmachendes Gefängnis.

Noch weniger ermutigend waren anderseits meine ersten Erfahrungen mit westlichen Menschen ausgefallen, die sich umgekehrt der östlichen Weisheit in die Arme geworfen hatten. Schon vor meiner Indienreise hatte ich des öfteren Patienten zu sehen bekommen, die ihre Bekanntschaft mit indischem Geistesgut mit einer schweren seelischen Erkrankung hatten bezahlen müssen. Ihre Versuche, sich nach indischer Weise zu versenken und im «Brahman» aufzugeben, hatte bei ihnen einen schizophrenen Prozeß ausgelöst. Der Arzt konnte nichts Eiligeres tun, als diese Kranken zunächst einmal von aller Beschäftigung mit indischen Vorstellungen abzulenken und sie mit Hilfe einer westlichen Arbeitstherapie in ihre frühere Welt zurückzubringen.

In Indien selbst traf ich insgesamt acht europäische und amerikanische Menschen, die sich auf einen der indischen Heilswege begeben hatten. Sie lebten entweder in einer Einsiedelei in den Bergen oder hatten sich dem Ashram eines Heiligen angeschlossen und sich das indische Mönchs- oder Nonnengewand mitsamt den entsprechenden Verpflichtungen zur Askese übergeworfen. Mit einer Ausnahme waren sie jedoch in der Tiefe ihres Herzens eigensinnige, eifersüchtige und unduldsame Westler geblieben.

Sie hatten nur ihre sehr begrenzte Ichhaftigkeit statt mit der Geldmasse eines großen Bankkontos oder mit anderen Machtmitteln mit indischen Weisheitsformeln aufgebläht. Davon zeugte ihre engherzige Verachtung, die sie nunmehr für die abendländische Kultur und für den christlichen Glauben übrig hatten. Die menschliche Reife ihrer indischen Lehrer schien noch nicht in wahrnehmbaren Spuren auf sie übergegangen zu sein.
Bedeutete für mich das Mißgeschick, das dem indischen Philosophie-Professor widerfahren war, eine eindrucksvolle Warnung, keinen in östlicher Weisheit ruhenden Menschen in eine psychologische Theorie des Westens hineinzwingen zu wollen, so mußten mir diese Erlebnisse mit westlichen Menschen nahelegen, zum Nutzen meiner Patienten alles indische Wissen über die menschliche Natur von meiner künftigen therapeutischen Arbeit ganz und gar fernzuhalten.
Doch da war anderseits das hohe Vorbild der Weisen und Heiligen selber, jeder einzelne von ihnen ein lebendiger Beweis für die Möglichkeit menschlicher Gesundung und Reifung bis zu einem unstörbaren inneren Frieden, einer glückhaften Freiheit von Angst und Schuld und einer abgeklärten, selbstlosen Güte und Gelassenheit. Wie unzulänglich kamen mir dem Sagen und Verhalten dieser Meister gegenüber die Mittel und Ziele unserer westlichen Psychotherapie vor. Wohl haben unsere Psychologien für die Schüler Dutzende von leicht erlernbaren psychologischen Formeln und Vorstellungen bereit. Deren große Handlichkeit lassen uns auch immer wieder glauben, sie seien solches, woran man etwas habe und an das man sich ruhig halten könne. Sie machen ganz vergessen, daß sie zumeist nur gedankliche Reduktionen des Menschenwesens auf unwirkliche Abstraktionen sind. Indessen erinnern die Absichten einer recht verstandenen Ausbildungsanalyse, wie sie heute jede ernsthafte westliche Psychotherapie fordert, in manchem an die Lehranweisungen der indischen Weisen. Verglichen mit der von diesen erwarteten Leistung an eigener Läuterung ist jedoch selbst die beste westliche

Lehranalyse nicht viel mehr als ein Propaedeutikum. Vor allem aber hatten mich bisher alle westlichen Psychotherapien gelehrt, von meinen Kranken sei nie mehr zu erwarten, als daß diese zu einer wissentlichen Aneignung ihrer sämtlichen Lebensmöglichkeiten und zu deren verantwortlichem, im Geiste einer reifen Liebe vollzogenem Austragen in den mitmenschlichen Beziehungen heranwachsen könnten. Keineswegs sei aber zu hoffen, ein Mensch würde durch eine Psychotherapie seinen «Schatten» faktisch loswerden. Der Therapeut müsse zufrieden sein, wenn ein Analysand seiner animalen, aggressiven, destruktiven Triebe inne werde. Denn dadurch bekomme er sie wenigstens in die Hand und in die Zügel. Sie vermöchten nicht mehr länger aus ihrer Verleugnung und Verdrängung heraus ihr Unwesen in krankhaften Symptomen zu treiben und das Gute im Menschen hinterlistig zu stören. Doch hätten wir alle auch im besten Fall nun wissentlich die dunklen und bösen Mächte unserer Seele lebenslänglich auszuhalten.

Den indischen Weisen jedoch scheint das Wunder einer wahrhaften und vollkommenen Befreiung vom Bösen wirklich zu gelingen. Ich mußte zur Überzeugung kommen, daß es bei ihnen überhaupt nichts Böses, Begehrliches, Zerstörerisches, Angstvolles, Schuldhaftes, Dunkles mehr wissentlich zu zügeln oder unwissentlich in der Verdrängung zu halten gibt. So sehr ich das wache Leben der Heiligen beobachtete, so bereitwillig sie mir Auskunft über ihre Träume gaben, ich vermochte bei den Besten von ihnen weder die Spur einer selbstsüchtigen Handlung, noch irgendwelche verdrängte oder wissentlich geheim gehaltene Schattenseiten zu entdecken. Es war mir, als bestünden sie aus reiner Liebe, die schon längst alles Hassen und Begehren in ihnen getilgt hat. Doch eine derartige Erlösung und ein solch ungetrübtes Glücklichsein, so hatten sie mich immer schon gelehrt, hätte «Vairagya», die Loslösung aus aller selbstsüchtigen Verhaftung an die Dinge und Mitmenschen der Welt zu ihrer Voraussetzung. «Vairagya» brauche indessen durchaus nichts

mit einem äußerlichen Rückzug und einer räumlichen Absonderung zu tun zu haben.
Müßte ich, so wurde jeweilen angesichts der indischen Weisen die Frage in mir laut, nicht doch meine ganze bisherige Psychotherapie von Grund auf umgestalten oder sie überhaupt aufgeben?
Derart rissen mich die so gegensätzlichen Erfahrungen meiner Indienfahrt lange Zeit hin und her, bis mich die quälenden Zweifel auch einmal in Gegenwart meines Kashmiri-Lehrers überfielen. Er las mir sofort den Kummer vom Gesicht ab, unterbrach sich mitten im Satze und fuhr fort: «Denken Sie jetzt nur nicht, Sie müßten das, was Sie in Indien lernten, in Ihrer ärztlichen Arbeit zu irgend einer praktischen Anwendung bringen, daraus gar eine neue psychotherapeutische Technik machen. Sprechen Sie am besten Ihren Kranken gegenüber überhaupt nicht davon. Ändern Sie an Ihrer psychoanalytischen Technik des freien Einfalles und der Widerstandsbehandlung nicht das Geringste. Ich sagte Ihnen schon damals, als Sie mir die Grundprinzipien der westlichen Psychoanalyse schilderten, daß seit unvordenklichen Zeiten auch die indischen Lehrer ihren Schülern eine ganz entsprechende «Analyse», ein Erkennen ihrer Begierden und Leidenschaften zumuten. Freilich ist das, was Sie Psychotherapie und Psychoanalyse nennen, in unserer Sicht immer nur eine Vorbehandlung. Sie mag bei westlichen Menschen mit ihrer jahrhundertealten Züchtung eines in sich abgeschlossenen Persönlichkeitsbewußtseins, ihrer Überbetonung des rationalen, begrifflichen Vorstellens und ihrer menschenspaltenden Idee von der Sündhaftigkeit und Verdammungswürdigkeit des Leiblichen und Triebhaften gewiß doppelt notwendig, unerläßlich und langwierig sein. Doch grundsätzlich wird auf der ganzen Welt kein Mensch zu wahrhaft tiefer und heilsamer Erkenntnis gelangen, ehe er sich nicht von allen Verlogenheiten sich selbst gegenüber und von jeder Verhaftung in unreifen, kindlichen Bedürfnissen befreit hat. Wo sollte einer auch, so

lange er noch nicht wissentlich über alle seine Lebenskräfte verfügt, die Stärke des Geistes hernehmen, über die Ichhaftigkeit und über die Sichtweite des Alltagsmenschen hinaus- und in den unendlich viel machtvolleren und umfassenderen Bewußtseinszustand des «Samadhi», der vollen Erleuchtung hineinzuwachsen? Versucht einer solches, bevor er die notwendige Reife und Freiheit erreicht hat, geht er geistig sicher zugrunde, fällt in Verwirrung oder wird exaltiert.

Sagen Sie allen, die es betreffen mag, der Meditationsweg zur Wahrheitserfahrung setze nicht eine schwache, unfertige, sondern eine besonders gereifte Geistesverfassung und kraftvolle Bewußtheit voraus, die alle menschlichen Lebensmöglichkeiten in sich zu fassen und zu versammeln vermag. Niemals sollte das Meditieren als ein Zurückgehen, als ein Regredieren auf einen vor-individuellen Zustand mißverstanden werden. Ein wahrhaft Meditierender wird nicht weniger, sondern mehr als das, was Ihr eine Persönlichkeit nennt. Er weitet sich zu einer von allem Individuellen gelösten Sicht. Er gibt nie sein sogenanntes Ich-Bewußtsein auf, um in einem Zustand der Selbstauflösung zu verschwimmen, sondern um die Wesensverfassung eines viel tieferen und umfassenderen Wissens zu erreichen. Das ist kein Kinderspiel. Nicht umsonst haben die indischen Weisen von alters her vor allen «wilden» Versenkungsexperimenten gewarnt und immer wieder die Notwendigkeit einer rechten Anleitung und Führung durch den erfahrenen Lehrer betont. Darin sind sie offenbar mit Euch einig, da Ihr, wie Sie mir erzählten, auch Gefahren einer «wilden Psychoanalyse» und die Notwendigkeit einer Lehranalyse kennt.»

Ungefragt hatte damit der Weise in wenigen Sätzen meine Verwirrung schon weitgehend in Ordnung gebracht. Ich verstand jetzt die bedauerlichen Ereignisse, die westliche Menschen durch die Berührung mit indischem Geiste entweder zu eigensinnigen, verstiegenen, sentimentalen Phantasten oder zu verwirrten schizophrenen Kranken hatten werden lassen. Bei jenen war offenbar die geistige Struktur zu eng, zu verhärtet, ihre Basis zu schmal gewesen, bei diesen zu schwach und zu zerbrechlich, um solche Einsichten geistig integrieren zu können. Sie alle hätten erst ausgiebig jener Vorbehandlung bedurft, als welche der Meister unsere psychotherapeutischen Methoden der Psychoanalyse verstanden haben wollte.

Hatte jedoch der Weise die Sachlage nicht zugleich noch in der Weise geklärt, daß er mich entschieden in die Schranken wies? Hatte er sich nicht deutlich genug gegen jeden Versuch eines westlichen Psychotherapeuten ausgesprochen, den Rahmen einer eben solchen «Vorbehandlung» überschreiten zu wollen, wenn er mir geradezu die Geheimhaltung all meiner indischen Erfahrungen anriet und nichts von einer Änderung meiner bisherigen psychotherapeutischen Praxis wissen wollte?

Um dessen ganz sicher zu sein, fragte ich zurück: «Also vermag meine ganze Indienreise bestenfalls meinen eigenen Horizont ein wenig zu weiten, meinen Kranken aber gar keinen Gewinn zu bringen? Soll wirklich in meinem Verhältnis zu ihnen alles beim alten bleiben?»

«Äußerlich gewiß», war die Antwort des Meisters. «Die sichtbaren Gegebenheiten Ihrer psychotherapeutischen Praxis werden sich kaum ändern. Denn das Einzige und Beste, was Sie als heilungsbeflissener Lehrer des Westens tun können, besteht in einem stillen Bedenken ihrer indischen Erlebnisse. Sind aber diese tief genug in Sie eingegangen, wird sich für Sie und für Ihre Kranken alles Weitere von selbst ergeben. Sie werden spüren, daß Ihr Handeln ohne äußeres Zutun ein zuverlässiges Dach über sich und einen sichereren Boden unter sich gewinnt. Erinnern Sie sich noch daran, wie ich Sie eines Abends bei Beginn unseres Zusammenseins hier flach auf den Zimmerboden liegen hieß? Wie hielten Sie Ihre Muskeln gespannt, als könnten Sie nicht einmal dem Tragen dieser dicken Holzbretter und des Felsens unter ihnen trauen; als müßten Sie sich sogar im Liegen noch aus eigener Willenskraft zusammenhalten, um nicht unterzugehen. Wie aber soll ein Mensch, der seinem eigenen Grund nicht traut und nicht wagt, sich ihm zu überlassen, die Gelassenheit haben, die anderen Menschen Halt und Grund sein könnte?

Wer indessen einmal bis in die letzten Fasern seines Wesens hinein durch unablässige Konzentration und Besinnung auf die wahre Natur aller Erscheinungen deren unmittelbare Zugehörigkeit zu dem einen Unnennbaren, aber Wirklichsten alles Wirklichen, zu «Brahman», erfahren hat und dieses Wissen stetig wachzuhalten bemüht ist, bei dem gewinnt jede einzelne Handlung, und sei sie noch so gering oder gleiche sie äußerlich noch so sehr allem früheren Tun, erhält jedes Wort eine neue, vollere und heilsamere Bedeutung. Denn vom Tun und Lassen eines so besonnenen Menschen geht ein unerschütterliches Vertrauen aus. Es ist das Urvertrauen in das vom begrifflichen Begreifen Unbegreifbare, vom rechnenden Berechnen Unberechenbare, in dem das Erscheinen aller Dinge gründet. Mag Ihnen dies alles heute noch ein tief verhülltes Geheimnis sein, es wird sich auch Ihrem redlichen Besinnen einmal als jener große Anfang lichten, der seiner Unkontrollierbarkeit wegen nie bloß das Gegenteil einer berechenbaren Ordnung, lediglich Chaos, sondern immer schon das allem Chaos und jeglicher Ordnung Übergeordnete und alles Tragende ist.

Noch manch andere Voraussetzung einer fruchtbaren Psychotherapie wird sich von selbst einstellen, wenn Sie, um eine von Ihnen gehörte Formulierung zu gebrauchen und zu ergänzen, mehr noch als die «Anstrengung des Begriffes» auch die größere Mühe eines unablässigen, offenen, stillen und zugleich höchst konzentrierten Horchens nach innen, auf den Grundton aller Wesen auf sich zu nehmen bereit sind. Sie würden zum Beispiel nie mehr der vordergründigen Faszination und Hörigkeit gegenüber irgendwelchen psychotherapeutischen Techniken oder psychologischen Theorien verfallen. Sie würden freilich ebensowenig die psychotherapeutischen Kunstgriffe verachten und wähnen, ihrer entraten und sie durch Sentimentalität ersetzen zu dürfen. Sie würden nur das psychotherapeutische Rüstzeug wie alle anderen Erfindungen der Technik in Freiheit benützen, sich an seinen guten Wirkungen freuen und damit spielen können, ohne es als etwas Letztes zu verkennen. Zugleich würden Sie aber auch gegen alle krankmachenden Würgegriffe eines ewigen Müssens, Sollens und Alles-selbst-bestimmenwollens gefeit sein. Sie wüßten, daß wahrer menschlicher Fortschritt immer erst und immer nur dann eintreten wird, wenn jedes Fortschrittemachen-wollen verstummt, und ein gelassenes Warten und Seinlassen-können an seine Stelle getreten ist. Wenn Ihnen einmal als einem wahrhaft besonnenen Menschen alle Erscheinungen der Welt und alle ihre Verhältnisse untereinander auf ihre tiefste Natur und auf die in ihnen verborgene Vollkommenheit hin transparent sein werden, mögen sie einem erstarrten und verengten Verständnis noch so qualvoll und zerstörerisch erscheinen, dann werden auch Sie sich und anderen eine untrübbare, befreiende Heiterkeit gönnen können. Erst recht würden Sie sich selbst nie mehr zerrissen in ein Ich, in bedrohende, anonyme Naturtriebe und in feindliche Gewissensbisse erfahren. Alle Ihre seelischen Erscheinungen vermöchten Sie vielmehr als die brüderlichen Ausgliederungen eines und desselben umgreifenden Grundwesens zu erfassen.

Aus dem gleichen Verstehen heraus begreift ein echter Heiler auch jedes Phänomen seiner Kranken als demselben Ursprung entstammend, der seine eigene Existenz aus sich entließ, sie immerzu durchwirkend, sie faktisch ausmachend. Deshalb ist er zu einem Annehmen des Anderen aufgeschlossen und fähig, das unbegrenzt ist, weil es von seiner Sicht aus keine Grenzen mehr gibt zwischen einem Ich und einem Du und dem Letztwirklichen. Doch sind diese Grenzen nie *so* gefallen, daß es zu einer Verwicklung und Vermasselung zweier kleiner Subjekte kommen könnte, zum Beispiel zu einer gegenseitigen besinnungslosen Verliebtheit. Vielmehr sind die Schranken auf solche Weise überwunden, daß der Partner durch den geläuterten Heiler hindurch mehr und mehr des beiden gemeinsamen, heimatlichen Wesensgrundes ansichtig zu werden vermag, bis in dessen vollkommenem Lichte sich alle krankhaften Verbiegungen und leidvollen Einengungen von selbst lösen.»

Mit dem Nennen des Heimatlichen verstummte der Meister und gewährte mir ein langes Schweigen. Meinen früheren indischen Lehrern gleich, hatte auch er mich schon während einer der ersten Unterweisungen aufgefordert, ihm möglichst oft und lange geradewegs in die Augen zu blicken. Das helfe dem Verstehen, fördere den gegenseitigen Zugang zum menschlichen Wesenskern des Anderen und lasse das Haftenbleiben an den peripheren Begrenzungen aller kulturellen und sozialen Rollenhaftigkeiten des Partners vermeiden. Auch diesmal überwand ich die westliche Scheu, durch solch unverhohlenes Anschauen den Anstand zu verletzen. In dieser unmittelbaren Verbundenheit mit dem Meister gewann ich für eine Weile die große Ruhe, die alle Dinge ganz einfach werden läßt. Dieses Einfache war die Gewißheit, daß unserer Psychotherapie allem voran ein Wandel der Psychotherapeuten not tut. Soll unsere Seelenheilkunde heilkräftiger werden, wird dem Besitz an psychologischen Begriffen und psychotherapeutischer Technik eine Besonnenheit der Psychotherapeuten die Waage halten müssen, die sich tagtäglich in einem stillen Offensein übt für den Zuspruch des unaussprechlichen Ursprungs alles dessen, was ist, des Gesunden und Kranken und auch aller psychotherapeutischer Maßnahmen. Dann werden die Psychiater auf ihre Weise mithelfen können, den in jeder Hinsicht und von Jahr zu Jahr mehr an Heimatlosigkeit krankenden Menschen die Geborgenheit zurückzugeben, die zuverlässiger zu schützen und zu tragen vermag als alle Einrichtungen und Orte unserer zerbrechlichen Erde.

NACHWORT ZUR DRITTEN AUFLAGE

Das vorliegende Buch «Indienfahrt eines Psychiaters» war erstmals im Jahr 1959 im Verlag Günther Neske, Pfullingen, erschienen. 1966 wurde es ein zweites Mal, allerdings in gekürzter Form als Taschenbuch vom Herder-Verlag herausgegeben. Wenn nun der Autor und mehrere Verleger heute, zwei volle Jahrzehnte, nachdem es verfaßt worden war, miteinander übereinkommen, die Schrift noch einmal in einer dritten Auflage, doch wieder in ungekürzter und unveränderter Originalgestalt zu publizieren, müssen sie von zwei Dingen überzeugt sein. Sie hatten sich erstens darüber zu vergewissern, daß in der Zwischenzeit keine inhaltlichen Mißverständnisse zum Vorschein kamen, die in der ersten Auflage enthalten und zu korrigieren gewesen wären. Zweitens müssen sie der Auffassung sein, daß das Buch auch gegenwärtig noch nichts von seiner Aktualität eingebüßt hat.

Daß beides zutrifft, darf durch die folgenden Sachverhalte als erwiesen betrachtet werden:

Der Autor hielt sich zwar nach 1958 kein weiteres Mal leibhaftig in Indien auf. Er blieb jedoch bis heute in ununterbrochenem Kontakt mit seinen indischen Lehrern und Freunden; insbesondere mit dem im vorstehenden Text ausführlich zitierten Mahamahopadhyaya und bis zu dessen Tode vor wenigen Jahren mit demjenigen indischen Menschen, den man seinen eigentlichen «Guru» nennen könnte. Viel an Bestätigung der Richtigkeit des Buchtextes erfuhr der Autor die ganze Zeit über auch von der Schweizer Psychiaterin Dr. Erna Hoch, die schon vor 18 Jahren auf sein Betreiben hin die Leitung einer psychiatrischen Klinik in Nordindien übernahm und seither ständig in Indien wirkt. Sie ist heute in ihrer beruflichen Laufbahn zum Professor für Psychiatrie an der Universität Shrinagar in Kashmir und zum Direktor der dortigen Universitätsklinik aufgerückt. Vor allem aber folgte sie im Bereiche des Studiums der indischen Philosophien und der hinduistischen Meditation den Spuren des Autors und hielt ihn auch über ihre diesbezüglichen Erfahrungen dauernd auf dem laufenden; brieflich sowohl wie auch anläßlich ihrer gelegentlichen Besuche in der Schweiz.

Des weiteren führte der Autor selbst die ihm durch seine indischen Lehrer vermittelten meditativen Übungen Tag für Tag den damals empfangenen Weisungen gemäß ununterbrochen durch. Auch nach dieser Art von Erfahrung fühlt er sich zu keinen Änderungen oder Ergänzungen des ursprünglichen Buchtextes veranlaßt.

Schließlich war es dem Autor vergönnt, im vergangenen Herbst für beachtliche Zeit nach Japan eingeladen zu werden, weil sich zahlreiche medizinische, philosophische und theologische Fakultäten verschiedener Universitäten Japans in hohem Maße für seine «Daseinsanalytische Schule» interessierten. Dabei kam der Autor mit den anerkanntesten Meistern des Zen-Buddhismus Japans in nahe Berührung. Er hatte sogar das Glück, im Kreise zen-buddhistischer Mönche ausgiebig an deren meditativen Zazen-Veranstaltungen teilzunehmen. Gerade der Vergleich seiner indischen Erfahrungen mit den zen-buddhistischen Praktiken und Lehren und die dadurch möglich gewordene Abhebung jener von diesen bestätigten dem Autor aufs neue, wie sachgerecht die in diesem Buch erwähnten indischen Gegebenheiten beschrieben sind.

Nur einen einzigen Nachtrag hält der Autor an dieser Stelle und zur gegenwärtigen Zeit für angebracht und fruchtbringend: In den bisherigen Auflagen der «Indienfahrt eines Psychiaters» erwähnte der Autor gerade die für ihn selbst überraschendste und ihn am tiefsten erschütternde Erfahrung, die ihn in Indien erwartet hatte, mit keinem Wort. Diese seine größte Überraschung hatte darin bestanden, daß er aus dem Munde seiner indischen Gesprächspartner eine große Zahl von Sätzen zu hören bekam, die Wort für Wort dem daseinsanalytischen Werk «Sein und Zeit» von Martin Heidegger entnommen zu sein schienen. Dabei wußte der Autor genau, daß weder Heidegger je etwas von den indischen Einsichten noch die indischen Weisen auch nur das Geringste von

Heidegger vernommen hatten. Der Autor unterließ bis anhin jeden Hinweis darauf, weil er befürchtete, durch die Einfügung dieser Erfahrung den Verlauf der Schilderung indischer Gegebenheiten und Denkweisen, auf die es ihm allein ankam, in allzu störender Weise zu zerstückeln.

Anlaß dazu, dieses Versäumnis heute gutzumachen, gibt dem Autor eine inzwischen von seiten eines Kritikers öffentlich laut gewordene entscheidende Frage. Diese verwies ihn zunächst auf dessen Feststellung im Vorwort seiner «Indienfahrt eines Psychiaters», des Inhaltes, daß er bei der seinem Aufenthalt in Indien vorangegangenen Lektüre der gesamten ihm zugänglichen Literatur über die indische Weisheit, selbst der von indischen Gelehrten verfaßten Bücher, den Verdacht nicht los wurde, in diesem Schrifttum würden durchgängig die altindischen Einsichten in die Grundverfassung des Menschen, in das Wesen seiner Welt und in die Natur des Verhältnisses beider zueinander dadurch verfälscht, daß sie gewaltsam in die westlichen platonistischen und neukantianischen Vorstellungsmodelle gepreßt werden. Aber – so fuhr dann die kritische Frage fort – hat sich der Autor der «Indienfahrt» vor dem Anhören der indischen Weisen wohl die westliche metaphysische Brille des Platonismus und des Neukantianismus abgelegt, doch nur, um anstelle ihrer sich sogleich die ebenso westliche der Fundamental-Ontologie Martin Heideggers aufzusetzen?

Was den Autor an dieser Frage am meisten erstaunte, war weniger dies, daß sie überhaupt gestellt wurde, als vielmehr der Umstand, daß sie seines Wissens nur einmal öffentlich laut wurde. Daß nämlich in der Tat große Gefahr bestand, der Autor könnte sich in Indien in einem daseinsanalytischen Sinne *ver*-hören, war diesem von vornherein nur allzu bewußt; hatten ihn doch die neuen Entdeckungen Heideggers erst kurz zuvor entscheidend beeindruckt. Gerade im vollen Wissen um diese Gefahr hatte sich der Autor entsprechend gegen sie zu wappnen vermocht. Als bester Beweis für seine Unvoreingenommenheit in dieser Hinsicht mag gelten, daß der Autor auch alsogleich des fundamentalen Unterschiedes zwischen der hinduistischen und der daseinsanalytischen Menschenkunde inne wurde. Des Westlers Heidegger tiefste Einsicht in das, was ist, lautet: der Mensch besteht seiner Grundverfassung nach aus einem weltweit ausgespannten Vernehmenkönnen des ihm Begegnenden. Als vernehmende Erschlossenheit dieser Art wird der Mensch als jene Erscheinungsstätte in Anspruch genommen, ohne die es überhaupt nichts geben könnte. Alles nämlich, was ist und zu sein hat, bedarf eines solchen Helligkeitsbereiches, um irgendwo hinein an-wesen, in seiner Bedeutungsfülle «aufgehen», zu seinem Vorschein und damit zu seinem Sein kommen zu können.

Vom indischen Mahamahopadyaya – und nicht nur von ihm – dagegen hörte der Autor von der im vorliegenden Buchtext ausführlich erwähnten, ganz anders gearteten Erfahrung. Ihr gemäß gibt es sehr wohl einzig «Brahman», das «große Aufgehen», «Lichtung», «Gelichtetheit», «Bewußtheit» auch *ohne* Menschenwesen.

Als der Autor diesen eminenten Widerspruch, der hier zwischen den indischen Weisen und dem Westler Martin Heidegger nach seiner Rückkehr aus Indien vortrug, erwiderte dieser nach langem, nachdenklichem Schweigen: das, was er soeben vom Autor vermittelt bekommen habe, sei für Heidegger einfach nicht unmittelbar erfahrbar und könne deshalb auch für ihn nicht als Wahrheit gelten. Dies äußerte Heidegger mit genau ebenso großer Bestimmtheit, mit der dem Autor zuvor die indischen Weisen ihr Wissen um menschen-unabhängiges Brahman als unmittelbarste und gewisseste meditative Erfahrung dargestellt hatten.

Entfernen sich in diesem zentralen Punkte die Einsichten indischer Weisen unüberbrückbar weit von denen der Heideggerschen Fundamental-Ontologie, rückt andererseits das vom Autor in Indien Gehörte über eine «Gelichtetheit», ein «Brahman», das es auch unabhängig vom Menschen, ja unabhängig von einem Gott, von Göttern oder einer Gottheit, ohne jegliches gegenüberliegendes Seiendes überhaupt gebe, in um so größere Nähe zu jener Sicht, in die sich die ursprüngliche hinduistische Erfahrung auf ihrem Weg nach Osten im Zen-Buddhismus des südlichen Japans gewandelt hat.